リウマチ・膠原病治療薬ハンドブック

リウマチ・膠原病治療薬ハンドブック

― エキスパートが教える極意 ―

編集 川畑仁人

聖マリアンナ医科大学
内科学（リウマチ・膠原病・アレルギー内科）教授

文光堂

■編集

| 川畑　仁人 | 聖マリアンナ医科大学内科学（リウマチ・膠原病・アレルギー内科）　教授 |

■執筆（執筆順）

川畑　仁人	聖マリアンナ医科大学内科学（リウマチ・膠原病・アレルギー内科）　教授
河野　　肇	帝京大学医学部内科学講座リウマチ・膠原病グループ　教授
板宮　孝紘	帝京大学医学部内科学講座リウマチ・膠原病グループ
南木　敏宏	東邦大学医学部内科学講座膠原病学分野　教授
藤井　隆夫	和歌山県立医科大学リウマチ・膠原病科学講座　教授
亀田　秀人	東邦大学内科学講座膠原病（大橋）　教授
水品研之介	東邦大学内科学講座（大橋）
松井　利浩	国立病院機構 相模原病院リウマチ科　部長
船内　正憲	近畿大学医学部血液・膠原病内科　教授
中島亜矢子	三重大学医学部附属病院リウマチ・膠原病センター　教授
杉谷　直大	三重大学医学部附属病院リウマチ・膠原病センター
藤尾　圭志	東京大学大学院医学系研究科アレルギー・リウマチ内科　教授
井上眞璃子	東京大学大学院医学系研究科アレルギー・リウマチ内科
山岡　邦宏	慶應義塾大学医学部リウマチ内科　准教授
天野　宏一	埼玉医科大学総合医療センターリウマチ・膠原病内科　教授
田中　栄一	東京女子医科大学附属膠原病リウマチ痛風センター　講師
三村　俊英	埼玉医科大学リウマチ膠原病科　教授
田村　直人	順天堂大学医学部膠原病内科学講座　教授
杉崎　良親	順天堂大学医学部膠原病内科学講座
佐藤浩二郎	埼玉医科大学リウマチ膠原病科　准教授
佐藤　健夫	自治医科大学内科学講座アレルギー膠原病学部門　教授
山本翔太郎	自治医科大学内科学講座アレルギー膠原病学部門
神田　浩子	東京大学医学部附属病院アレルギー・リウマチ内科/免疫療法管理学　特任准教授
新納　宏昭	九州大学大学院医学研究院医学教育学講座　教授
花岡　洋成	聖マリアンナ医科大学リウマチ・膠原病・アレルギー内科　講師
田中　　栄	東京大学医学部整形外科学教室　教授
駒形　嘉紀	杏林大学医学部第一内科学教室　教授
中山田真吾	産業医科大学医学部第1内科学講座　講師
松本　　功	筑波大学医学医療系内科（膠原病・リウマチ・アレルギー）　准教授
佐田　憲映	岡山大学病院リウマチ・膠原病内科　准教授
森下美智子	岡山大学病院リウマチ・膠原病内科
保田　晋助	北海道大学大学院医学院・医学研究院免疫・代謝内科学教室　准教授
江里　俊樹	Institut Pasteur, Department of Immunology, Unit of innate immunity, Postdoctoral researcher
横川　直人	東京都立多摩総合医療センターリウマチ膠原病科　医長
萩野　　昇	帝京大学ちば総合医療センター内科（リウマチ）　准教授
川人　　豊	京都府立医科大学大学院医学研究科免疫内科学　病院教授
森　　雅亮	東京医科歯科大学生涯免疫難病学講座　教授

序　文

　リウマチ・膠原病の治療薬では，近年のバイオテクノロジーの発展により登場した分子標的薬とともに，50年以上前に開発された薬剤である副腎皮質ステロイドやシクロホスファミド，アザチオプリン，メトトレキサート，サラゾスルファピリジン，ヒドロキシクロロキンなども未だ重要な位置を占めており，新旧の薬剤が混在している．従って，新しい薬剤の情報を把握していくだけではなく，長年にわたり使用されてきた薬剤についても，蓄積された使用法や安全性について知識を整理していくことが望まれている．しかし，これら新旧の薬剤について，添付文書だけでは伝わりにくい実際の使用方法について学べる書物は少なかった．そこで，本書は，薬剤の基礎的な作用や臨床試験の結果だけではなく，薬剤使用開始時に必要な事項からインフォームドコンセント，薬剤の増減の仕方など，実臨床で必要な知識が得られることを目的に作られた．例えば，メトトレキサートは関節リウマチにおける主要な薬剤ではあるものの，患者背景や処方量の設定には十分な注意が必要な薬剤であるほか，ブシラミンでは添付文書通りの使用量で用いることは実臨床ではほとんどないなど，実際の処方ではさまざまなピットフォールが存在している．また，薬剤使用に際してのインフォームドコンセントに関しても専門家がどのように行っているか，これまで触れる機会は少なかった．そこで，本書では，TNF製剤では，副作用も似ていることから一つの項にすることもできたが，今回は各薬剤別とし，著者ごとのインフォームドコンセントにおける工夫や要点が伝わるようにしている．

　また，本書はリウマチ・膠原病で用いられる薬剤の解説書だが，主に免疫療法に絞った内容となっている．実際には免疫療法以外に，抗血栓療法や感染症対策としてST合剤の内服や潜在性結核の治療を行う場合，アンギオテンシン変換酵素阻害薬やエンドセリン受容体拮抗薬，PDE5阻害薬などの血管拡張薬を使用すべき病態もある．さらに将来的には抗線維化薬などの使用も行われるかもしれない．このように非免疫療法はもう一つの柱としてリウマチ・膠原病治療では用いられているが，本書では触れることができなかった．腎機能別の薬剤投与量一覧や図表の使用なども今後の課題としたい．

　副腎皮質ステロイド開発の一方で，関節リウマチへ効果が報告されながらも20年近くその評価が遅れたメトトレキサートやサラゾスルファピリジンの歴史は，今ある薬剤に精通し，上手に使用していくことの重要性を示している．本書が，新旧の薬剤が混在しているリウマチ・膠原病治療薬を，効果および安全性，医療経済の観点から，またさまざまな患者背景に応じて適切に使用していくための一助となることを期待する．

　2018年4月吉日

　　　　　　　　　　　　　聖マリアンナ医科大学内科学（リウマチ・膠原病・アレルギー内科）

　　　　　　　　　　　　　　　　　　　　　　　　　　　川畑　仁人

■目次

I章. 総論 ······ 1
1. リウマチ・膠原病治療総論 ······ 2
2. 患者背景に応じた処方上の注意点 ······ 7
3. 服薬・注射指導～抜糸時・周術期，妊娠希望時・妊婦・授乳，ワクチン接種時の注意点～ ······ 12

II章. 添付文書及びガイドラインに基づく薬剤と疾患の対応表 ······ 17

III章. 各論 ······ 23

A. 合成抗リウマチ薬 (sDMARDs)
1) 従来型抗リウマチ薬 (csDMARDs)
1. メトトレキサート ······ 24
2. サラゾスルファピリジン ······ 30
3. ブシラミン ······ 36
4. イグラチモド ······ 41
5. レフルノミド ······ 49

2) 分子標的型抗リウマチ薬 (tsDMARDs)
1. トファシチニブ ······ 55
2. バリシチニブ ······ 61

B. 生物学的製剤
1) TNF阻害薬
1. インフリキシマブ ······ 70
2. エタネルセプト ······ 75
3. アダリムマブ ······ 84
4. ゴリムマブ ······ 92
5. セルトリズマブ ペゴル ······ 100

2) IL-6阻害薬
1. トシリズマブ ······ 107
2. サリルマブ ······ 117

3）T細胞選択的共刺激調節剤
　　1. アバタセプト ……………………………………………………… 126

4）抗 CD20 抗体
　　1. リツキシマブ ……………………………………………………… 132

5）抗 BLyS 抗体
　　1. ベリムマブ ………………………………………………………… 141

6）抗 RANKL 抗体
　　1. デノスマブ ………………………………………………………… 147

C. 免疫抑制薬

1）アルキル化剤
　　1. シクロホスファミド ……………………………………………… 154

2）抗生物質
　　1. シクロスポリン …………………………………………………… 160
　　2. タクロリムス ……………………………………………………… 166

3）代謝拮抗薬
　　1. アザチオプリン …………………………………………………… 170
　　2. ミコフェノール酸モフェチル …………………………………… 177
　　3. ミゾリビン ………………………………………………………… 183

D. ヒドロキシクロロキン ……………………………………………… 189

E. グルココルチコイド ………………………………………………… 198

F. 非ステロイド性抗炎症薬 …………………………………………… 208

G. 小児リウマチ性疾患における薬剤 ………………………………… 215

■索引 ……………………………………………………………………… 233

著者，編集者，監修者ならびに弊社は，本書に掲載する医薬品情報等の内容が，最新かつ正確な情報であるよう最善の努力を払い編集をしております．また，掲載の医薬品情報等は本書出版時点の情報等に基づいております．読者の方には，実際の診療や薬剤の使用にあたり，常に最新の添付文書等をご確認され，細心の注意を払われることをお願い申し上げます．

Ⅰ章. 総論

I章. 総　論

1 リウマチ・膠原病治療総論

① はじめに

- 膠原病およびその類縁疾患の薬物治療は，副腎皮質ステロイドや免疫抑制薬のほか，生物学的製剤や低分子化合物からなる分子標的薬による免疫療法，血管拡張薬や抗血栓薬などの非免疫療法，合併症やその予防のために用いる支持療法から成り立っている．さらに治療では，薬物治療のほか，外科治療やリハビリテーションなども重要な場合がある．
- 治療の原則は，患者が呈している全身症状および臓器症状を把握し，各症状に対して可能な非免疫療法があればそれを行いつつ，免疫療法を必要とする場合には罹患臓器に共通して対応できる治療薬選択と用量設定を行うことである．最後に患者個々の状況を考慮に入れ方針を決定する．本書で扱う薬剤は，主に免疫療法に関する薬剤であり，膠原病治療の全体像ではないことに注意していただきたい．
- 近年，関節リウマチの治療を中心に，分子標的薬である生物学的製剤や低分子化合物が用いられるようになり，治療の選択肢が増えてきた．その他膠原病では，副腎皮質ステロイドおよび免疫抑制薬が未だ治療の中心となっていることが多いが，分子標的薬の使用も徐々に増えてきている．このような治療薬の変化に伴い，主な膠原病および類縁疾患の治療だけではなく，診療体系も徐々に変わりつつある．主要な膠原病の治療方針について概説したい．

② 関節リウマチ

- 関節リウマチ（rheumatoid arthritis：RA）治療では，従来型合成抗リウマチ薬の一つであるメトトレキサート（MTX）が中心的な位置を占めている．本剤はRA治療におけるアンカードラッグとなっており，その使用方法，副作用については熟知しておく必要がある．
- 腎機能障害や間質性肺炎などMTX禁忌の状況では，サラゾスルファピリジンのような他の従来型合成抗リウマチ薬が用いられることが多い．これらの治療でも不十分な場合，生物学的製剤の使用を考える．実臨床では，従来型合成抗リウマチ薬の併用も行われることがある．生物学的製剤では，日本ではTNF阻害薬，抗IL-6受容体抗体，T細胞共刺激調節薬が用いられ，一般にMTXとの併用で用いられる．MTXの使用ができない場合は抗IL-6受容体抗体単剤治療も行われる．実臨床ではT細胞共刺激調節薬や低免疫原性の

TNF阻害薬も使用されることがある．副腎皮質ステロイドは，抗リウマチ薬の効果が出るまでの間の即効性のある薬剤として一時的に用いられることがあるほか，最近は抗リウマチ薬としての役割を期待されて初期治療にMTXと併用して用いられることもある．ただし，副作用のことを考え，短期間の使用にとどめることが重要であり，実際の使用には注意したい．近年，分子標的薬である低分子化合物も生物学的製剤の効果不十分な場合を中心に用いられる．

③ 全身性エリテマトーデス

- 全身性エリテマトーデス（systemic lupus erythematosus：SLE）は多彩な症状を示すため，治療を簡略に述べることは難しいが，皮膚症状中心の場合には副腎皮質ステロイドの外用やヒドロキシクロロキンの内服などが行われる．治療は副腎皮質ステロイドを中心にヒドロキシクロロキンの併用も行われ，臓器障害に応じた免疫抑制薬の併用をさらに考慮する．軽度の全身症状や漿膜炎などでは，副腎皮質ステロイドの中等量の内服が行われる．腎や中枢神経系，血球系などの重要臓器障害の場合は，治療を寛解導入療法と寛解維持療法に分けて考え，治療薬を区別して用いることが多い．寛解導入療法で主に用いられる薬剤は，副腎皮質ステロイドおよびシクロホスファミドであり，維持法では副腎皮質ステロイドおよびアザチオプリンが中心となって用いられている．ループス腎炎では，ミコフェノール酸モフェチルやタクロリムス，もしくはこれらの併用（マルチターゲット療法）を，寛解導入から維持療法まで用いることもある．近年，BLyS（B lymphocyte stimulator）を標的とする生物学的製剤が本疾患に対する保険適用を得た．

④ 多発性筋炎・皮膚筋炎

- 悪性腫瘍合併例では悪性腫瘍の治療を優先する．特に皮膚筋炎において合併例が多く，腫瘍の治療により皮膚症状，筋症状が改善することがあるため，腫瘍の検索と治療を優先する．筋炎の診断確定とともに合併症，特に間質性肺炎の有無とその病型に注意して治療法を選択する．

- 筋炎に対する治療では副腎皮質ステロイドが未だ中心薬剤である．高用量から開始することが多いが，臨床症状の程度によっては中等量で開始し，免疫抑制薬を当初より併用することもある．治療困難例でも免疫抑制薬の併用を行う．筋炎では，アザチオプリンやカルシニューリン阻害薬，間質性肺炎がなければMTXなどが用いられる．これらの治療でも筋炎コントロールが不十分な場合，免疫能低下が危惧される場合にガンマグロブリン大量投与療法が考慮される．間質性肺炎合併例では，急速進行例もしくはそれが危惧される場合は高用量副腎皮質ステロイドとともに，タクロリムスやシクロホスファミド間欠静注療法をそれぞれ，もしくは併用で早期より開始する．特に抗MDA5抗体陽性急速進行性間質性肺炎例では，併用療法を早期から十分に行う．抗Jo-1抗体陽性例ではステロイド減

量過程で再燃しやすいため，ステロイド減量中もしくは治療開始時より免疫抑制薬の併用を考える．皮膚症状のみの場合は，ステロイド外用薬での加療を行う．

⑤ 高安動脈炎・巨細胞性動脈炎

- 炎症に対する免疫療法および虚血に対する非免疫療法が治療の中心となる．炎症に対しては，中等量から高用量の副腎皮質ステロイドがまず用いられる．治療抵抗性例や，副腎皮質ステロイドの減量困難例には，MTXやアザチオプリンなどの免疫抑制薬を用いる．保険適応外ではあるが，カルシニューリン阻害薬も実臨床では用いられることがある．近年，抗IL-6受容体抗体の有効性も示され適応承認をうけた．これらの免疫療法とともに抗血栓療法も併用される．

⑥ ANCA 関連血管炎

1) 顕微鏡的多発血管炎

- 寛解導入療法では，全身型または主要臓器障害を呈する場合は，高用量の副腎皮質ステロイドとシクロホスファミド間欠静注療法の併用が行われる．臓器限局型に対しては，副腎皮質ステロイドとシクロホスファミド間欠静注療法もしくは他の免疫抑制薬も考慮される．本疾患は高齢者に多く，臓器障害の程度，患者合併症や全身状態によって，免疫抑制薬の適応や使用量に関して適切な判断を行う．重篤な腎障害（≧Cr 5.8 mg/dL）を認める場合や肺胞出血など重篤な臓器障害を合併する場合は，副腎皮質ステロイドとシクロホスファミド間欠静注療法の併用に加え，血漿交換療法を併用する．
- 寛解維持療法では，副腎皮質ステロイドとともにアザチオプリンやその他免疫抑制薬を用いる．ステロイド減量中に疾患活動性の上昇を認めた場合には，ステロイド増量の下，免疫抑制薬の変更・追加にて対処する．
- 近年，寛解導入および維持療法にリツキシマブも用いられる．

2) 多発血管炎性肉芽腫症

- 寛解導入療法では，高用量の副腎皮質ステロイドとシクロホスファミド間欠静注療法の併用が基本である．上気道限局型の症例に対しては，副腎皮質ステロイドとシクロホスファミド間欠静注療法もしくはMTX（保険適応外）も考慮される．寛解維持療法では，副腎皮質ステロイドとともにアザチオプリンやその他免疫抑制薬を用いる．ステロイド減量中に疾患活動性の上昇を認めた場合には，ステロイド増量の下，免疫抑制薬の変更・追加にて対処する．
- 近年，寛解導入および維持療法にリツキシマブも用いられる．

3）結節性多発動脈炎

- 寛解導入療法および寛解維持療法からなる治療を進めていく．ただし，治療方針の根拠となる研究には乏しく，これまで ANCA 関連血管炎と結節性多発動脈炎を含んだ患者コホート研究が治療研究の中心となってきた．予後不良因子は，旧 five factor score (FFS) として，クレアチニン＞1.58 mg/dL，尿蛋白＞1 g/日，心症状，重症消化器症状（消化管出血，穿孔，膵炎），中枢神経症状が挙げられ，これらの一項目でもある場合はステロイドに免疫抑制薬を併用し治療を進めていくことで予後が改善される．ただし，多発単神経炎では予後不良因子には入らずとも機能障害を考えると予後不良因子と同様に考慮してもよいと考える．さらに，旧 FFS＝0 であっても，ステロイド単剤治療では再燃が多く，免疫抑制薬併用が有効とする研究もあることから，寛解維持ではより広く免疫抑制薬の併用を考えることが多い．

⑦ 妊娠に際しての治療

- 関節リウマチでは，妊娠中使用可能な薬剤で疾患が寛解状態，少なくとも低疾患活動性であることが望ましい．妊娠中に使用不可能な薬剤を中止する場合は，薬剤中止から一定期間あけてからの妊娠が望ましく，特に MTX は 1 ヵ月以上休薬期間をとる．妊娠中 TNF 阻害薬が用いられた場合は，出生後 6 ヵ月に達する前の BCG やロタウイルスワクチンなどの生ワクチン接種は控えた方がよい．SLE は，妊娠に際して，妊娠中使用可能な薬剤で疾患がコントロールされており，6 ヵ月以上寛解が持続していることが望ましい．ループス腎炎ではさらに，尿蛋白が 0.5 g/日以下，GFR 区分で G1 もしくは G2 が望ましく，シクロホスファミド，ミコフェノール酸モフェチル，ミゾリビンを使用していないこと，ACE 阻害薬や ARB は使用を避けることが求められる．

- 抗リン脂質抗体陽性で，繰り返す流産・死産の既往，1 回でも胎児に異常がない妊娠 10 週以降の流産・死産の既往ならびに重症妊娠高血圧腎症，胎児発育不全に伴う 34 週未満の早産の既往がある場合は，低用量アスピリン療法とヘパリン療法の併用は，流産・死産のリスクを減少させる．臨床所見のない抗リン脂質抗体陽性症例で，SLE を合併しない場合には，低用量アスピリン療法やヘパリン療法は必ずしも推奨されない．しかし基礎疾患として SLE を合併している場合には，ループスアンチコアグラント陽性あるいは抗カルジオリピン β2GP1 抗体高値陽性の場合などでは，低用量アスピリン療法とヘパリン療法は容認される．アスピリン投与は妊娠 36 週まで行われているが，薬剤添付文書では分娩予定日前 12 週（妊娠 28 週）以降は禁忌となっている．妊娠 28 週以降のアスピリン投与の際には患者の同意を得ておくことが望まれる（表 1）．

表1：妊娠中の薬剤のリスク

プレドニゾロン	有益性投与，多くの研究で催奇形性は示されていないが，口唇口蓋裂をわずかながら上昇するという報告がある．15mg/日までで管理するのが望ましい
NSAIDs	有益性投与，動脈管収縮が起こるため妊娠後期は禁忌．COX_2選択的阻害薬はエビデンスが少なく避ける
MTX, レフルノミド, ミコフェノール酸モフェチル, ミゾリビン, シクロホスファミド, JAK阻害薬	禁忌
シクロスポリン, タクロリムス, アザチオプリン	添付文書では禁忌だが，必要な場合は容認される
サラゾスルファピリジン, ヒドロキシクロロキン	有益性投与
TNF阻害薬	有益性投与，妊娠末期まで使用した場合は，出生児の生ワクチン使用に際して注意が必要である．エタネルセプト，セルトリズマブ ペゴルでは胎児への移行が少ないことが報告されている．ただし，エタネルセプトは，Australian Rheumatology Associationでは，MTXと同じカテゴリーに分類されている．不明な点が多く今後の状況を確認．セルトリズマブ ペゴルに関しては，構造上の特徴からもTNF阻害薬の中では使用が優先される
トシリズマブ, アバタセプト	有益性投与

⑧ おわりに

● 免疫療法の実際では，疾患でどのように使用するかだけではなく，適切なスクリーニングによる個々の患者におけるリスク評価とそれに基づく対応，薬剤副作用とその早期発見のために必要な知識の患者との共用，また副作用が生じた場合の対応についての確認が重要である．

（川畑仁人）

I章. 総 論

2 患者背景に応じた処方上の注意点

① 高齢者に処方するときの注意点

- 高齢者は一般的に生理機能の低下や併用薬剤との相互作用により薬剤の有害事象が強く出る危険性があり，綿密なフォローを兼ねた少量からの漸増投与を考慮する．また，併存疾患を多数抱えポリファーマシーに悩まされる患者に対しては週1回内服や隔日内服といった不規則な処方は混乱を招く恐れもあり，服薬指導のみではなく間違いを未然に防ぐような処方を行えるとなおよい．非ステロイド性消炎鎮痛薬（NSAIDs）は，その副作用である上部消化管出血と腎機能障害のために，日本老年医学会による**「高齢者の安全な薬物療法ガイドライン2015」**において使用しないことが推奨されている．
- 生物学的製剤は点滴静注と皮下注射といった複数の剤型を有する薬剤も少なくない．自己皮下注射が不可能な患者においては医療機関における皮下注製剤や点滴静注製剤の投与が行われるが，訪問看護などの医療資源を用いることにより皮下注射製剤を選択することも考慮する．また，このような剤型の変更が可能な薬剤をあらかじめ選択しておくことを考慮する．

② 悪性腫瘍既往患者に処方するときの注意点

- かつてTNF阻害薬は悪性腫瘍発生の頻度を上昇させる可能性があると考えられ，日本において悪性腫瘍既往の患者に対するTNF阻害薬の使用は禁忌とされていた．しかしながらイギリスにおいて癌の既往を有するRA患者に対しTNF阻害薬やリツキシマブの使用が合成DMARDsの使用に比して悪性腫瘍の発生率を上げなかったとの報告[1]がなされているなど，全世界的なモニタリングでTNF阻害薬による悪性腫瘍発生リスクを裏づける十分なデータが示されていないことを背景に，日本リウマチ学会は**「関節リウマチ（RA）に対するTNF阻害薬使用ガイドライン（2017年3月21日改訂版）」**[2]においてRA患者に対するTNF阻害薬の使用について**「悪性腫瘍の既往歴・治療歴を有する患者，前癌病変（食道，子宮頸部，大腸など）を有する患者への投与は慎重に検討すべき」**と以前の「禁忌」から改訂が行われた．
- リウマチ性疾患においては悪性リンパ腫/リンパ増殖性疾患（LPD）の発症が多いことが知られており，その免疫異常（慢性炎症や免疫異常活性化）との関連が想定されている．特に発症が多いリウマチ性疾患としてSjögren症候群，関節リウマチ，全身性エリテマトー

デスがあげられる．なかでも Sjögren 症候群においては高いリスクがあると考えられており，長期経過中に約 5％ が悪性リンパ腫に罹患し，その一般人口に対するリスク比は 3～48 倍とされる．関節リウマチ患者でも一般人口に比して約 2～4 倍程度リンパ腫の合併が多いことが報告されてきた．生物学的製剤の投与を受けている日本人 RA 患者を対象としたコホート研究である SECURE 研究の中間報告 (2016 年) において，生物学的製剤の投与を受けている RA 患者は一般コホートに対し年齢調整罹患率が減少していたものの (標準化罹患比 0.745，95％ CI 0.667～0.826)，悪性リンパ腫のみに限れば年齢調整罹患率が上昇していた (標準化罹患比 6.183，95％ CI 4.809～7.643) という報告がなされている．

- メトトレキサート (MTX) を含む免疫抑制薬の投与中に LPD が発症し，これら免疫抑制薬の中止により LPD が退縮する事例が報告されている．これらは医原性免疫不全関連リンパ増殖性疾患 (iatrogenic immunodeficiency-associated LPD) あるいは免疫抑制薬関連リンパ増殖性疾患 (immunosuppressive drug-associated LPD) と呼ばれる．免疫抑制関連 LPD の既往のある患者においては MTX の使用は禁忌である．免疫抑制と関連のない LPD の既往のある患者においても可能な限り MTX は避けるべきであろう．LPD 既往者における生物製剤では，TNF 阻害薬よりもトシリズマブ，アバタセプト，リツキシマブが優先される (ACR ガイドライン)[3]．

③ B 型・C 型肝炎既往や関連検査陽性患者に処方するときの注意点

- 免疫抑制療法，化学療法，移植療法の進歩に伴い注目されるようになった B 型肝炎ウイルス再燃 (*de novo* 肝炎) は肝炎の中でも劇症化を引き起こす頻度が高い．2009 年に厚生労働省の研究班から「**B 型肝炎の治療に関するガイドライン**」が公表されたことを受け，2011 年 10 月に日本リウマチ学会から「**B 型肝炎ウイルス感染リウマチ性疾患患者への免疫抑制療法に関する提言**」が発表され，その後にも数度の改訂が行われている．現在，免疫抑制下の B 型肝炎ウイルス治療指針に関して最新版といえるものは 2017 年 8 月に日本肝臓学会から発表された「**B 型肝炎治療ガイドライン**」中における「**免疫抑制・化学療法により発症する B 型肝炎対策ガイドライン**」であるが，HBs 抗原陽性例 (HBV キャリア)，および HBs 抗原陰性であっても HBs 抗体もしくは HBc 抗体が陽性 (HBV 既往感染) かつ 20 IU/mL (1.3 Log IU/mL) 以上の HBV-DNA 量を有する例においては肝臓専門医コンサルトのうえで核酸アナログを投与しつつの免疫抑制治療導入が望ましいとされている．HBV-DNA 量が一定以下であり治療の対象とならない既往感染例においては 1～3 ヵ月に 1 回の頻度で肝機能や HBV-DNA 量のフォローを行い，HBV-DNA 量が 20 IU/mL (1.3 Log IU/mL) 以上となったら即座に核酸アナログ治療を開始する．かつてはエンテカビル水和物 (ETV) しか治療選択肢がなかったが，現在はテノホビル ジソプロキシルフマル酸塩 (TDF) のほか 2017 年 2 月に発売開始となったテノホビル アラフェナミドフマル酸塩 (TAF) も選択肢としてガイドラインに紹介されている．

- 治療中に定期的に肝機能や HBV-DNA をフォローするのは無論，免疫抑制療法終了 12 ヵ月後まで核酸アナログ製剤投与の必要があることには注意されたい．以降の核酸アナログ製剤の終了に関しては確立されたエビデンスが存在せず，肝臓専門医とともに個々の症例に応じて検討を行う．
- C 型肝炎既往に関しては一定の見解は得られていない．B 型肝炎のような再活性化の現象はみられないものの，治療過程で肝障害が生じたときに迅速に対応できるよう，治療開始前に感染の評価を行うことが望ましいとされている．

④ 結核既往患者，非結核性抗酸菌症に対する処方の注意点

- 免疫抑制薬の有害事象の中でも第一にあがり臨床家を悩ませる易感染性の問題であるが，その中でも結核の中蔓延国である日本においては結核の問題は見過ごせない．そもそも膠原病に罹患していること自体が compromised host の一要素であり，結核の既往は単なる既往歴として片づけられない．**十分な治療がなされたと判断されるもの以外に関しては潜在性結核感染症（latent tuberculosis infection：LTBI）として予防投与による治療対象とすべきである．**
- 日本結核病学会予防委員会・治療委員会により 2013 年 3 月に策定された「**潜在性結核感染症治療指針**」では生物学的製剤および多量の副腎皮質ステロイドの使用は「**積極的に LTBI 治療を考慮すべき**」，副腎皮質ステロイド薬やその他の免疫抑制剤の使用は「**複数の発病リスクが重複した場合に LTBI 治療の検討が必要**」と分類される．また，膠原病と関連深い病態としては最近 2 年以内の結核感染，胸部 X 線画像で線維結節影（未治療の陳旧性結核），慢性腎不全による透析も「**積極的に LTBI 治療を考慮すべき**」，そして低体重・喫煙やコントロール不良の糖尿病は「**複数の発病リスクが重複した場合に LTBI 治療の検討が必要**」とされており，初診の時点でこれらに関しても情報収集が必要である．
- スクリーニング：病歴聴取・胸部 X 線検査をまず行う．陳旧性肺結核が疑われ，十分な治療が施されていないと判断される場合は前向きに LTBI 治療を行う．胸部 X 線検査で異常がなくとも抗原特異的インターフェロン-γ遊離検査（IGRA）を用いて感染診断の検査を行う．なお，ツベルクリン反応に関しては日本においては BCG 接種の影響により正確性が損なわれるため，スクリーニングの方法としてツベルクリン反応単独での運用は推奨されていない．また，免疫抑制状態にある患者群においては感度が低下してしまうため，解釈には注意が必要である．
- 治療の実際：イソニアジド（INH）の 6 ヵ月ないしは 9 ヵ月内服，INH が使用できない場合はリファンピシン（RFP）を 4 ヵ月ないし 6 ヵ月内服を行うことが一般的とされる．生物学的製剤による治療を行う場合，生物学的製剤導入の 3 週間前より LTBI 治療を開始することが望ましい．免疫抑制状態にあっても長期に及ぶ LTBI 治療を支持する報告は存在しない．ただし，これらの治療を行っていても結核の発症は報告されており，免疫抑制薬による治療経過で疑わしい点があった際には常に呼吸器科医・放射線科医との緊密な連携が

とれるような体制を築き上げておくべきである．
- なお，非結核性抗酸菌（NTM）症に関しては日本リウマチ学会では2010年時点のガイドラインでは「**有効な抗菌薬が存在しないため**」生物学的製剤を「**投与すべきでない**」とするような立場をとっていたものの，その後の症例の蓄積およびその詳細な検討によりNTM症治療を適切に行えばリスク・ベネフィットを考慮したうえでNTM症と生物学的製剤の投与は両立しうるとの立場に変化しており，直近のガイドラインではこの文言は削除されている．検討内容に関しては「**生物学的製剤と呼吸器疾患の診療の手引き**」（日本呼吸器学会　生物学的製剤と呼吸器疾患・診療の手引き作成委員会編集）[4]に詳しく，是非とも参照されたい．

⑤ 合併症（腎機能障害，肝機能障害，呼吸器疾患）のある患者に処方するときの注意点

- 腎機能障害や肝機能障害（先述したウイルス性肝炎を除く）のある患者は膠原病治療薬の臨床試験の除外項目として含まれていることが大半であり，有効性を評価した報告は残念ながらほぼ見当たらない．生物学的製剤は腎排泄薬剤ではなく腎機能に合わせた用量設定は不要とされているものの，エビデンスに基づいた報告ではないことには注意が必要である．一般には腎機能障害のある患者に対しては腎毒性を生じる可能性の高い薬剤に関しては敬遠される傾向があり，肝機能障害のある患者に関しても同様である．個別の薬剤に関しては用量調節も含め個別の症例に応じて確認していくしかないのが実情であろう．
- なお，本書に紹介されている薬剤の中で添付文書上腎機能障害を有する患者に対する投与が禁忌となっている薬剤としてはバリシチニブ（重度腎機能障害に対し禁忌），MTX，ブシラミンがあがり，肝障害を有する患者に対する投与が禁忌となっているのはトファシチニブ（重度肝機能障害に対し禁忌），MTX，レフルノミド，イグラチモド（重度肝機能障害に対し禁忌）があげられる．シクロスポリンに関しては「肝臓又は腎臓に障害のある患者で，コルヒチンを服用中の患者」に限り投与禁忌となっている．
- 間質性肺炎の既往がある患者に対して添付文書上で慎重投与と記載されている薬剤はすべての生物学的製剤（デノスマブを除く）およびレフルノミド，MTX，タクロリムス（ただし間質性肺炎既往のRA患者に限る）である．MTXなど薬剤性肺障害を引き起こす薬剤もあり，既存の肺疾患はそのリスクとなることが知られている．しかし必要性を考慮し一律に投与を控えることは推奨されない．ただし歴史的経緯により，レフルノミドについては間質性肺炎がある場合には投与は行わない．生物学的製剤が他の薬剤に比べて間質性肺炎の発症率が高いという明らかな結果は示されておらず，またタクロリムスは間質性肺炎合併皮膚筋炎の治療において重要な役割を果たしている．以上より，添付文書上の記載の有無は絶対的なものではないと理解するべきである．
- どのような薬剤でも間質性肺炎が起こりうる以上は間質性肺炎の既往がある場合は特に投与後の自覚症状，血液検査，画像所見について慎重なモニタリングが必要である．

（板宮孝紘・河野　肇）

文　献

1) Lucia Silva-Fernandez, et al：The incidence of cancer in patients with rheumatoid arthritis and a prior malignancy who receive TNF inhibitors or rituximab：results from the British Society for Rheumatology Biologics Register-Rheumatoid Arthritis. Rheumatology, 55：2033-2039, 2016
2) 一般社団法人日本リウマチ学会 調査研究委員会 生物学的製剤使用ガイドライン策定小委員会：関節リウマチ（RA）に対するTNF阻害薬使用ガイドライン，改訂第8版, 2017
3) Singh JA, et al：2015 American college of rheumatology guideline for the treatmet of rheumatoid arthritis. Arthritis Rheumatol, 68：1-26, 2016
4) 西村正治：非結核性抗酸菌症．生物学的製剤と呼吸器疾患の診療の手引き，克誠堂，59-70, 2014

Ⅰ章. 総　論

3 服薬・注射指導
〜抜歯時・周術期，妊娠希望時・妊婦・授乳，
ワクチン接種時の注意点〜

- 関節リウマチ（RA）の治療薬は，従来型の抗リウマチ薬から，抗 tumor necrosis factor（TNF）抗体を始めとする生物学的製剤，さらに経口の分子標的薬として Janus kinase（JAK）阻害薬と，治療選択肢も広がり，以前と比較すると良好な治療効果と予後の改善がみられている．
- 一方，生物学的製剤では感染症のリスクが増大するなどの副作用を認め，また妊娠時のRA に対する投薬法にも注意が必要である．良好な治療効果と予後を得るためには，安全性に配慮した治療が必要であり，それぞれの薬剤に特徴的な副作用，感染のリスクなどを理解して使用するべきである．本稿では，服薬におけるいくつかの注意点を記す．

① 抜歯時・周術期

- 生物学的製剤を含めていくつかの抗リウマチ薬には易感染性の副作用があるため，侵襲を伴う処置，抜歯，手術時などの際にリウマチの治療をどうしたらよいか？　と患者，担当医によく相談される．主治医により考え方が違うものも多いと思われるが，実際，筆者はどのように対応しているかも含めて下記に示す．

1）ステロイド

- ステロイドは，手術時でもそのまま投与する．急激なステロイドの減量や中止はステロイド離脱症候群をきたすことがある．むしろ，ステロイドカバーと呼ばれる手術前，手術後にはステロイド増量が必要な場合もある．ステロイドの投与期間，投与量，手術の侵襲の程度によりその方法は異なり，一定の方法はないが，UpToDate® にも記載されている．

2）従来型の抗リウマチ薬

- 従来型の抗リウマチ薬は，一般に抜歯時，手術時に特に変更なくそのまま内服する．しかし，免疫抑制作用が強いと考えられる，メトトレキサート（MTX），タクロリムスなどは手術前後1週間程度休薬する場合もある．日本リウマチ学会の「メトトレキサート診療ガイドライン」には，整形外科予定手術の周術期において，MTX は継続投与できる．整形外科予定手術以外の手術や MTX 12 mg/週超の高用量投与例における手術の際には，個々の症例のリスク・ベネフィットを考慮して判断する[1]，と記載されている．

3. 服薬・注射指導～抜歯時・周術期，妊娠希望時・妊婦・授乳，ワクチン接種時の注意点～

3）生物学的製剤

- 生物学的製剤に関しては，日本リウマチ学会より RA に対する TNF 阻害薬使用ガイドラインが出されており[2]，そこに記載されている周術期に関する記載を以下にまとめる．TNF 阻害薬の継続投与は手術後の創傷治癒，感染防御に影響がある可能性がある．特に人工関節全置換術時はその可能性が高い．しかし，後ろ向き調査では周術期の TNF 阻害薬投与は手術部位感染の危険因子ではないとする報告と，危険因子であるとする報告がある．前向き試験はほとんどなく，明確な結論はないが，感染リスクがあること，対立する意見の存在を十分に患者へ説明し，インフォームドコンセントを得る必要がある．一方，休薬により RA の再燃が生じるおそれがあり，世界各国のガイドラインでは半減期を考慮した休薬を推奨している．TNF 阻害薬以外の生物学的製剤に周術期の休薬の要否に関する明確なエビデンスはない．術前休薬期間は，米国では少なくとも 1 週間，英国では半減期の 3～5 倍，フランスでは無菌下のマイナー手術において少なくともインフリキシマブで 4 週，エタネルセプトで 1～2 週，アダリムマブで 3～4 週の休薬を提案している．手術後は創がほぼ完全に治癒し，感染の合併がないことを確認できれば再投与が可能である．
- 筆者は，投与間隔の短いエタネルセプトは 1 週間，アダリムマブは 2 週間，他の製剤は通常の投与間隔よりやや短い程度で手術を行い，手術後は手術創の治癒を確認のうえ手術後 1 週間で再開としている．JAK 阻害薬投与時にも，1 週間程度の休薬と，手術 1 週間後からの再開としている．

② 妊娠希望時・妊婦・授乳

- RA 患者には若年女性も多く，RA 治療中に妊娠希望となり，それに合わせた治療が必要となることも多い．妊娠・出産を考えると，妊娠希望時（妊娠可能な時期），妊娠中，授乳中，この三つの期間の治療について説明が必要となる（→妊娠中の薬剤処方については総論 1 を参照）．

1）ステロイド

- ステロイドは，妊娠前，妊娠中，授乳期，すべてにおいて投与可能である．RA に使用する程度の少量ステロイドは大きな問題はないとされており，特に妊娠中は他の抗リウマチ薬が使いにくいこともあり，ステロイドのみの投与とすることも多い．

2）従来型の抗リウマチ薬

- 従来型の抗リウマチ薬に関しては，RA に広く用いられている MTX は内服最終日から 1 月経周期は妊娠を避けることが必要である．つまり MTX 投与中は妊娠不可であり，妊娠希望となった際には MTX を中止し，最短でも 1 月経周期は待って妊娠可能とする．妊娠中，授乳中も MTX の内服はできない．レフルノミド，ミゾリビン，イグラチモドも内服中は妊娠不可であり，また妊娠中，授乳中も内服できない．サラゾスルファピリジンは妊娠中

も含めて投与可能である．ブシラミンは妊娠が判明した時点で投与中止が望ましい．タクロリムスは，添付文書では未だ妊娠中は禁忌となっているが，産婦人科学会の診療ガイドラインでは特定の状況下では妊娠中であっても使用が容認されている[3]．実際には，妊娠前，妊娠中，授乳中においても投与可能と考えられている．

- 生物学的製剤に関しては，日本リウマチ学会からのTNF阻害薬のガイドラインには，TNF阻害薬の胎盤，乳汁への移行が確認されており胎児あるいは乳児に対する安全性は確立されていないため，投与中は妊娠，授乳は回避することが望ましい，と記載されている[2]．しかしながら，胎盤移行性が少ないエタネルセプト，セルトリズマブ ペゴルは，妊娠前，妊娠中も使用可能と考えられ，他の薬剤で疾患活動性のコントロールができない場合は投与することもある．一方，2015年にエタネルセプト投与により手術が必要な先天異常(major birth defects)が2倍程度増加したとの学会報告がなされた．論文報告はされておらず詳細は不明であり，また特定の先天異常は認められていないため，薬剤の催奇形性に関する結論は出ていない．続報に注意が必要である．他の抗TNF抗体は胎盤移行性があるが，妊娠前は投与可能と考えられるようになってきた．また，疾患コントロールが困難な場合は妊娠前期の投与も行われることもある．実際，抗TNF抗体投与中の妊娠例が多数報告されている[4]．しかし，可能な限り妊娠後期以降は投与しない．Sohらは，インフリキシマブは妊娠21週まで，アダリムマブは28週までを推奨している[5]．妊娠後期まで抗体製剤を投与されていた児は，新生児期に抗体製剤が残存している可能性があるため，生後6ヵ月間は生ワクチンの投与は控える必要がある．抗IL-6受容体抗体であるトシリズマブ投与中の妊娠例も報告されている[6]．しかし妊娠中の投与の安全性は明らかではないため，妊娠判明後は中止が望ましい．授乳中の生物学的製剤の投与は，その乳汁移行率が非常に低いと予想されることから，他に代替薬がない場合は許容されると考えられている．
- JAK阻害薬は，トファシチニブ，バリシチニブともに妊娠前，妊娠中，授乳中ともに内服不可である．

③ ワクチン接種時

- 多くの抗リウマチ薬には免疫抑制作用があることより，RA治療中のワクチンの接種の可否を知っておく必要がある．感染予防に接種される，インフルエンザワクチン，肺炎球菌ワクチンは，不活化ワクチンであり，RAに対する治療を受けていても接種可能である．RA治療により易感染性となっている場合が多く，むしろこれらのワクチン接種は推奨されている．TNF阻害薬を投与されていても，インフルエンザワクチンの効果(抗インフルエンザ抗体価の上昇)には大きな違いがないことが報告されている[7]．
- しかしながら，生ワクチンは免疫抑制薬を投与されている場合には禁忌とされている．生ワクチンは麻疹，風疹，水痘，流行性耳下腺炎，BCGなどが該当する．RA治療薬では，生物学的製剤，ミゾリビン，タクロリムス，MTX，レフルノミド，トファシチニブ，バ

3. 服薬・注射指導〜抜歯時・周術期, 妊娠希望時・妊婦・授乳, ワクチン接種時の注意点〜

リシチニブの投与中は，生ワクチンの接種はできない．JAK阻害薬の投与により，帯状疱疹の発症頻度が上昇することが知られているが，現在の帯状疱疹に対するワクチンは生ワクチンであるため，JAK阻害薬を投与している場合にはワクチン接種ができない．治療開始前にワクチン接種を検討する必要がある．現在，遺伝子組換えにより作成した帯状疱疹に対するワクチンが開発されており，使用可能となればこれらの薬剤投与中の患者にもワクチン接種が可能となる．

● 周術期，妊娠・出産，ワクチン接種における，RA治療に関して考慮すべき事を簡単に記載した．RA診療の一助となれば幸甚である．

(南木敏宏)

文　献

1) 日本リウマチ学会 MTX診療ガイドライン策定小委員会編：関節リウマチ治療におけるメトトレキサート(MTX)診療ガイドライン，2016年改訂版【簡易版】，https://www.ryumachi-jp.com/publication/pdf/MTX2016kanni.pdf
2) 日本リウマチ学会，調査研究委員会，生物学的製剤使用ガイドライン策定小委員会編：関節リウマチ(RA)に対するTNF阻害薬使用ガイドライン，2017改訂版．http://www.ryumachi-jp.com/info/guideline_TNF.html
3) 日本産婦人科学会編：産婦人科診療ガイドライン-産科編，杏林社，2017
4) Krause ML, et al：Management of rheumatoid arthritis during pregnancy：challenges and solutions. Open Access Rheumatol, 8：23-36, 2016
5) Soh MC, et al：High-risk pregnancy and the rheumatologist. Rheumatology (Oxford), 54：572-587, 2015
6) Kaneko K, et al：Tocilizumab and pregnancy：Four cases of pregnancy in young women with rheumatoid arthritis refractory to anti-TNF biologics with exposure to tocilizumab. Mod Rheumatol, 26：672-675, 2016
7) Kubota T, et al：Anti-tumor necrosis factor therapy does not diminish the immune response to influenza vaccine in Japanese patients with rheumatoid arthritis. Mod Rheumatol, 17：531-533, 2007

II章. 添付文書及びガイドラインに基づく薬剤と疾患の対応表

II章

添付文書及びガイドラインに基づく薬剤と疾患の対応表

[その1]

	シクロホスファミド	アザチオプリン	シクロスポリン	タクロリムス	ミコフェノール酸モフェチル
関節リウマチ				既存治療で効果不十分な場合	
全身性エリテマトーデス	治療抵抗性	治療抵抗性		ループス腎炎（ステロイド剤の投与が効果不十分，または副作用により困難な場合）	ループス腎炎
強皮症	治療抵抗性	治療抵抗性			
多発性筋炎・皮膚筋炎治療ガイドライン（2015）※	治療抵抗性 推奨度C1	治療抵抗性 推奨度B	推奨度B	間質性肺炎 推奨度B	推奨度B
高安動脈炎	治療抵抗性	治療抵抗性			
巨細胞性動脈炎	治療抵抗性	治療抵抗性			

※ガイドラインにおける推奨グレード：A 強い科学的根拠があり，行うよう強く勧められる，B 科学的根拠があり，行うよう勧められる，C1 科学的根拠がないが，行うよう勧められる，C2 科学的根拠がなく，行わないよう勧められる，D 無効性あるいは害を示す科学的根拠があり，行わないよう勧められる

II．添付文書及びガイドラインに基づく薬剤と疾患の対応表

メトトレキサート	ミゾリビン	リツキシマブ	トシリズマブ皮下注	アバタセプト	TNF 阻害薬
○	過去の治療において，非ステロイド性抗炎症薬さらに他の抗リウマチ薬の少なくとも1剤により十分な効果の得られない場合に限る	海外と異なり日本では保険適応なし	少なくとも1剤の抗リウマチ薬による適切な治療を行っても，効果不十分な場合	既存治療で効果不十分な場合	インフリキシマブ・エタネルセプト・ゴリムマブ（既存治療で効果不十分な場合），アダリムマブ・セルトリズマブ（既存治療で効果不十分な場合・関節の構造的損傷の進展が早いと予想される患者に対しては抗リウマチ薬による治療歴がない場合でも使用可）
	ループス腎炎（持続性蛋白尿，ネフローゼ症候群または腎機能低下が認められ，副腎皮質ホルモン剤のみでは治療困難な場合に限る）				
推奨度 B			推奨度 C1	推奨度 C1	
			原則として，副腎皮質ステロイド薬による適切な治療を行っても疾患活動性を有する場合，副腎皮質ステロイド薬による治療の継続が困難な場合		

II章　薬剤と疾患の対応表

[その 2]

	シクロホスファミド	アザチオプリン	シクロスポリン	タクロリムス	ミコフェノール酸モフェチル
結節性多発動脈炎	治療抵抗性	治療抵抗性			
ANCA 関連血管炎診療ガイドライン (2017)	治療抵抗性 寛解導入に推奨	治療抵抗性 寛解維持に推奨			シクロホスファミド, リツキシマブともに使用できず MTX 使用に該当しない場合に推奨, 寛解維持の選択肢になり得る
Sjögren 症候群診療ガイドライン (2017)	肺・腎・中枢神経病変を改善させる可能性あり弱い推奨				
混合性結合組織病	治療抵抗性	治療抵抗性			
Behçet 病			眼症状のある場合 (神経 Behçet 病の患者では原則禁忌)		
成人発症スティル病診療ガイドライン (2017)			弱い推奨		
その他	血管炎を伴う難治性リウマチ性疾患	難治性リウマチ性疾患	ネフローゼ症候群 (頻回再発型あるいはステロイドに抵抗性を示す場合), 再生不良性貧血, 赤芽球癆		

ジェネリック医薬品では適応疾患が異なる場合もあり確認を要します. 診療ガイドラインでの推奨薬剤には保険適応がないものも含まれています.

II．添付文書及びガイドラインに基づく薬剤と疾患の対応表

メトトレキサート	ミゾリビン	リツキシマブ	トシリズマブ皮下注	アバタセプト	TNF阻害薬
寛解導入にシクロホスファミド，リツキシマブが使用できず，重症臓器病変がなく腎機能障害も軽微な場合に推奨．寛解維持の選択肢となり得る		GPA，MPA 寛解導入に推奨．寛解維持の選択肢となりうる			
乾燥症状を改善させる可能性あり弱い推奨	乾燥症状を改善させる可能性あり弱い推奨	腺病変・腺外病変改善の可能性あり弱い推奨		腺病変・腺外病変改善の可能性あり弱い推奨	
					インフリキシマブで難治性ぶどう膜炎・腸管型・神経型・血管型，アダリムマブで難治性ぶどう膜炎・腸管型
強い推奨		弱い推奨	弱い推奨	弱い推奨	TNF阻害薬として弱い推奨
		難治性のネフローゼ症候群（頻回再発型あるいはステロイド依存性を示す場合）（小児期に特発性ネフローゼ症候群を発症しステロイド感受性を示す患者で，既存治療（ステロイド，免疫抑制薬など）では寛解が維持できない患者に限ること．なお，成人期に発症したネフローゼ症候群の患者に対する有効性および安全性は確立していない）			非感染性の中間部，後部または汎ぶどう膜炎

II章 薬剤と疾患の対応表

（川畑仁人）

Ⅲ章. 各論

Ⅲ章．A．合成抗リウマチ薬(sDMARDs)　1) 従来型抗リウマチ薬(csDMARDs)

1 メトトレキサート

① 作用機序は？

- **メトトレキサート（methotrexate：MTX）（リウマトレックス®，メトレート®，メソトレキセート® など）は葉酸の代謝拮抗薬であり，細胞増殖に必須である核酸合成にかかわる酵素を阻害する**ことでリンパ球などの炎症細胞を抑制する．
- MTXにより制御される細胞やサイトカイン・ケモカインを**表1**に示す．

表1：MTXにより制御される細胞・サイトカイン

T細胞	IL-4/6/13，TNF-α，IFN-γ，GM-CSF，ICAM-1の産生抑制
B細胞	IgM-/IgA-RFの抑制
単球	IL-1β産生の抑制，FcγRⅠ/RⅢA発現の抑制
滑膜（細胞）	ICAM-1/VCAM-1の発現抑制 RANKLの抑制，OPGの活性化 白血球遊走能の抑制
血管内皮細胞	増殖抑制

ICAM-1：intercellular adhesion molecule-1, RF：rheumatoid factor, VCAM-1：vascular cell adhesion molecule-1, RANKL：receptor activator of nuclear factor κB ligand, OPG：osteoprotegerin

② 用いられる主な疾患と本薬剤の位置づけは？

適応疾患：① 関節リウマチ，② 若年性特発性関節炎

- MTXは**関節リウマチ（rheumatoid arthritis：RA）における唯一のアンカードラッグ（THE anchor drug）**であり，中心的な薬剤である．従来型合成抗リウマチ薬に分類されるMTXは単独でも有効性が高く，かつ生物学的製剤やJanus kinase（JAK）阻害薬を使用する際の基礎薬となるため，リウマチ診療においては最も重要な薬剤である．
- ヨーロッパリウマチ学会（EULAR）の「**RA診療リコメンデーション2016**」[1]では，RAと診断されMTXが禁忌でない場合，その**疾患活動性の如何にかかわらずMTXを第一選択薬として考慮すること**が明記されている．
- 本邦の「**関節リウマチ治療におけるメトトレキサート（MTX）診療ガイドライン2016年改訂版**」[2]では「予後不良と思われる患者では，リスク・ベネフィットバランスに鑑みてMTXを第一選択薬として考慮する」とあり，「**関節リウマチ診療ガイドライン2014**」[3]

では「MTX は，活動性 RA 患者に対する最初の治療手段の 1 つに含めるべきである」など EULAR のリコメンデーション 2016 に比べると少し弱い記載となっているが，禁忌がない場合，第一選択薬であることにはかわりはない．

③ 治療開始時の注意点は？

- 問診や検査を通じて MTX の投与禁忌（表 2）に留意する．腎機能が低下している患者では禁忌でない場合（60＞eGFR≧30 mL/分）でも減量ないしは葉酸製剤の併用投与が必要である．

表 2：投与禁忌

1. 妊婦または妊娠している可能性やその計画のある患者，授乳中の患者
2. 本剤の成分に対して過敏症の既往歴のある患者
3. 重症感染症を有する患者
4. 重大な血液・リンパ系障害を有する患者
   ① 骨髄異形成症候群，再生不良性貧血，赤芽球癆の病歴のある場合
   ② 過去 5 年以内のリンパ増殖性疾患の診断あるいは治療歴のある場合
   ③ 著しい白血球減少あるいは血小板減少
      上記の判定には以下の基準を目安とするが，合併症の有無などを考慮して判断する
      ❶ 白血球数＜3,000 /mm³
      ❷ 血小板数＜50,000 /mm³
5. 肝障害を有する患者
   ① B 型または C 型の急性・慢性活動性ウイルス性肝炎を合併している場合
   ② 肝硬変と診断された場合
   ③ その他の重大な肝障害を有する場合
6. 高度な腎障害を有する患者（判定には，以下の基準を参考とする）
   ・透析患者や腎糸球体濾過量（GFR）＜30 mL/分/1.73 m² に相当する腎機能障害
7. 胸水，腹水が存在する患者
8. 高度な呼吸器障害を有する患者（判定には，以下の基準を参考とする）
   ① 低酸素血症の存在（室内気で PaO_2＜70 Torr）
   ② 呼吸機能検査で %VC＜80 % の拘束性障害
   ③ 胸部画像検査で高度の肺線維症の存在

(日本リウマチ学会 MTX 診療ガイドライン策定小委員会 編：関節リウマチ治療におけるメトトレキサート (MTX) 診療ガイドライン 2016 年改訂版，羊土社，p2，2016 より転載)

- 妊娠可能な女性の場合，MTX 投与にあたり児へのリスクを説明し，内服中は避妊を要請する．**妊娠する可能性のある女性に投与する場合は，投与中および投与終了後少なくとも 1 月経周期は妊娠を避けるよう注意を与える．** 授乳中における MTX の投与は禁忌である．
- 男性の RA 患者でも投与中および投与後少なくとも 3ヵ月は配偶者が妊娠を避けるようわが国の添付文書には記載されているが，エビデンスは乏しい．
- 開始時のスクリーニング検査として重要なものを表 3 にあげた（「**関節リウマチ治療におけるメトトレキサート（MTX）診療ガイドライン 2016 年改訂版**」[2] より）．潜在性結核と考えられる場合には，イスコチンによる治療（6〜9ヵ月）を考慮する．

表3：開始時スクリーニング検査

血液検査	すべての患者	末梢血検査（白血球分画，MCVを含む），赤沈，CRP
		生化学検査（AST, ALT, ALP, LDH, アルブミン, 血糖, Cr, BUN, IgG, IgM, IgA）
		HBs抗原，HCV抗体，IGRA/ツベルクリン反応検査
	→ HBs抗原陰性	HBs抗体，HBc抗体 ※いずれかの抗体陽性ならHBV-DNA測定
	→ HBs抗原陽性	HBe抗原，HBe抗体，HBV-DNA
尿検査	すべての患者	蛋白，糖，ウロビリノーゲン，尿沈渣
肺疾患関連検査	すべての患者	胸部X線検査（正面，側面）
	間質性肺炎や呼吸器合併症が疑われる場合	経皮的酸素飽和度（SpO$_2$），胸部HRCT，間質性肺炎血清マーカー（KL-6/SP-D），β-D-グルカン，抗MAC-GPL IgA抗体測定を考慮

IGRA：インターフェロンγ遊離試験，MAC：*Mycobacterium avium* complex，GPL：glycopeptidolipid
（日本リウマチ学会MTX診療ガイドライン策定小委員会 編：関節リウマチ治療におけるメトトレキサート（MTX）診療ガイドライン2016年改訂版，羊土社，p7, 2016より転載）

- B型肝炎キャリア（あるいは既感染でHBV-DNA陽性）の場合には，必ず肝臓専門医に相談する．また，既感染でHBV-DNA陰性の場合は開始後定期的にHBV-DNAのチェックを要する．開始後6ヵ月以内は再活性化率が高いため，毎月チェックしてもよい．
- 高齢，既存肺疾患，糖尿病，副腎皮質ステロイド使用など感染症のリスク因子を有する場合には肺炎球菌ワクチン（65歳以上），インフルエンザワクチン接種を積極的に実施する．

④ 使用方法は？（開始用量・用量変更）

処方例

- 開始用量は副作用危険因子や疾患活動性，予後不良因子を考慮して決定するが，図1[2]に示す**副作用危険因子のある症例を除いては6～8mg/週で投与を開始する．**用量変更についても図1を参照．
- 忍容性に問題がなければ**10～12mg/週まで増量する．**効果不十分であれば，最大16mg/週まで増量できるが，12mgの時点で他の従来型合成抗リウマチ薬や生物学的製剤の併用を考慮してもよい．日本人では，12mg/週を超えて投与された場合，口内炎や肝機能障害などの副作用が多いことに留意する．

⑤ 使用禁忌薬・併用薬の注意点は？

- 投与禁忌は**表2**にあげられている．
- 併用薬剤で，ST合剤（バクタ®，バクトラミン®）やレフルノミド（アラバ®）はMTXとの

1. メトトレキサート

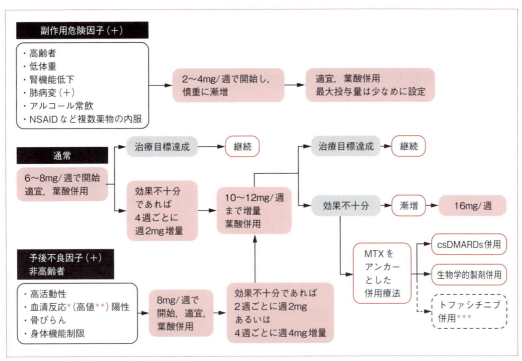

図1：開始時投与量とその後の用量調節

＊：リウマトイド因子（RF），抗シトルリン化ペプチド/蛋白抗体（ACPA），＊＊：基準値上限の3倍を超える，＊＊＊：トファシチニブは製造販売後調査実施中であるので，csDMARD，生物学的製剤併用を優先する．
(日本リウマチ学会MTX診療ガイドライン策定小委員会 編：関節リウマチ治療におけるメトトレキサート（MTX）診療ガイドライン2016年改訂版，羊土社，p4，2016より転載)

併用により骨髄抑制を起こすことがあるので注意が必要である．
- 通常の食事に含まれる葉酸は問題ないが，**サプリメントなどで葉酸を大量摂取するとMTXの効果が減弱する**ことにも留意する．

⑥ 副作用は？

- 重要なものとして，1）**骨髄抑制**，2）**間質性肺炎（MTX肺炎）**，3）**感染症（日和見感染含む）**，4）**消化管障害（服用後の嘔気など）**，5）**肝障害（ウイルス性肝炎の再活性化含む）**，6）**リンパ増殖性疾患**，がある．まれなものとしては腎障害や脱毛，めまいなどがある．
- 骨髄抑制（重篤あるいは症状を伴う血球減少症）発症には明確なリスク因子（腎機能障害，高齢，葉酸欠乏，多数薬剤の併用，低アルブミン血症，脱水など）があることを知っておく．しかし発生してしまった場合にはロイコボリン®レスキュー（MTX投与量の3倍程度/日，MTX 10 mg/週投与中であれば，連日30 mg程度）を血球減少症が改善するまで行う．
- 消化管障害やMTX肺炎，肝障害について，必ずしもリスク因子は明確ではないが，副作用出現時に対応を誤らなければ制御が可能である．

表 4：MTX 使用中の RA 患者におけるリンパ増殖性疾患（LPD）の臨床特徴

- LPD の発症年齢は 60〜70 歳が多い
- RA 発症から LPD の発症までの平均期間は 10 年以上であることが多い
- 40〜70％の患者では節外病変が主体である
- B 細胞由来の非ホジキンリンパ腫が高頻度で，その約 40％は EB ウイルスの再活性化と関連する
- MTX 中止のみで 20〜70％の患者で自然消退する
- LPD が自然消退する患者では，MTX 中止後末梢血のリンパ球数が回復する
- diffuse large B cell lymphoma（DLBCL）患者ではリツキシマブが有効であることが多く，これらの患者では非 RA の DLBCL 患者よりも予後が良い

（文献 4）より引用改変）

- 近年問題となっているのは，感染症（特に肺感染症）とリンパ増殖性疾患（lymphoproliferative disorders：LPD）[4]である．**LPD が疑われた場合には，MTX および併用している生物学的製剤や免疫抑制薬を中止**し，LPD が疑われる部位により関係診療科にコンサルトする．薬剤中止のみで自然寛解する症例もみられるが，そうでない場合には生検を積極的に考慮し，悪性リンパ腫と診断された場合には化学療法を行う．LPD は疾患活動性と関連する症例があるため注意を要する．なお MTX 関連リンパ増殖性疾患の特徴を**表 4**[4]に示す．

⑦ インフォームドコンセントのコツは？

- **毎日服用する薬剤ではないことを患者に理解させ，決して過量投与にならないよう薬局とも連携をとって副作用を予防する．**
- **患者教育は重要であり，MTX 投与開始前にはすべての副作用について十分説明すべきである．日本リウマチ学会が作成したパンフレット（http://www.ryumachi-jp.com/info/mtx.html）を用いると良い．**
- 口内炎が多発する場合には骨髄抑制のリスクが高いため，一時的に MTX は中止する．

    - 「新しい口内炎がいくつも出てきたときには服用を一時中止しましょう．」
    - 「熱中症，食欲低下，下痢などで脱水症状（尿の出が悪い，口が強く渇く）が強いときには服用を一時中止しましょう．」

- 誘因なく発症する MTX 肺炎については，このような副作用があることを伝えて，MTX をそれ以上服用しないですぐ受診してもらう．強い感冒様症状など感染症が強く疑われるときには MTX を休薬する．肺合併症がある場合には呼吸器専門医にも定期的に受診するように勧める．

    - 「かぜ症状が強いとき，38℃以上の高熱が出たとき，咳や痰の多いとき，いつもと違う息苦しさが出たときは服用を一時中止しましょう．」

- 危険因子が明らかではない LPD では節外病変が高頻度であることから，リンパ節の腫大のみならず，原因不明熱，持続性の咽頭痛，皮膚症状などにも注意するよう患者に説明し

ておく．

- 「首や脇にしこり（リンパ節の腫れ）や原因のわからない発熱が持続するときには早めに受診してください．」

● 皮膚感染症（帯状疱疹や蜂巣炎）の注意も促しておく．

- 「ヘルペス（ちくちく痛む水疱ができる）や今まで経験したことのない皮膚症状（赤くはれ上がったりする，など）が出たら服用を中止してすぐ受診してください．」

⑧ 主な適応疾患に対する効果（代表的な臨床データ）

● 2014年にまとめられたコクランレビュー[5]では1966～2013年に報告されたMTXの有用性に関するデータの中で14の論文がメタ解析されている．その結果，5～25 mg/週のMTXはプラセボに比し，比較的短期間（12～52週）の効果は臨床的に明らかで統計学的に有意であったと結論している．なお副作用中止は16％と推定され，12～52週間ではプラセボ群の約2倍と考えられた．この解析で，（プラセボ群に比し）MTXが明らかな効果を示した指標として，1）52週におけるACR50達成率，2）12～52週におけるHAQ-DIの改善，3）52週におけるSF-36（身体的部分）の改善，4）52週における骨破壊進行の抑制（Δerosion score 3以下）があげられている

● 日本人RA患者におけるMTXの有効性に関するエビデンスは生物学的製剤の臨床試験の対照群のなかに見ることができる．予後不良因子を複数有する早期RA患者を対象としたC-OPERA試験[6]ではMTXのrapid dose escalationが行われ，近年日常臨床で行われているMTX治療に近いと考えられる．本試験では，MTX単独治療の場合，24週時点におけるDAS28寛解率は約30.6％であった．

（藤井隆夫）

文　献

1) Smolen JS, et al：EULAR recommendations for the management of rheumatoid arthritis with synthetic and biological disease-modifying antirheumatic drugs：2016 update. Ann Rheum Dis, 76：960-977, 2017
2) 日本リウマチ学会MTX診療ガイドライン策定小委員会編：関節リウマチ治療におけるメトトレキサート（MTX）診療ガイドライン2016年改訂版，羊土社，2016
3) 日本リウマチ学会編：関節リウマチ診療ガイドライン2014，メディカルレビュー社，2014
4) Harigai M：Lymphoproliferative disorders in patients with rheumatoid arthritis in the era of widespread use of methotrexate：A review of the literature and current perspective. Mod Rheumatol, 28：1-8, 2018
5) Lopez-Olivo MA, et al：Methotorexate for treating rheumatoid arthritis. Cochrane Database Syst Rev, 10：CD000957, 2014
6) Atsumi T, et al：The first double-blind, randomised, parallel-group certolizumab pegol study in methotrexate-naïve early rheumatoid arthritis patients with poor prognostic factors, C-OPERA, shows inhibition of radiographic progression. Ann Rheum Dis, 75：75-83, 2016

III章. A. 合成抗リウマチ薬 (sDMARDs)　1) 従来型抗リウマチ薬 (csDMARDs)

2 サラゾスルファピリジン

① 作用機序は？

- サラゾスルファピリジン (SASP)(アザルフィジン EN®) は **5-アミノサリチル酸とスルファピリジンをアゾ結合させ分子量 398.4 の化合物である.** その歴史は古く 1938 年に Nanna Svartz らにより関節リウマチ (RA) の治療薬として開発された. 当初は RA の原因が感染症と考えられていたため, SASP は抗菌薬のスルファピリジンと抗炎症薬の 5-アミノサリチル酸をアゾ結合して合成された. ただ, 実際は各々単体にではなく SASP 自体が活性本体であり, 次のような作用機序 (図 1) により抗リウマチ効果をもたらすと考えられている.

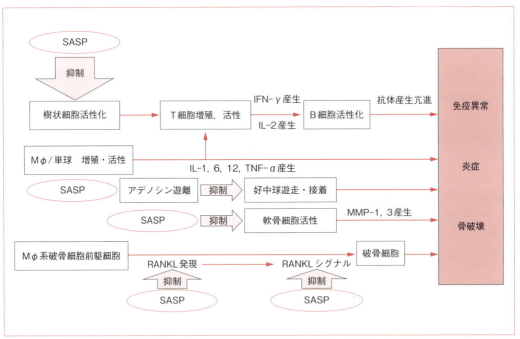

表 1：推定されるサラゾスルファピリジン (SASP) の作用機序

- 腸溶錠の血中濃度は服用後 6～8 時間でピークとなり, 半減期は 3～4 時間である. 多くは大腸で 5-アミノサリチル酸 (大部分が糞中排泄) とスルファピリジン (尿中あるいは胆

管を経て糞中排泄）に分解される．
- 推定される作用機序としては，T細胞やマクロファージからの炎症性サイトカインの産生を抑制する作用など，免疫担当細胞に対する多くの報告があるが，確定的なものはない．
- SASPには，NF-κBをはじめとする核内転写因子の抑制を介して樹状細胞の成熟化を阻害する作用などの作用機序が提唱されている．また，in vitroの検討でT細胞を介した抗体産生抑制や，T細胞からの炎症性サイトカイン産生を抑制する．一般に急性炎症モデルに対しては影響がなく，鎮痛作用も示さない．
- 一方，SASPは抗炎症オータコイドであるアデノシンを増加させ，それがアデノシンA_2受容体に結合することにより白血球の集積や血管内皮への接着を抑制するとされる．この機序はメトトレキサート（MTX）でも報告されているが，SASPの直接の抗炎症効果を説明されるとも考えられている．
- SASPの関節破壊阻害効果を直接説明する作用機序としてはRANKL（receptor activator of NF-κB ligand）の発現抑制およびNFATc1（nuclear factor of activated T-cell, cytoplasmiac1）の発現抑制による破骨細胞分化の阻害効果や，マトリックスメタロプロテイナーゼ（MMP）の産生抑制などがあげられている．
- また，近年ではSASPはCD44バリアントの発現を低下させることによりシスチントランスポーターxCTの安定化を阻害して，システインによるグルタチオン産生を低下させ，酸化ストレスに対する抵抗性を失わせることにより，抗癌薬の有効性を高めることが報告されており[1]，MTXとの併用を考えるうえで興味深い．

② 用いられる主な疾患と本薬剤の位置づけは？

適応疾患：関節リウマチ（RA）

- SASP腸溶錠の素錠であるサラゾピリン®はすでに潰瘍性大腸炎，限局性腸炎，非特異的大腸炎といった炎症性腸疾患に対して2～4gといった用量で承認，販売されていたが，RAの効能取得において，1984年，胃障害軽減を目的に腸溶性製剤である本剤で臨床試験が行われ，1995年，その有用性により承認された．したがって**本邦でのSASP腸溶錠の適応疾患としてはRAとなっている**．
- 「関節リウマチ診療ガイドライン2014」の治療アルゴリズム[2]においてはRAと診断された患者に対して，MTX使用が禁忌の場合にSASPを含めた従来型抗リウマチ薬の開始や効果不十分の場合での併用が推奨されている．
  このため，RA活動性が高い患者では，MTXを第一選択薬として考慮すべきであるが，MTXが投与し難い間質性肺炎，腎障害，潜在性感染症（肝炎ウイルスや非結核性抗酸菌症など）といった合併症のある例や，高齢者などではSASPを第一選択薬として考慮することもある．
- 海外を含めた適応外使用の報告としては，乾癬性関節炎や強直性脊椎炎といった疾患があ

げられている.

③ 治療開始時の注意点は？

- SASP は重篤な副作用が比較的少ない抗リウマチ薬とされているが，時に後述するような副作用を投与早期に合併する．そのために問診や各種検査において併用禁忌や慎重投与に該当しないかについての検討を行うためのスクリーニングは生物学的製剤を含めた他のDMARDs 同様に重要である.
- また，SASP 腸溶錠 500 mg は錠剤として比較的大きく，SASP による胃障害を軽減する目的で腸溶性フィルムコーティング錠と指定しており，分割または粉砕すると，腸溶コーティングが損なわれ，胃障害の発現リスクが高まるおそれがあるため，分割や投与粉砕での使用は薦められない．そのため，高齢者に投与する際は十分に嚥下能力が備わっているかどうか確認する必要がある.
- 添付文書における慎重投与の項には，気管支喘息や急性間欠性ポルフィリン症の患者において急性発作が起こるおそれがあるとされている．また，グルコース-6-リン酸脱水素酵素 (G-6-PD) 欠乏患者においては溶血が起こるおそれがあり，前述の疾患がないかどうか確認する必要がある．サルファ剤またはサリチル酸製剤に対し過敏症の既往歴のある患者においては使用禁忌となっており，こちらにおいても確認する必要がある.

④ 使用方法は？（開始用量・用量変更）

処方例

- SASP 腸溶性製剤の臨床試験において，1日投与量 2g では 1g に比し副作用発現率が有意に高かったことから，本邦においては 1日 1,000 mg の適応となっている.
- 初回投与の場合は用量が少なければ副作用の重篤度も低いことから，原則として 500 mg 錠を 1 錠/日から開始し，効果や安全性を確認したうえで投与量 1,000 mg を朝食および夕食後の 2 回に分けて分割投与するのが望ましい．アレルギー歴などがある患者や高齢者などでは 250 mg 錠から開始してもよいだろう.

⑤ 使用禁忌薬・併用薬の注意は？

- 他の従来型抗リウマチ薬である MTX やブシラミン，および生物学的製剤との併用は可能である.
- 添付文書では以下の薬剤において併用注意となっている.
  - スルホンアミド系血糖降下薬，スルホニルウレア系血糖降下薬

・代謝抑制または蛋白結合の置換により，作用が増強されるため低血糖のおそれがあり，これらの薬剤の用量を調節するなど注意する．
- **クマリン系抗凝固薬**：併用薬の代謝が抑制されることで併用薬の血中濃度が上昇し，プロトロンビン時間が延長するおそれがあるので，これらの薬剤の用量を調節するなど注意する．
- **葉酸**：機序は不明であるが葉酸の吸収が低下し，大赤血球症，汎血球減少をきたす葉酸欠乏症を起こすおそれがあるので，葉酸欠乏症が疑われる場合は，葉酸を補給することとしている．
- **ジゴキシン**：機序は不明であるが，ジゴキシンの吸収が低下するおそれがある．
- **アザチオプリン，メルカプトプリン**：SASPがこれらの薬剤の代謝酵素であるチオプリンメチルトランスフェラーゼを阻害するとの報告があり白血球減少などの骨髄抑制が現れるおそれがある．

⑥ 副作用は？

- SASPの副作用として3,586例の国内調査[3]では皮膚障害が9.3％，胃腸障害が7.8％，肝障害2.8％，血液障害1.3％であり，いずれも2ヵ月以内に好発する．この間は2週ごとの血算・肝機能・腎機能検査などを行うことが推奨されている．皮膚障害は時に粘膜障害を伴い，Stevens-Johnson症候群となるため，特別な留意が必要である．発熱，咽頭痛，倦怠感，口内炎，食思不振，湿疹などは重篤副作用の前駆症状のことがあり，これらの症状があれば受診するか医師に相談するように患者に説明することが重要である．1年以上服用している患者における副作用の発現はほとんどみられないことから，エスケープ現象の懸念はあるものの，寛解維持における長期使用に適した薬剤といえる．
- まれながら間質性肺炎も報告されているが，他の抗リウマチ薬で問題となる腎障害や肺障害は比較的少ないため，これらの臓器障害を有する患者にも比較的使用しやすい．もちろん，間質性肺炎を含め，ネフローゼ症候群，腎不全など頻度が低いとはいえ副作用として知られているので使用中のモニタリングを怠るべきではない．
- SASPの薬物動態はABCG（ATP-binding cassette sub-family G member 2，尿酸の排出に重要なトランスポーター分子）とNAT2（N-acetyltransferase 2，アセチルCoAのアセチル基を基質化合物に転移する酵素）の遺伝子多型の影響を受ける．したがって，投与前に遺伝子多型を調べることで至適投与量や副作用リスクなどがある程度まで推定可能となるだろう．例えばNAT2の遺伝子多型によるslow acetylatorではfast acetylatorと比較して副作用発現率が3倍以上となる．

⑦ インフォームドコンセントのコツは？

● RA に対する有効性の説明や生じうる副作用について以下のような説明を例示する．

> ・「人によって効果に差はありますが 1 ヵ月程度で抗リウマチ作用が現れてきます．」
> ・「最も多い副作用は発疹，瘙痒感などの皮膚症状で，次に胃痛や悪心などの胃腸障害となります．こうした副作用は投与早期に現れることが多いのでこれらの症状があれば医師に相談するようにしてください．」
> ・「服用中に皮膚，爪，尿および汗などの体液が黄色〜黄赤色に変化することがあります．本薬剤の副作用ではなく，未変化体の組織への移行と考えられているため着色は投与中止により消退します．気になる場合は医師にご相談ください．」

⑧ 主な適応疾患に対する効果（代表的な臨床データ）

1）有効性

● Dougados ら[4]は，活動性の早期関節リウマチを対象に，SASP と MTX の単独投与，およびこれらの併用投与の 3 群を比較した RCT を実施した．投与 52 週後の ACR 20 は SASP 群 59％，併用群 65％であり，併用群では高い傾向があったが統計学的には有意差はなかった．EULAR の改善基準でも，良好な治療反応性と判定されたものは，SASP 群 34％，MTX 群 38％，併用群 38％であってこれも有意差はなかった．

● Smolen ら[5]による活動性関節リウマチを対象にした SASP，レフルノミド（LEF）およびプラセボを比較した検討では，24 週後の ACR 20，ACR 50 はおのおの SASP 群 56％，30％，LEF 群 55％，33％，プラセボ群 29％，14％であり，おのおのの実薬群とプラセボ群との間に有意差が認められたが SASP と LEF には差がなかった．

● 以上の 2 試験を含む複数の RCT の成績を総合すると，SASP 単独療法の中等度以上の有効性は約 60％に認められ，より厳しい評価でも約 30％の患者で改善した．

2）併用療法

● BeSt 試験のサブ解析において，MTX 単剤治療不成功例における SASP 治療成功は単剤，MTX との併用ともに 22％であった．したがって寛解導入における SASP の位置づけは MTX よりも前になる．ただし，SASP で副作用がみられず効果不十分であった場合に MTX への切り替えよりも MTX の追加併用のほうが好ましいかもしれない．

3）関節破壊阻害効果

● 前述した Smolen らの RCT では，X 線写真上の骨破壊の程度を点数化した Larsen スコアが観察されている．SASP 群は LEF 群と同様に 6 ヵ月間でほとんど進行がみられず，プラセボ群の進行に比べて有意に関節破壊を阻害した．

● ヒドロキシクロロキンはわが国における関節リウマチの適応がないが，欧米では低分子抗リウマチ薬の一つである．van der Heijde ら[6]によるRCTでは手足の小関節のX線写真を基に関節破壊を点数化するSharp変法により，SASP群とヒドロキシクロロキン群を比較した．その結果，SASP群はヒドロキシクロロキン群に比べて有意に関節破壊の進行を阻害した．

（水品研之介・亀田秀人）

文　献

1) Wada T, et al：Functional role of CD44v-xxCT system in the development of spasmolytic polypeptide-expressing metaplasia. Cancer Sci, 104：1323-1329, 2013
2) 関節リウマチ診療ガイドライン 2014，一般社団法人日本リウマチ学会
3) 医薬品インタビューフォーム，アザルフィジンEN錠．2015年8月(改訂第10版)
4) Dougados M, et al：Combination therapy in early rheumatoid arthritis：a randomized, controlled double blind 52 week clinical trial of sulphasalazine and methotrexate compared with the single components. Ann Rheum Dis, 58：20 225, 1999
5) Smolen J, et al：Efficacy and safety of leflunomide compared with placebo and sulphasalazine in active rheumatoid arthritis：a double-blind, randomized, multicenter trial. Lancet, 353：259-266, 1999
6) van der Heijde DM, et al：Effects of hydroxychloroquine and sulphasalazine on progression of joint damage in rheumatoid arthritis. Lancet, 1 (8646)：1036-1038, 1989

III章. A. 合成抗リウマチ薬 (sDMARDs) 1) 従来型抗リウマチ薬 (csDMARDs)

3 ブシラミン

① 作用機序は？

- ブシラミンは、日本で開発されたcsDMARDsであり、システインの誘導体である。
- ブシラミンは、D-ペニシラミン（D-PC）と同様、分子内にSH基を有するSH化合物であるが、D-PCは分子内にSH基を1つしかもたないのに対し、ブシラミンは同一分子内にSH基を2つ有している。そのため、ブシラミンは生体内でいくつかの代謝産物が形成される。その中には、2つのSH基が分子内S-S結合を形成したSA981、2つのSH基のうちの1つがメチル化されたSA679（モノメチル体）、SH基が2つともメチル化されたSA672（ジメチル体）が含まれる。
- ブシラミンの作用は未変化体のブシラミンのみならず、SA679やSA981によっても発揮される。ブシラミンとSA679が銅イオンの存在下で作用が増強されるのに対し、SA981の作用は銅イオンの影響をほとんど受けない。SA981は種々の作用強度も強く、関節液中への移行は未変化体や代謝物の中で最も高い。
- in vitro試験において、ブシラミンは、ヒト末梢血免疫担当細胞に対して、T細胞増殖抑制およびIL-2産生抑制、B細胞のIgM産生抑制、T細胞のヒト血管内皮細胞への付着抑制、マクロファージ増殖抑制作用を示した。また、関節リウマチ（RA）滑膜細胞に対して、滑膜細胞のIL-6、IL-8、IL-1β、VEGF産生抑制、滑膜細胞の増殖抑制作用を示した。破骨細胞ではNFATc1 (nuclear factor of activated T cells c1) の発現抑制による破骨細胞の形成阻害効果が示された。
- 以上が総合的に作用して、RAにおける免疫異常の改善や炎症の鎮静化、骨・軟骨破壊の抑制などの抗リウマチ作用を呈すると考えられる。

② 用いられる主な疾患と本薬剤の位置づけは？

適応疾患：関節リウマチ

- 添付文書上では、「消炎鎮痛剤などで十分な効果が得られない場合に使用すること」とある。
- 本薬剤は従来型抗リウマチ薬（csDMARDs）に分類される。
- 「関節リウマチ診療ガイドライン2014」（日本リウマチ学会）での推奨の強さは「弱い」とされている。理由として、「関節リウマチ患者における本薬剤の有効性に関するエビデン

スが限定的で，現在の標準的指標や画像的関節破壊抑制効果を検討されたものは乏しい．欧米では使用されておらず，現在は他の薬物療法の進歩により使用頻度は減少したが，わが国では依然として使用されることも多く，リウマチ専門による経験的評価もあることから，弱い推奨とした」と記載されている．
- アジア太平洋リウマチ学会（APLAR）のガイドラインでも使用が推奨されている（推奨の強さ「B」）．
- 日本と韓国で使用されている．

③ 治療開始時の注意点は？

- 生物学的製剤などと異なり，結核や肝炎ウイルスのスクリーニング検査は必須ではない．しかし，**血液障害，腎障害のある患者には禁忌，手術直後，全身状態の悪化のある患者では原則禁忌**のため，以下の問診や検査を通して適応を判断する．

1）問診
- 本剤に対する過敏症，血液障害，腎障害，直前の手術歴，全身状態悪化の有無および既往
- 妊娠の有無，挙児希望

2）検査
- 血液検査（白血球数，好中球数，リンパ球数，血小板数，肝機能，腎機能など）
- 尿検査
- 胸部画像検査（胸部X線）

④ 使用方法は？（開始用量・用量変更）

> **処方例**
> - 用量は1日最大300 mgであるが，用量によって効果に著明な差は認められず，**副作用は用量依存的に重症度が増す傾向があることから，低用量維持療法が推奨される．**
> - 通常，**100 mg/日から開始し**，効果不十分なら150 mg/日 or 200 mg/日へと漸増するが，**増量は200 mg/日までのことが多く，300 mg/日まで使用されることは少ない．** 50 mg/日でも有効なことがある．

- 通常，感染症合併時や手術時に投薬を中止する必要はないが，血液，尿所見や全身状態により適宜判断する．
- 添付文書上，① 妊婦または妊娠している可能性のある婦人には治療上の有益性が危険性を上回ると判断される場合にのみ投与すること，② 授乳中の婦人には投与しないこと，

やむを得ず投与する場合は授乳を中止させること，と記載されている．

⑤ 使用禁忌薬・併用薬の注意は？

- 添付文書上，使用禁忌薬，併用注意薬の記載はない．

⑥ 副作用は？

- 承認時までの調査および使用成績調査の総症例 6,970 例中，副作用が認められたのは 1,666 例（23.9％）であった．主な副作用は皮疹・瘙痒感 852 件（12.2％），蛋白尿 288 件（4.1％），口内炎・口内異常感 118 件（1.7％），肝機能異常 113 件（1.6％），腎機能異常 71 件（1.0％）などであった．

1）無顆粒球症，白血球減少症

- 投与開始後早期に発現する場合が多いので，この期間に必ず血液検査を行い顆粒球数の変動を確認する．
- 前駆症状としての発熱や咽頭痛の発現には注意する．本剤中止により徐々に回復することが多いが，時に G-CSF（granulocyte colony-stimulating factor）の投与が必要な場合もある．

2）蛋白尿・ネフローゼ症候群

- 投与開始後 3ヵ月から 1 年くらいまでに発現することが多い．
- 用量が多いほど発現しやすい．
- 本剤の投与中止で改善しない場合はステロイド薬の投与を行う．
- 蛋白尿発現から薬剤中止までの期間が短いほど早期の回復が期待できるので，定期的な尿検査を実施して監視する．
- 組織学的には膜性腎症の病理像を示す．

3）間質性肺炎

- 投与開始後 3ヵ月前後での発現が多い．
- 高齢者，RF 高値，RA に対する有効例に多いとされる．
- 呼吸困難，息切れ，乾性咳嗽などの症状があれば，胸部 X 線検査を実施し，異常があれば本剤を中止する．中止だけで改善がなければ，症状に応じてステロイド薬投与を行う．

4）黄色爪

- 爪が黄色に変色することがある．大部分は本剤中止で改善する．
- まれに，リンパ浮腫，胸水などの肺疾患を伴う黄色爪症候群をきたすことがある．

⑦ インフォームドコンセントのコツは？

- 治療方法および副作用に関する説明では以下のような点にも言及するとよい．

1）治療の説明

- 実際に患者に行う予定の使用方法のほか，以下のような注意点も説明する．

  - 「この薬はすぐには効きません．2～3ヵ月かけて徐々に効果が出てきます．効果が出ないからといって勝手に止めないようにしてください．」
  - 「1回（1日）飲み忘れてもすぐに調子が悪くなることはありません．」
  - 「妊娠を考える際には，事前に相談してください．」

2）副作用

（a）無顆粒球症，白血球減少症

- 「飲みはじめて早い時期に，白血球が減ってしまうことがあります．この時期に熱が出て喉が痛いようなら早めに相談してください．」

（b）蛋白尿・ネフローゼ症候群

- 「尿に蛋白が出ることがあります．尿の泡立ちが目だったり，足が浮腫んだりするようなら早めに相談してください．」

（c）間質性肺炎

- 「まれですが，特殊な肺炎を起こすことがあります．通常の肺炎と違い，ばい菌やウイルスなどの感染症ではなく，薬の副作用で起こるものです．」
- 「空咳や息切れ，高熱などがみられます．このような症状があるようなら，薬を飲むのをやめて相談してください．」
- 「すぐに相談していただくか，医療機関を受診して胸のX線検査や，血液の中の酸素量を測ってもらってください．」

（d）黄色爪

- 「薬のせいで爪が黄色くなることがあります．気づいたら診察時に教えてください．」

3）死亡の可能性について

- 「1987年6月30日～2015年3月31日までに報告された副作用例は4,177例であり，そのうち，本剤との関連が否定できない死亡例は76例でした．」

⑧ 主な適応疾患に対する効果（代表的な臨床データ）

● 臨床試験成績

（a）第Ⅲ相多施設共同無作為化二重盲検群間比較試験

- RA患者239例を対象として国内で実施された12週間の試験である．実薬群は，0～4週はブシラミン300mg/日，4～12週は100～600mg/日を内服し，12週後にプラセボ群と比較した．その結果，最終全般改善度では，「改善」以上の改善率はプラセボ群（21.4％）に比べブシラミン群（40.4％）で有意に高かった．概括安全度では，「副作用なし」はプラセボ群（83.9％）がブシラミン群（71.9％）に比べて有意に高かった．医師が判断した有用度では，「有用」以上の有用率がプラセボ群（19.6％）に比べてブシラミン群（37.0％）で有意に高かった．赤沈値，腫脹関節数，握力，ランスバリーの活動指数はいずれもプラセボ群に比べてブシラミン群で有意に改善した．ブシラミンの効果は「Steinbrockerのclass分類Ⅰ＋Ⅱ」，「罹患期間7年以下」の早期活動性RAで，より改善率が高かった．また，ブシラミン投与開始後，時間の経過とともに効果が発現し，8週目からブシラミン群が有意に高かった．

（b）メトトレキサート（MTX）との併用効果の検討

- MTX（8mg/週）とブシラミン（200mg/日）の併用療法による有効性および安全性を各製剤の単剤治療と比較検討した96週間の試験である．MTXおよびブシラミン投与経験のない，発症2年以内の活動性RA患者71例が対象である．最終観察時（96週）におけるMTX＋ブシラミン併用群のACR20達成率（79.2％）は，MTX単剤群（43.5％）およびブシラミン単剤群（45.8％）に比べ有意に高かった．また，MTX＋ブシラミン併用群における効果不十分による投与中止例の割合（8.3％）は，MTX単剤群（43.5％）およびブシラミン単剤群（41.7％）に比べ有意に少なかった．骨関節破壊の検討では，MTX＋ブシラミン併用群（12.6±9.0）はブシラミン単剤群（28.5±26.2）に比べてTotal Sharp Scoreの変化が有意に少なく，MTX単剤群（27.4±31.2）に対しても少ない傾向を示した．有害事象による中止例数は，3群間に有意な差を認めなかった．

（c）BuSHIDO（Bucillamine study of holding remission after infliximab dose-off）試験

- 生物学的製剤による寛解達成後の寛解維持における有用性を検討する目的で，インフリキシマブ中止後のブシラミン併用による再燃抑制，寛解維持を検証した試験である．RA患者でインフリキシマブを6回以上投与され，DAS28-ESR＞3.2もしくはDAS28-CRP＜2.6を6ヵ月以上継続した患者を対象とした．ブシラミンの併用・非併用を問わず，MTXはインフリキシマブ中止後も同様の用量で継続し，2年以内のRA再燃率を一次エンドポイントとした．背景に有意差のないブシラミン併用群24例，ブシラミン非併用群31例で比較した結果，2年間での再燃率は，ブシラミン併用群（31.8％）がブシラミン非併用群（63.0％）に比べて有意に低いことが示された．

（松井利浩）

Ⅲ章. A. 合成抗リウマチ薬（sDMARDs） 1）従来型抗リウマチ薬（csDMARDs）

4 イグラチモド

① 作用機序は？

- イグラチモド（ケアラム®）は本邦で開発され，2012年に製造販売が承認された．既存の薬剤と化学構造，作用機序ともに類似性を持たない低分子の疾患修飾性抗リウマチ薬（DMARDs）である．
- 本剤を単剤で用いた場合，プラセボを対照とした試験で，また，サラゾスルファピリジンを対照とした試験で，投与28週後のACR20反応性において，それぞれ有用性あるいはサラゾスルファピリジンに対する非劣性が認められている．また，メトトレキサート（MTX）効果不十分例に対して上乗せ併用を行った場合に，24週時のACR20反応性でMTX＋プラセボ群に対する優越性が認められている．さらに，単独使用のみならず，MTXの上乗せ併用時の身体機能評価（HAQ）の改善が示されている．
- 本剤は転写因子である**NFκBの活性化を阻害**する．また，B細胞に作用して**免疫グロブリン産生を抑制**するとともに，単球/マクロファージや滑膜線維芽細胞に作用して炎症性サイトカイン，すなわち，**TNFα，IL-1β，IL-6，IL-8およびmonocyte chemotactic protein-1（MCP-1）の産生を抑制**し，関節リウマチ（RA）の病態の改善に寄与していると考えられる[1,2]．
- 本剤はMTXなどの免疫抑制薬と異なり，リンパ球の増殖抑制作用は少ないことから免疫調整薬に分類される．
- モデル動物を用いた検討から，骨破壊病変の進行を遅らせることが示されている．また，非ステロイド性抗炎症薬（NSAIDs）に類似した，炎症性細胞浸潤の抑制や腫脹改善作用が認められている．
- その他，抗原特異的なT細胞の活性化抑制作用も示唆されている．

② 用いられる主な疾患と本薬剤の位置づけは？

適応疾患：関節リウマチ
禁　　忌：妊婦または妊娠の可能性がある患者，重篤な肝障害・消化性潰瘍・本剤に対する過敏症を有する患者，ワーファリン服用中の患者

- MTX の使用が困難な場合，あるいは，MTX が投与され，その効果が不十分の場合，サラゾスルファピリジンを始めとする他の従来型合成 DMARDs（csDMARDs）が単剤あるいは上乗せ併用で使用される．本剤は 2012 年に本邦で創薬されてから日が浅いため，未だ国内外でのエビデンスや csDMARDs 間の比較検討試験は少ないが，B 細胞の抑制など，本剤の特徴を生かした使用が試みられている．
- csDMARDs の効果減弱例に対して，変更または追加併用する csDMARDs の候補の一つとして使用される．
- 生物学的製剤（bDMARDs），特に TNFα 阻害薬の効果減弱例に対して，他の bDMARDs へ変更する以外に，本剤などの csDMARDs の追加併用を検討することもある．
- 近年，寛解が維持できた症例で bDMARDs の休薬試験が行われ，寛解の維持に関連するベースラインの特徴が報告されている．今後，bDMARDs の休薬を試みる際に，本剤を始めとする csDMARDs の使用の有用性についての検討が待たれる．

③ 治療開始時の注意点は？

- 本剤投与前には，適応のみならず，以下の問診や検査を通して，使用禁忌，あるいは慎重投与に該当するか否かを十分検討する必要がある．

1）問診，理学的所見

- 本剤に対する過敏症，肝疾患，消化性潰瘍，腎障害の有無および既往
- ワーファリン，NSAIDs，シメチジン，フェノバルビタール服用の有無
- 妊婦，挙児希望の有無（ラットで催奇形性，胎児死亡が認められている）
- 授乳の有無（投与する場合は授乳を避ける必要がある）
- 年齢（高齢者では本剤の血中濃度が高くなる傾向があり，副作用が増加する可能性がある．また，小児では安全性が確立していない）
- 低体重（＜40 kg）の有無

2）検査

- 血液検査（白血球数・血色素濃度・血小板数・ALT・AST・ALP）
- 尿検査（NAG・β_2 ミクログロブリン）

④ 使用方法は？（開始用量・用量変更）

> **処方例**
> - 通常，成人に対して1回25mgを1日1回朝食後に4週間以上投与する．
> - 肝機能障害を含む副作用を認めないことを確認して，それ以降，1日2回（朝夕食後，分2）に増量する．
> - なお，最初の2ヵ月は2週に1回，以降は1ヵ月に1回など，定期的に肝機能検査を行う．

- 本剤の効果は通常，16週までに発現するといわれている．したがって，継続可能であれば，16週まで継続投与して効果を確認してよい．しかし，それ以上投与しても効果が明らかでない時は漫然と投与を継続しないこと．

⑤ 使用禁忌薬・併用薬の注意は？

- **ワーファリンとの併用は禁忌**である．本剤とワーファリンの併用によってワーファリンの作用が増強され，重篤な出血をきたした症例が報告されている．患者がワーファリンの治療を必要とする場合はそれを優先し，本剤は投与しないこと．
- **本剤との併用に注意を要する薬剤として，NSAIDs，シメチジン，フェノバルビタールがある**．NSAIDsと本剤はともにシクロオキシゲナーゼ（COX）阻害作用を有しており，両者の併用によって，胃腸障害の発現率の上昇が認められている．消化性潰瘍がみられた場合は本剤の投与を中止し，適切な処置を行うこと．ただし，消化性潰瘍治療薬であるシメチジンは本剤の代謝酵素である複数のチトクローム（CYP）-450を阻害するため，本剤の血中濃度が上昇し，副作用が増加するおそれがある．下記の副作用が出現した場合は本剤を減量，休薬するなど適切な処置が必要．逆にフェノバルビタールは本剤を代謝する酵素活性を誘導するため，本剤の血中濃度が低下し，効果が減弱する恐れがある．
- 授乳中の婦人に投与する場合は，授乳を避けさせること．

⑥ 副作用は？

- 承認時までに行われた臨床試験では本剤単独使用の場合，798例中57.9％に副作用が認められ，主なものはALT上昇18.6％，AST上昇16.5％，ALP上昇14.9％，NAG増加9.0％，尿中β_2ミクログロブリン増加7.4％，腹痛5.5％，発疹5.1％などであった．一方，MTX（6〜8mg/週）との併用の場合，232例中58.6％に副作用が認められ，ALT上昇11.6％，AST上昇11.6％，リンパ球減少9.1％，鼻咽頭炎8.2％，血清鉄低下8.2％，尿中β_2ミクログロブリン増加5.6％などであり，本剤とMTXの併用によって

有害事象が著しく増加する可能性は低い．
- 市販後全例調査(24週)において間質性肺炎が0.8％に認められたが，そのリスク因子として「間質性肺炎の合併/既往」と「男性」があり，「間質性肺炎の合併/既往あり」群の間質性肺炎の発現率は4.4％であり，「なし」群の0.4％に比べ有意に高かった．
- なお，頻度は低いが重大な副作用として下に示すものがあり，注意を要する．

1) 肝機能障害(0.5％)

- 肝機能検査異常のパターンは胆汁うっ滞型が6割以上を占めたことから，ALT，ASTのみならず，ALP，γ-GTP値などにも注意が必要．ALT，ASTが100 IU/L以上に上昇する場合は重篤化するおそれがあるため，投与を中止し，肝庇護薬投与などの適切な処置が必要である．

2) 血球減少症(0.1％)

- 汎血球減少症，白血球減少症，無顆粒球症が現れることがあり，その発症リスクは用量依存性に増大する傾向がある．これらの異常が認められた場合は投与を中止し，G-CSF投与などの適切な処置が必要である．

3) 消化性潰瘍(0.7％)

- NSAIDsのCOX-1阻害作用とは異なり，本剤の有するCOX-2阻害作用に起因すると考えられている．心窩部痛，下血などの消化器症状が現れた場合は投与を中止し，消化性潰瘍治療薬投与などの適切な処置が必要である．

4) 間質性肺炎(0.3％)

- 発熱，咳嗽，呼吸困難が認められる場合は速やかに胸部X線検査や経皮的動脈血酸素飽和度の測定，血清CRP，KL-6，β-Dグルカンなどの測定を行い，ニューモシスティス肺炎との鑑別も考慮し，投与を中止するとともに副腎皮質ホルモン投与などの適切な処置が必要である．

5) 感染症(0.2％)

- 敗血症，膿胸などの感染症が現れることがあり，異常が認められる場合は投与を中止し，感受性抗生剤投与などの適切な処置が必要である．

⑦ インフォームドコンセントのコツは？

- 治療方法および副作用に関する説明では以下のことに言及するとよい．

4. イグラチモド

1）治療の説明

初めて RA の治療を行う場合

- 「抗リウマチ薬というお薬を始めます．最もよく使われる抗リウマチ薬はメトトレキサート（メトレート®・リウマトレックス®）という薬ですが，年齢や身体の状態，特に肺，血液，腎臓の障害などのために，この薬が使いにくい場合は，これ以外の抗リウマチ薬から始めます．」
- 「抗リウマチ薬にはメトトレキサート以外にもいくつかの種類がありますが，どの薬が良く効くかは患者さんによって異なります．」
- 「イグラチモド（ケアラム®）はこの抗リウマチ薬の一つです．」
- 「この薬は時に肝機能障害や胃腸障害をきたすことがありますので，倦怠感や腹痛など消化器系の症状や，そのほかの症状が起こった時はお早めにご相談下さい．」
- 「一般的に，抗リウマチ薬はその効果が現れるまでに 1ヵ月から半年くらいかかるため，消炎鎮痛薬やステロイドホルモンを併用することもありますが，症状と定期的な血液検査結果を見ながら方針を決めていきます．」
- 「3ヵ月たってもお薬の効果が不十分な場合には，複数の抗リウマチ薬を併用したり，ほかの抗リウマチ薬に切り替えたりします．」
- 「どうしても効果が現れない時や，関節の X 線に異常がみられる場合は生物学的製剤というお薬を使うことがあります．」

すでに RA の治療が行われているが，臨床的寛解が得られていない場合

- 「治療の効果が十分現れていないようですので，抗リウマチ薬を変更するか，ほかの抗リウマチ薬や少量のステロイドを併用するのがよいと思います．」
- 「イグラチモド（ケアラム®）は変更すべき抗リウマチ薬の一つです．」
- 「この薬は時に肝機能障害や胃腸障害をきたすことがありますので，倦怠感や腹痛など消化器系の症状や，そのほかの症状が起こった時はお早めにご相談下さい．」
- 「今後 3ヵ月間，治療薬の効果を観察して，このお薬を続けるか，ほかの抗リウマチ薬に切り替えるか検討します．」
- 「どうしても効果が現れない時や，関節の X 線に異常がみられる場合は生物学的製剤というお薬をお勧めします．」

2）副作用

（a）肝機能障害

- 「肝機能障害が起こることがあります．時に重症化することもありますので，定期的に血液検査を行います．」
- 「倦怠感などの体調の変化があればお早めにご相談下さい．」

(b) 骨髄抑制

- 「貧血や白血球減少が起こることがあります.」
- 「立ち眩みや動悸, 息切れ, 発熱など体調に変化があればお早めにご相談下さい.」

(c) 消化性潰瘍

- 「腹痛や血便などの消化器系の異常が起こることがあります. これらの症状があればお早めにご相談下さい.」

(d) 間質性肺炎

- 「熱や咳, 息切れなど体調に変化があればお早めにご相談下さい.」

(e) 感染症

- 「感染症に対する抵抗力が低下して, 細菌, ウイルスや真菌による感染症(肺炎, 敗血症, 尿路感染症, 単純疱疹, 帯状疱疹など)を併発することがあります.」
- 「熱や咳, 息切れなど体調に変化があればお早めにご相談下さい.」

(f) 尿検査異常

- 「尿検査に異常が起こることがありますので, 定期的に尿検査を行います.」

⑧ 主な適応疾患に対する効果（代表的な臨床データ）

● 臨床試験成績

(a) 第Ⅲ相臨床試験（多施設共同二重盲検並行群間比較試験）[3]

● プラセボ対照二重盲検比較試験

RA患者196例を対象に本剤を25mg/日を1日1回（朝食後）, 4週間経口投与した後, 50mg/日（朝夕, 分2）に増量して28週間経口投与し, 本剤の有効性を検証した試験である. 28週後のACR20反応率は, イグラチモド群53.8％, プラセボ群17.2％, ACR50反応性率はそれぞれ26.5％, 7.8％, ACR70反応率はそれぞれ11.4％, 1.6％であり, プラセボ群に比較してイグラチモド群で有意に改善した. また, ACR20反応率は経時的に上昇し, 投与8週で両者間に有意差を認めた. また, 全般改善度（改善以上）はイグラチモド群47.0％, プラセボ群9.4％であり, イグラチモド群でプラセボ群に比べ有意に改善した（p＜0.001）.

● サラゾスルファピリジン対照二重盲検比較試験

RA患者207例を対象に, イグラチモドは上記と同様の投与を行い, サラゾスルファピリジンは1,000mg/日（朝夕, 分2）を28週間経口投与し, 両者の有効性を比較した. 28週時におけるACR20反応率はイグラチモド群63.1％, サラゾスルファピリジン群57.7％であり, ACR50反応率はそれぞれ33.0％, 33.7％で両群間に有意差はみられなかった.

(b) 長期投与試験（多施設共同非盲検試験）[4]

- MTXで効果不十分なRA患者385例を対象に，MTX 6～8 mg/週および葉酸5 mg/週投与下で本剤を上記と同様に52週間投与し，継続投与希望者（382例）には100週まで継続して，副作用発現率を検討した試験である．52週時のACR20は41.0％であり，全般改善度（改善以上）は32.9％であった．治療継続率は28週時で67.3％，52週時で52.4％であり，副作用で中止された症例は28週時で14.3％，52週時で14.8％，効果不十分で中止された症例は28週時で7.3％，52週時で11.9％であった．試験期間（100週）中の副作用発現率は発疹6.0％，口内炎4.5％，腹部不快感3.7％，悪心3.4％，下痢3.1％，上腹部痛3.1％，検査値異常はALT上昇19.1％，AST上昇18.1％，γ-GTP上昇17.0％，ALP上昇13.6％，NAG増加9.4％，便潜血陽性7.3％，尿中β_2ミクログロブリン増加7.1％などであった．52週までに100 IU/L以上の上昇を示した38例中17例で投与が中止され，21例は次の検査で正常化または低下傾向にあったため投与が継続された．トランスアミナーゼの異常は投与開始2～8週頃に発現し，4～8週に最高値となる症例が多かったが，本剤の投与中止後または投与中に消失した．

(c) MTX併用試験[5]

- MTXで効果不十分なRA患者252例を対象にMTX 6～8 mg/週および葉酸5 mg/週投与下で本剤またはプラセボを28週間（二重盲検期）投与し，24週時に有効性を比較した試験である．本剤は上記と同様に投与し，プラセボ群はその後，本剤に変更して52週間観察（継続投与期）した．投与24週時のMTX＋イグラチモド（MI）群 vs MTX＋プラセボ群のACR20, 50, 70反応率はそれぞれ69.5％ vs 30.7％，38.4％ vs 15.9％，17.1％ vs 5.7％であり，MI群が有意に高く，継続投与期の52週時にはそれぞれ71.3％ vs 72.1％，49.4％ vs 45.6％，23.8％ vs 22.1％でほぼ同様であった．一方，MI群は投与8週後からQOL改善指標であるHAQ-DIの0.22以上の改善を達成し，その効果は52週まで持続し，身体機能の改善も示された．

(d) 市販後臨床試験（エーザイ全例調査報告書参照）

- 2012年9月から2013年4月までに投与が開始された有効性解析対象例1,622例の実地臨床下で，24週後のEULAR DAS28改善度による効果判定では，DAS28-ESRによる有効率（有効＋やや有効）は55.7％，DAS28-CRP有効率は57.6％であった．

- 2012年9月12日から2015年11月30日までに投与が開始された安全性解析対象症例2,666例の検討で，52週後の副作用発現率は38.3％で，主な副作用は胃腸障害10.4％（うち，消化性潰瘍1.2％），臨床検査異常9.8％，感染症7.2％，肝胆道系障害6.3％，皮膚障害4.6％，呼吸器障害2.7％（うち，間質性肺炎1.2％），血液障害2.4％であった．また，重篤な副作用として，感染症1.9％，呼吸器障害1.0％，胃腸障害0.6％，血液障害0.4％であった．なお，肝機能障害，胃腸障害および血液障害は初期に多く，胃腸障害のうち消化性潰瘍，ならびに，感染症は時期にかかわらず発現が認められた．

〔船内正憲〕

文　献

1) 田中啓一ほか：低分子抗リウマチ薬イグラチモド（コルベット®/ケアラム®錠25mg）の薬理学的特性および臨床試験成績．日薬理誌，140：285-292，2012
2) 山本哲也ほか：抗リウマチ薬 Iguratimod（T-614）の免疫薬理学的検討 B リンパ球の Ig 産生と細胞増殖に対する作用．薬理と治療，35：561-569，2007
3) Hara M, et al：Efficacy and safety of iguratimod compared with placebo and salazosulfapyridine in active rheumatoid arthritis：a controlled, multicenter, double-blind, parallel-group study. Mod Rheumatol, 17：1-9, 2007
4) Hara M, et al：Long-term safety study of iguratimod in patients with rheumatoid arthritis. Mod Rheumatol, 17：10-16, 2007
5) Ishiguro N, et al：Concomitant iguratimod therapy in patients with active rheumatoid arthritis despite stable doses of methotrexate：a randomized, double-blind, placebo-controlled trial. Mod Rheumatol, 23：430-439, 2013

III章. A. 合成抗リウマチ薬 (sDMARDs) 1) 従来型抗リウマチ薬 (csDMARDs)

5 レフルノミド

① 作用機序は？

- レフルノミド (アラバ®) は，腸管吸収後イソキサゾール環の開裂により活性型代謝物であるA771726 (テリフルノミド) に変換される．テリフルノミドは de novo のピリミジン合成の律速段階であるジヒドロオロテートデヒドロゲナーゼ (DHODH) を可逆的に阻害することにより細胞増殖が阻害され，抗リウマチ作用をもたらすとされる (**図1**)．この細胞増殖抑制作用は，ピリミジンへの依存が高い活性化リンパ球，特にT細胞において強力に発揮されると考えられている．これらのDHODHの可逆的な阻害は，レフルノミドの治療量で用いられる低濃度で認められる．

- レフルノミドはほかにも多彩な作用を有する．関節リウマチ (RA) においては免疫炎症過程に大きな役割を占めている tumor necrosis factor (TNF) αにより誘導される NF-κB の活性をレフルノミドが阻害するほか，AP-1やJNK，JAK1，JAK3，MAP3K2などを

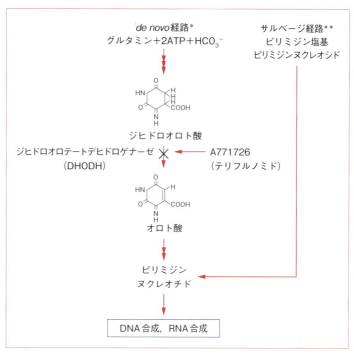

表1：レフルノミドの作用点

レフルノミドの活性代謝物である A771726 (テリフルノミド) が，de novo ピリミジン生合成に関与する酵素であるジヒドロオロテートデヒドロゲナーゼに直接結合し，その活性を阻害して細胞増殖抑制作用を発揮する．

*de novo 経路
新生経路とも呼ばれ，リボース5-リン酸をもとに代謝物が新たに生合成される経路

**サルベージ経路
再利用経路とも呼ばれ，細胞内の核酸分解で遊離した塩基を再利用してピリミジンヌクレオチドを合成する経路

抑制する作用を有する．近年では，樹状細胞の抗原提示能の阻害や，tyrosine kinase 阻害を介した抗 apoptosis 作用を抑制する働きなどもあることが判明した[1,2]．さらにテリフルノミドは，*in vitro* で EB ウイルスの形質転換 B 細胞の増殖を抑制し，モデル動物において EB ウイルスによるリンパ腫の進展を抑制する作用を有したことも示され[3]，昨今関節リウマチ診療で問題となっているリンパ腫治療後の免疫抑制療法の治療薬の候補となる可能性がある．

② 用いられる主な疾患と本薬剤の位置づけは？

適応疾患：関節リウマチ

- 2016 年に欧州リウマチ学会による RA の治療推奨では，メトトレキサート(MTX)を第一選択薬として使用できない場合，もしくは MTX の効果不十分例が適応とされている．
- 本邦の「**関節リウマチ診療ガイドライン 2014**」では，MTX が禁忌，または効果不十分である場合に選択する経口抗リウマチ薬と位置づけられている．ただし，日本人においては十分なリスクの勘案と慎重な投与が求められており，条件つきの弱い推奨となっている．
- 海外では，乾癬性関節炎，若年性特発性関節炎，皮膚筋炎，全身性エリテマトーデスに対しても有効であったとする報告がある．

③ 治療開始時の注意点は？

- 本邦では市販後，急性肺障害の新規出現，増悪が報告され，死亡例もあり，大きな問題となった[4]．そのため，特に間質性肺炎，肺線維症などの肺障害，日和見感染による肺炎の合併や既往の有無を確認し，慎重に投与の可否を判断する．

1) 問診

- 本剤などへの過敏症，慢性肝疾患，腎機能，貧血，白血球減少，血小板減少，骨髄機能低下，骨髄抑制の有無および既往
- 間質性肺炎の有無
- 活動性結核の有無，結核患者(家族・職場)との接触歴，結核感染歴・結核治療歴
- 妊娠の有無，挙児希望の有無：本薬剤は腸肝循環を繰り返すため，半減期が約 2 週間と長い．挙児希望の場合は投与しない．投与中に挙児希望となった場合でレフルノミドの薬物除去法を行わない場合は，妊娠まで最長 2 年間の待機期間が必要とされる．薬物除去法を行う場合は，コレスチラミン無水物 4g を 1 日 3 回(12g/日，クエストラン®27g/日)，17 日間反復投与する．血漿中テリフルノミド濃度が胎児へのリスクが極めて低いと考えられる 0.02μg/mL 未満となるまで，コレスチラミンの投与を継続する．

2) 検査

- 血液検査（末梢血検査，肝機能，腎機能）
- 胸部画像検査（胸部 X 線，胸部 CT），KL-6，β-D-グルカン：間質性肺炎，肺線維症などの肺障害，日和見感染による肺炎の合併または既往の有無を確認
- HBs 抗原・HBs 抗体・HBc 抗体，HCV 抗体
- 結核関連検査：インターフェロン-γ 遊離試験やツベルクリン反応検査
- 重篤な肝障害（肝不全，急性肝壊死など）が起こることがあるので，投与開始時だけでなく，投与開始後 6 ヵ月間は少なくとも 1 ヵ月に 1 度，その後は 1～2 ヵ月に 1 度，肝機能検査を行う．

④ 使用方法は？（開始用量・用量変更）

- 迅速な効果発現を期待し，初期投与時に高用量を使用することが可能である（ローディング）．

> **処方例**
> ・1 日 1 回 100mg 錠 1 錠の 3 日間経口投与でローディングすることが可能で，その後維持量として 1 日 1 回 20mg，もしくは症状・体重を勘案し 10mg を維持量として内服する．

- 急性肺障害による死亡の危険因子は，既存の肺病変，初期ローディング，喫煙，低体重であった[4]．このためローディングを行わない投与も可能である．

> **処方例**
> ・1 日 1 回 20mg もしくは，症状・体重を勘案し，1 日 1 回 10mg の経口投与で治療を開始し，10～20mg で維持量とする．

⑤ 使用禁忌薬・併用薬の注意は？

- レフルノミドは CYP3A4 で代謝され，テリフルノミドは複数の P450 分子種（CYP1A2，CYP2C9，CYP2C19，CYP2D6，CYP3A4）によって代謝されるため，ワルファリンやリファンピシンとの併用には注意する必要がある．

⑥ 副作用は？

- 間質性肺炎：本邦における販売直後の使用成績調査では 3,509 例中 52 例（1.48％）で間質性肺炎発症の報告があり，そのうち 16 例（0.46％）で死亡が報告されている．急性肺

障害は使用開始 20 週以内であることが，ほとんどで，死亡例には感染の関与も考えられた．
- 肝機能検査異常：MTX など他の抗リウマチ薬と比較し，高頻度に肝酵素の上昇がみられるとされている[5]．本邦でも致死的な肝障害が報告されており，その増悪因子として，アルコール，NSAIDs・MTX の併用，肝炎の合併があげられている．
- 血球減少・骨髄抑制：投与開始後 6 ヵ月以内に生じることが多い．特に 2～8 週での発現率が高い．投与開始後は 2 週に 1 回，その後は 1～2 ヵ月に 1 回の血液学的検査は必要である．
- 感染症：細菌，ニューモシスチス肺炎を含む真菌感染症，結核，あるいはウイルス性肝炎再活性化を含むウイルスによる感染症の発症に注意する．これらの兆候に留意し，出現時は速やかな対応を行う．
- 高血圧：定期的な測定を行う．
- 間質性肺炎や骨髄抑制など，重篤な副作用出現時にはレフルノミド中止に加え，コレスチラミン無水物 8g/日を 1 日 3 回，11 日間を目安として反復経口投与し吸着による薬剤排泄を行うことも必要である．
- そのほか：下痢，脱毛など．

⑦ インフォームドコンセントのコツは？

- 治療方法および副作用に関する説明では以下のような点に言及するとよい．

1）治療の説明

- 実際に患者に行う予定の使用方法のほか，以下のような実施上の注意点も説明する．

> - 「100mg 錠と 20mg 錠（あるいは 10mg 錠）を同時（同じ日）に服用しないでください．」
> - 「効果が現れるまでには服用開始から約 2 週間～3 ヵ月かかります．通常少なくとも 3 ヵ月間は服用を継続して効果を確認し，服用の継続を判断します．」
> - 「自身の判断で服用方法や量を変更しないでください．ただし，いつもと違う症状が現れたら服用せず，すぐにご相談ください．」
> - 「女性，男性にかかわらず服用中は避妊してください．服用開始後に妊娠を希望する場合は，速やかにご相談ください．」

2）副作用

（a）感染症

> - 「細菌，真菌，あるいはウイルスによる感染症（肺炎，敗血症，尿路感染症，帯状疱疹など）を併発することがあります．時に重症化することがあります．」

5. レフルノミド

- 「発熱，咳，息苦しさなど体調変化がある際にはお早めにご相談ください．緊急連絡先は〇〇です．」
- 「感染症予防のため，手洗い，うがいなど一般的な感染予防をお願いします．」
- 「肺炎球菌ワクチン（一般的には65歳以上，5年ごと），インフルエンザワクチン（毎年）の接種が有効です．服用中の生ワクチン接種はワクチンウイルスの感染を増強あるいは持続させる可能性があるため，接種を避けてください．」

(b) 肝機能検査値異常

- 「肝機能障害は約15％程度に認められる副作用です．肝臓の機能を調べる血液検査を定期的に受けましょう．」
- 「肝臓への副作用が現れやすくなるので，服用中の過量な飲酒は避けてください．」

(c) 骨髄抑制

- 「血球減少は約4％程度に認められる副作用です．定期的に血液検査を受けましょう．」

(d) 高血圧

- 「約6％で血圧が高くなるとの報告があります．定期的に血圧を測りましょう．血圧が高くなり，改善していかないようであればご相談ください．」

(e) 間質性肺炎

- 「間質性肺炎は約1％に認められる副作用で，時として重篤になることがあります．速やかに薬剤を中止し，受診しましょう．」
- 「息切れ，空咳などを自覚した時は，医療機関を受診し，診察を受けましょう」

3) 死亡の可能性について

- 「関節リウマチに対する使用成績調査の報告によれば，安全性解析対象症例6,878例中，本薬剤との因果関係の有無にかかわらず死亡となった症例があります．原因として，特に間質性肺炎が多く報告されています．」

⑧ 主な適応疾患に対する効果（代表的な臨床データ）

- MTXとの併用，TNF阻害薬との併用，リツキシマブとの併用など代表的な研究結果がまとめられている[1]．

1) レフルノミドとMTXの併用

- レフルノミド10mgにMTX 10〜15mg/週を併用した20週間の観察研究におけるACR20，ACR50，ACR70反応率は71.6％，50％，32.4％であった．

2) レフルノミドとTNF阻害薬との併用

- 抗リウマチ薬単剤に効果不十分であった活動性のある120例に対して，TNF阻害薬にMTXもしくはレフルノミドを併用して比較したが，その有効性には差がなかった．さらにTNF阻害薬の種類によっても差はなかった．
- RABBITレジストリにおいて，TNF阻害薬にMTXもしくはレフルノミドを併用して24ヵ月後のEULAR反応率は，MTX併用群では74〜81％，レフルノミド併用群では72〜81％と差はなかった．

3) レフルノミドとリツキシマブとの併用

- 本邦ではRAにリツキシマブの適応はないが，欧州の10の生物学的製剤レジストリをまとめて解析した報告で，リツキシマブとレフルノミドの併用は，リツキシマブとMTXの併用もしくはリツキシマブ単剤投与より，6ヵ月後のEULARのgood responseは29.1％，20.7％，19.3％とリツキシマブにレフルノミドを併用した群で有意に有効であり，有害事象は10.2％，13.2％，13.9％と差はなかった．

4) 初回抗リウマチ薬としての治療反応予測性

- 初めての抗リウマチ薬としてレフルノミドもしくはMTXを投与されたRAの効果と安全性を見たシステマティックレビューおよびメタ解析では，ACR20反応率はレフルノミドとMTXとで差はなかった（オッズ比0.88，95％ confidence interval 0.74〜1.06）[5]．

(杉谷直大・中島亜矢子)

文献

1) Behrens F, et al：Update2011：leflunomide in rheumatoid arthritis-strengths and weaknesses. Curr Opin Rheumatol, 23：282-287, 2011
2) Smith KJ, et al：Leflunomide：an immunemodulating drug that may have a role in controlling secondary infections with review of its mechanisms of action. J Drugs Dermatol, 14：230-236, 2015
3) Bilger A, et al：Leflunomide/teriflunomide inhibit Epstein-Barrvirus (EBV)-induced lymphoproliferative disease and lytic viral replication. Oncotarget, 8：44266-44280, 2017
4) Sawada T, et al：Leflunomide-induced interstitial lung disease：prevalence and risk factors in Japanese patients with rheumatoid arthritis. Rheumatology (Oxford), 48：1069-1072, 2009
5) Alfaro-Lara R, et al：Systematic review and meta-analysis of the efficacy and safety of leflunomide and methotrexate in the treatment of rheumatoid arthritis. Reumatol Clin, (in press) http://dx.doi.org/10.1016/j.reuma.2017.07.020, 2017

Ⅲ章. A. 合成抗リウマチ薬 (sDMARDs) 2) 分子標的型抗リウマチ薬 (tsDMARDs)

1 トファシチニブ

① 作用機序は？

- トファシチニブ（ゼルヤンツ®）は，**Janus kinase（JAK）阻害薬**である．2012年に米国で初めて承認され，2013年に本邦でも初めてのJAK阻害薬として承認された．2017年に欧州連合でも承認が得られた．
- 生物学的製剤は静脈内または皮下投与であるが，JAK阻害薬は**細胞内に移行してシグナル伝達を阻害する分子標的低分子化物**であり，**経口内服可能**な薬剤である．生物学的製剤に匹敵する治療効果をもたらすことから注目されている．
- JAK阻害薬は，サイトカインが細胞表面の受容体に結合した後のJAK/STATシグナル伝達系を阻害する．JAKにはJAK1，JAK2，JAK3，Tyk2の4種類があり，JAK3は主に造血細胞で発現し，他の種類は普遍的に発現している．サイトカインレセプターには特有のJAKが結合しており，レセプターにサイトカインが結合すると，JAKのリン酸化とともに，対応する転写因子STATがリン酸化される（**表1**）．リン酸化されたSTATは二量体を形成して核内に移行し，サイトカインに反応する遺伝子群の転写を調整する．トファシチニブはJAK1/JAK3に対する選択性が高く，濃度上昇によりJAK2も阻害するため，汎JAK阻害薬と考えられている．トファシチニブはT細胞の増殖にかかわるIL-2や，炎症性サイトカインであるIL-6など多くのサイトカインシグナルを阻害することで，マルチターゲットに関節リウマチ（RA）への治療効果を発揮していると考えられている．

表1：サイトカインにより活性化されるJAK/STAT

サイトカイン	JAK	STAT
IL-4	JAK1, JAK3	STAT6
IL-13	JAK1, JAK2, Tyk2	STAT6
IL-2, IL-7, IL-9, IL-15	JAK1, JAK3	STAT5A, STAT5B, STAT3
EPO, TPO, GH, IL-3, IL-5, GM-CSF	JAK2	STAT5A, STAT5B
IL-6	JAK1, JAK2, Tyk2	STAT3
IL-12	JAK2, Tyk2	STAT4
TypeⅠIFN	JAK1, Tyk2	STAT1
TypeⅡIFN	JAK1, JAK2	STAT1

（文献1）より引用改変）

- グローバルで実施された6つの第III相試験において[2～4]，DMARDs未使用例，MTX効果不十分例，TNF阻害薬効果不十分例の関節リウマチ患者に対して，MTXとの併用あるいはトファシチニブ単剤使用での治療効果が検証され，TNF阻害薬と同様の迅速で強い臨床効果が示された．
- 投与中に重篤な有害事象を合併する可能性があるため，**日本リウマチ学会では「全例市販後調査のためのトファシチニブ使用ガイドライン」を定めている**．
- 生物学的製剤と比較して感染症，重篤な感染症が増加する傾向はないが，**帯状疱疹が生物学的製剤と比較し特異的に増加する**ことが明らかとなっており，注意が必要である．

② 用いられる主な疾患と本薬剤の位置づけは？

適応疾患：関節リウマチ

- 「**既存治療で効果不十分な関節リウマチ**」が適応となり，添付文書にも「過去の治療において，メトトレキサート（MTX）をはじめとする少なくとも1剤の抗リウマチ薬などによる適切な治療を行っても，疾患に起因する明らかな症状が残る場合に投与する．」の記載がある．
- 「トファシチニブ使用ガイドライン」では，**MTX 8 mg/週を超える用量を3ヵ月以上継続して使用してもコントロール不良のRA患者を対象**とし，安全性の観点からMTXを投与できない患者は原則として対象としないことが望ましいとしている．コントロール不良な状態としては，疼痛関節数6関節以上，腫脹関節数6関節以上，CRP 2.0 mg/dL以上あるいはESR 28 mm/時以上をあげ，上記3項目を満たさない患者においてもDAS28-ESR，SDAI，CDAIでmoderate activity以上のいずれかを認める場合も使用を考慮するとしている．
- さらに日和見感染に対する安全性を配慮し，末梢血白血球4,000/mm³以上，末梢血リンパ球数1,000/mm³以上，血中β-Dグルカン陰性の3項目も満たすことを強く推奨している．

③ 治療開始時の注意点は？

- トファシチニブ開始前には，生物学的製剤使用前と同じように，使用禁忌もしくは慎重投与に該当しないかの検討を十分に行う必要がある．
- 国内外の臨床試験でB型肝炎ウイルス（HBV）再活性化が報告されており，HBV感染者（キャリアおよび既往感染者）に対しては，日本リウマチ学会による「B型肝炎ウイルス感染リウマチ性疾患患者への免疫抑制療法に関する提言」および日本肝臓学会「B型肝炎治療ガイドライン」を参考に対処する．
- 因果関係は明らかでないものの，多重がん・進行がんを含む悪性腫瘍，リンパ増殖性疾患の発現が国内外の臨床試験で報告されており，患者に十分説明した上で，適応を慎重に判

断する．また，悪性腫瘍の既往歴・治療歴を有する患者，前癌病変（食道，子宮頸部，大腸など）を有する患者への投与は避けることが望ましい．
- 結核の既感染者，胸部X線写真で陳旧性肺結核に合致する陰影を有する患者，インターフェロン-γ遊離試験あるいはツベルクリン反応が強陽性の患者は潜在性結核を有する可能性があるため，トファシチニブの適応を慎重に検討する．また，潜在性結核の可能性が高い患者では，トファシチニブ開始3週間前よりイソニアジド（INH）内服（原則として300 mg/日，低体重者には5 mg/kg/日に調節）を6～9ヵ月行う．
- 呼吸器感染症予防のために，インフルエンザワクチンは可能な限り接種し，65歳以上の高齢者には肺炎球菌ワクチンの接種も積極的に考慮する．

④ 使用方法は？（開始用量・用量変更）

処方例

- 通常**トファシチニブ5 mg錠を，1日2回経口投与**する．
- 中等度または重度の腎機能障害を有する患者，および中等度の肝障害を有する患者には，5 mgを1日1回経口投与する．

⑤ 使用禁忌薬・併用薬の注意は？

- 活動性結核を含む，重篤な感染症を合併している患者．
- 重篤な感染症（敗血症など）の患者．
- 好中球1,000/mm^{3}未満，リンパ球500/mm^{3}未満，ヘモグロビン値8 g/dL未満のいずれかを示す患者．
- 重度の肝機能障害を有する患者．
- 妊婦，授乳婦，妊娠している可能性のある患者．
- 悪性腫瘍を有する患者には投与禁忌である．
- 免疫抑制作用が増強されると感染症のリスクが増加することが予想され，TNF阻害薬，IL-6阻害薬，T細胞選択的共刺激調節薬などの生物製剤や，タクロリムス，アザチオプリン，シクロスポリン，ミゾリビンなどの強力な免疫抑制薬との併用はしないこととされている．
- 主にCYP3A4により代謝されるため，代謝阻害作用のある薬剤（マクロライド系抗生物質，アゾール系抗真菌薬，カルシウム拮抗薬，アミオダロン，シメチジンなど）の併用で血中濃度が上昇する可能性があり，5 mgを1日1回に減量するなど注意が必要である．一方，CYP3A4誘導薬（抗てんかん薬，リファンピシン，リファブチンなど）との併用では，効果が減弱する可能性がある．

⑥ 副作用は？

- 生物学的製剤と同様に，感染症には注意が必要である．主だった感染症は鼻咽頭炎，上気道感染，気管支炎であり，重篤な感染症の発症率は他の生物学的製剤と比較し違いがなかった[2]．
- **帯状疱疹の発症率はトファシチニブ使用により増加する**ことがこれまでの臨床試験にて明らかになっている．これまでの第Ⅰ，Ⅱ，Ⅲ相臨床試験をまとめた6,192名を対象とした解析では，トファシチニブ使用者の帯状疱疹発症頻度は4.0/100患者-年であり，特に日本においては8.4/100患者-年と高かった．またアジア人，およびグルココルチコイドの併用がトファシチニブ使用下の帯状疱疹発症の独立したリスク因子として報告されている[5]．トファシチニブにより帯状疱疹発症リスクが増加する機序として，抗ウイルス作用を有するIFNシグナルの阻害が想定されているが詳細は明らかになっていない．
- 呼吸器感染症に関しては，生物学的製剤と同様の注意が必要である．トファシチニブ内服中に発熱，咳，呼吸困難などの症状が出現した場合は，細菌性肺炎・結核・ニューモシスチス肺炎・薬剤性肺障害・原疾患に伴う肺病変などを想定した対処を行う．サイトカインシグナル阻害されることにより，CRPなどの炎症マーカー上昇が起こらない場合もあることを考慮する必要がある．
- コレステロール値，中性脂肪値などの脂質系の検査項目の上昇が報告されており，必要に応じて，日本動脈硬化学会**「動脈硬化性疾患予防ガイドライン」**などにのっとり脂質異常症治療薬の投与を行う．
- 肝機能障害が出現することがあるため，定期的にトランスアミナーゼ値を測定する．
- 消化管穿孔を起こした症例の報告があり，憩室炎の既往・合併例には慎重な投与が必要である．
- 間質性肺炎を起こした症例の報告があり，定期的に呼吸器症状，経皮的酸素濃度，胸部画像検査を行う．

⑦ インフォームドコンセントのコツは？

1）治療前

- 「点滴や注射薬である生物学的製剤と同程度に関節リウマチの活動性を抑えられる，比較的新しいタイプの内服のお薬です．1日2回，または1日1回，毎日内服します．」
- 「体の免疫機能を弱めることで，感染症による肺炎や帯状疱疹にかかりやすくなることが知られています．」
- 「因果関係は明らかではありませんが，トファシチニブを服用した患者さんで悪性腫瘍にかかった患者さんが報告されています．」
- 「妊娠中，授乳中は内服できないため，今後妊娠の希望がある場合は申し出てください．」

2) 内服中

- 「風邪のような症状，咳・痰，息苦しさがある時は内服をやめて医師に相談してください．その他，皮膚の腫れや下痢など，細菌やウイルスの感染症が考えられる症状の時も，内服をやめて医師に相談してください．」
- 「皮膚にピリピリするような痛みや，発疹がある場合は，帯状疱疹の可能性があるので，内服をやめて早めに受診してください．」
- 「腸に憩室という壁の膨らみがある方は，そこに炎症を起こすことがあるため，なるべく便秘をしないようにしてください．」
- 「感染症予防のために，インフルエンザ流行期などにはマスクを着用し，日頃から手洗いやうがいをするなど心がけてください．」
- 「肝機能や腎機能の悪化，および血球減少を起こすことがあるため，採血検査は医師に指定された通りに必ず受けるようにしてください．」
- 「予防接種の予定がある場合には医師にご相談ください．種類によって接種できないものがあります．」
- 「万一飲み忘れても，一度に2錠以上をまとめて飲まないでください．」
- 「グレープフルーツジュースと一緒に服用すると作用が強くなることがありますので，一緒に飲まないでください．」

⑧ 主な適応疾患に対する効果（代表的な臨床データ）

- RA に対する第Ⅲ相臨床試験として，6件の臨床試験(ORAL Start 試験，ORAL Solo 試験，ORAL Standard 試験，ORAL Sync 試験，ORAL Scan 試験，ORAL Step 試験)があり，第Ⅲb/Ⅳ相試験として ORAL Strategy 試験がある．

1) ORAL Solo 試験[3]

- DMARDs（既存の DMARDs または生物学的製剤）の効果が不十分な活動性 RA 患者を対象とし，トファシチニブ5mg 1日2回群，10mg 1日2回群，プラセボ群に無作為に割りつけ6ヵ月間投与した．主要評価項目である3ヵ月時の ACR20 改善率は，トファシチニブ5mg 1日2回群59.8％，プラセボ群26.7％で，トファシチニブ群はプラセボに対して有意に高い治療効果を認めた．トファシチニブ単剤投与での有効性が示された．

2) ORAL Standard 試験[2]

- MTX 効果不十分の活動性 RA 患者を対象とし，トファシチニブ5mg 1日2回群，10mg 1日2回群，プラセボ群，アダリムマブ40mg 隔週群に無作為に割りつけ，MTX 併用下で12ヵ月間投与した．主要評価項目である6ヵ月時の ACR20 改善率は，トファシチニブ5mg 1日2回群51.5％，アダリムマブ群47.2％，プラセボ群28.3％でトファシチ

ニブ群とアダリムマブ群で有意に高かった．

3）ORAL Step 試験[4]

- MTX による基礎療法を受けており TNF 阻害薬の効果が不十分な活動性 RA 患者を対象とし，トファシチニブ 5 mg 1 日 2 回＋MTX 群，10 mg 1 日 2 回＋MTX 群，プラセボ＋MTX 群に無作為に割り付け 6 ヵ月間投与した．主要評価項目である 3 ヵ月時の ACR 20 改善率は，トファシチニブ 5 mg 1 日 2 回＋MTX 群 41.7％，プラセボ群 24.4％で，プラセボに対し有意な改善効果を示した．TNF 阻害薬効果不十分例についても，トファシチニブの有効性が示された．

4）ORAL Strategy 試験[6]

- MTX で効果不十分の活動性 RA 患者を対象とし，トファシチニブ 5 mg 1 日 2 回単剤群，トファシチニブ 5 mg 1 日 2 回＋MTX 群，アダリムマブ 40 mg 隔週＋MTX 群の 3 群に割りつけ 12 ヵ月間投与した．主要評価項目である 6 ヵ月時の ACR 50 改善率は，トファシチニブ単剤群 38％，トファシチニブ＋MTX 投与群 46％，アダリムマブ＋MTX 併用群 44％であった．トファシチニブ＋MTX 投与群はアダリムマブ＋MTX 投与群に対し非劣性であることが示された．トファシチニブ単剤群については，統計的にはいずれの群に対しても非劣性は検証されなかった．

（井上眞璃子・藤尾圭志）

文　献

1) O'Shea JJ, et al：The JAK-STAT pathway：impact on human disease and therapeutic intervention. Annu Rev Med, 66：311-328, 2015
2) van Vollenhoven, RF, et al：Tofacitinib or adalimumab versus placebo in rheumatoid arthritis. N Engl J Med, 367：508-519, 2012
3) Fleischmann R, et al：Placebo-controlled trial of tofacitinib monotherapy in rheumatoid arthritis. N Engl J Med, 367：495-507, 2012
4) Burmester GR, et al：Tofacitinib (CP-690, 550) in combination with methotrexate in patients with active rheumatoid arthritis with an inadequate response to tumour necrosis factor inhibitors：a randomised phase 3 trial. Lancet, 381：451-460, 2013
5) Winthrop KL, et al：Herpes zoster and tofacitinib：clinical outcomes and the risk of concomitant therapy. Arthritis Rheumatol, 69：1960-1968, 2017
6) Fleischmann R, et al：Efficacy and safety of tofacitinib monotherapy, tofacitinib with methotrexate, and adalimumab with methotrexate in patients with rheumatoid arthritis (ORAL Strategy)：a phase 3b/4, double-blind, head-to-head, randomised controlled trial. Lancet, 390：457-468, 2017

Ⅲ章. A. 合成抗リウマチ薬(sDMARDs) 2) 分子標的型抗リウマチ薬(tsDMARDs)

2 バリシチニブ

① 作用機序は？

- 細胞内で種々のサイトカインにより活性化される Janus kinase (JAK) を阻害する薬剤である．
- JAK はリン酸化を受けることで活性化され下流の転写因子 STAT を活性化し，STAT は核内に移行してさまざまな遺伝子の転写制御を行う．これを JAK-STAT シグナル伝達経路といい，細胞外からの刺激（サイトカイン）を細胞単位での生物活性に置き換える重要な役割を果たしている（図1）．
- JAK には JAK1，JAK2，JAK3 と TYK2 があり，表1 に示すサイトカインにより異なった組み合わせで活性化される．

図1：JAK-STAT シグナル伝達経路

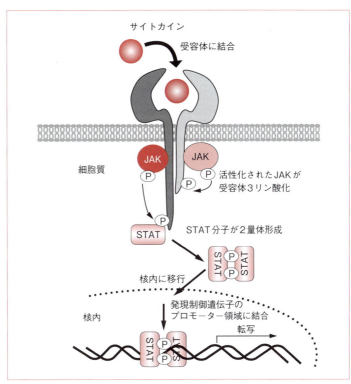

表1：JAK-Statシグナル伝達経路を活性化するサイトカインと生物活性

サイトカイン	JAK	STAT	生物学的活性
IFN-γ	JAK1/JAK2	STAT1	抗ウイルス 炎症
IL-2 IL-4 IL-7 IL-9 IL-15 IL-21	JAK1/JAK3	STAT5/STAT6	リンパ球の増殖/成熟 T細胞，NK細胞の分化/恒常性 B細胞クラススイッチ 炎症
IFN-α/IFN-β IL-10 IL-20 IL-22	JAK1/TYK2	STAT1/STAT2	抗ウイルス 炎症 抗腫瘍
G-CSF IL-6 IL-11 IL-27 白血病阻止因子 オンコスタチンM	JAK1/JAK2/TYK2	STAT3/STAT4	ナイーブT細胞分化 T細胞恒常性 炎症 顆粒球生成
IL-3 IL-5 GM-CSF エイリスロポイエチン トロンボポイエチン レプチン プロラクチン 成長ホルモン	JAK2	STAT5	赤血球生成 骨髄造血 巨核球/血小板産生 増殖 乳房発育
IL-12 IL-23	JAK2/TYK2	STAT4	自然免疫 Th17細胞の分化/増殖 炎症

(Shuai K, et al：Nat Rev Immunol, 2003より引用改変)

- バリシチニブ（オルミエント®）はJAK1とJAK2のリン酸化を抑制することでJAK-STATシグナル伝達経路を阻害する．
- JAK1またはJAK2活性化を介するJAK-STATシグナル伝達経路を活性化するサイトカイン（表1）はすべて阻害される可能性があるため生物学的製剤とは異なり複数のサイトカインを阻害する．

② 用いられる主な疾患と本薬剤の位置づけは？

適応疾患：関節リウマチ（RA）

以下，各種ガイドラインごとの記載をまとめる．

- 日本リウマチ学会「関節リウマチ診療ガイドライン 2014」
  - トファシチニブに限定された内容でバリシチニブは記載されていない．
  - 予後不良因子がなく 2 剤以上の抗リウマチ薬に治療抵抗性．
  - 予後不良因子があり 2 剤以上の抗リウマチ薬と生物学的製剤を併用しても治療抵抗性．
  - 生物学的製剤治療が奏効しない場合としての選択肢とすることが推奨されている．
- 日本リウマチ学会「バリシチニブ使用ガイドライン」
  - メトトレキサート（MTX）8 mg/週超で 3 ヵ月以上継続してもコントロール不良．
  - 原則として MTX を併用可能な RA 患者．
  - MTX を投与できない患者は原則として投与しないことが望ましい．
  - ガイドラインとは異なり，生物学的製剤と同等の位置づけであり，MTX 治療抵抗性症例での併用治療を望む内容．
- 欧州リウマチ学会レコメンデーション（2016）
  - MTX または MTX 以外の抗リウマチ薬 2 剤を併用してもコントロール不良な RA 患者．
  - 長期実績を有する生物学的製剤と MTX を含む古典的合成抗リウマチ薬の併用が主流である．
  - MTX 併用が困難な患者では TNF 阻害薬，アバタセプトと比べて一定のアドバンテージがある．
  - 基本的には生物学的製剤と同等の位置づけであるが，単剤治療での効果がより期待されるとする内容．
- アメリカリウマチ学会ガイドライン（2015）
  - トファシチニブに限定されておりバリシチニブは記載されていない（2019 年中にアップデートされる予定）．
  - 抗リウマチ薬単剤治療でコントロール不良な確立された RA 患者（罹病期間 6 ヵ月以上または 1987 ACR criteria を満たす）が対象．
  - 基本的には生物学的製剤と同等の位置づけ．
- 3 つの主要学会から出されている指針に違いはみられるが，大筋では MTX または他の古典的合成抗リウマチ薬に治療抵抗性の患者において，可能な限り併用のもとバリシチニブを追加投与する内容である．

③ 治療開始時の注意点は？

- 生物学的製剤投与開始前と同様の問診，スクリーニング検査を行うことが望ましい．
- 生物学的製剤投与歴を有する場合には，前回のスクリーニング検査の時期を鑑みて必要性は病歴，問診，診察により臨床的に判断する（筆者は前回から 1 年以上経過している場合に再スクリーニング勧めるようにしている）．

1) 問診
- これまでの治療経過での関節症状以外について
  - 体重減少（悪性腫瘍）
  - 皮疹（薬剤アレルギーの既往）
  - 呼吸器症状（呼吸器疾患，間質性肺炎の併発，増悪）
  - 肺炎，尿路感染などの感染症（感染リスクの判断）
- 妊娠可能女性での妊娠と挙児希望の有無
  - バリシチニブ内服下での妊娠は不可．
- 血栓（深部静脈血栓，肺血栓塞栓）の既往の有無（⑥副作用の項参照）
  - 既往がある場合には抗凝固療法を行う．

2) スクリーニング検査
- どの程度のスクリーニングを行うかは医療環境によるが，可能な範囲で生物学的製剤導入時と同等の検査を行い感染症（結核，B型肝炎ウイルス）に対しては同じ対応をとる（セルトリズマブ ペゴルの項 p100 参照）．
- 婦人科健診は積極的に行い，受診済の場合には結果を確認する．
- 帯状疱疹発症率が高いが抗体価測定を含めて，発症を予測する因子は同定されておらず予測は困難である．
- 70％が腎臓を介した尿中排泄である．
- 高齢者では腎機能が低下していることが多いため，必要に応じて半量投与を考慮する（次項参照）．
- 経済的負担，今後の見通しについての情報を共有する．
  - 3割負担の場合，1ヵ月当たり 4mg/日：47,007 円，2mg/日：24,251 円）
  - 投与開始後2週前後で治療効果がみられることが多い．
  - 開始後8週で効果がみられない場合には他剤への変更を考慮する．
- 承認から1年間は長期処方ができない（2週間ごとの受診が必要）．
- 帯状疱疹に関する情報提供と対応方法を十分に説明する（⑥副作用の項参照）．
  - 帯状疱疹の写真や図示されたパンフレットを用いて特徴を説明する．
  - 疑わしい皮疹，神経症状が出た場合にはすぐに医療機関を受診するよう指導．
  - 帯状疱疹ワクチンはMTX投与下では禁忌．
  - RAに対して無治療である場合のみ帯状疱疹ワクチン接種が可能である．
  - そのため，MTXまたは他の抗リウマチ薬を投与されていることが多い本剤開始前の接種は本邦では不可能．

④ 使用方法は？（開始用量・用量変更）

- MTX併用，非併用のどちらでも使用可能であるが，最大限の効果を導くには原則併用す

ること．

> **処方例**
>
> - オルミエント®4mg 1錠1日1回投与．治療により症状安定した際には2mg 1日1回への減量を検討する．
>
> ［腎機能低下例］
> 　30 ≦ eGFR < 60：オルミエント®2mg 1錠1日1回投与
> 　　　eGFR < 30：投与しない

⑤ 使用禁忌薬・併用薬の注意は？

- 生物学的製剤，他のJAK阻害薬と併用しない．
- MTX以外の抗リウマチ薬との併用効果は評価されていない．
- 筆者は経験的にMTX以外の古典的合成抗リウマチ薬の追加併用により治療効果が得られた経験があり，可能な範囲で併用するようにしている．
- MTXとの併用によりリンパ球低値が持続する（500/mm^{3}未満では禁忌）場合にはMTX用量の調節を試みる．
- プロベネシドは薬物トランスポーターであるOAT3を阻害し，併用によりAUCが2倍になるため，併用が必須である場合にはバリシチニブの半量投与を考慮する．

⑥ 副作用は？

- 国内外の臨床試験において最も多くみられた有害事象はLDLコレステロール上昇（43.2％），上気道感染（9.7％），帯状疱疹（3.9％）であった．
- 臨床試験に参加した日本人は計514名，主な有害事象はLDLコレステロール上昇（51.5％），上気道感染（24.5％），帯状疱疹（8.2％）であった．
- 感染症が最も多い．
  - 予防
  - 発熱時（38℃以上）には医療機関を受診．
  - 定期接種のワクチンは推奨される（生ワクチンは禁忌）．
- 感染症の中でも帯状疱疹が最も多いのはJAK阻害薬の特徴
  - 現状では予測不可能．
  - バリシチニブ特有のリスク因子は同定されていないが，RA患者では一般的に高齢，ステロイド内服はリスク因子である．
  - ワクチンの効果が期待されているが，生ワクチンである帯状疱疹ワクチンは抗リウマチ薬で治療中は本邦では不可．

- リンパ球減少が現れることがある．
  - 投与開始から3ヵ月前後はいったん増加することが多いため，以後のリンパ球減少に留意する（投与開始直後には起こりにくい）．
  - 500/mm^{3}未満ではバリシチニブ中止．
  - 併用薬がある場合には，双方の有効性とリンパ球減少への寄与度を考慮していずれかの薬剤の減量・中止．
- 好中球減少
  - 500/mm^{3}未満では投与禁忌．
  - 1,000/mm^{3}超で再開．
- 肺血栓塞栓症を増やす可能性が危惧されている．
  - 治験時の発症率は一般のRA患者集団とほぼ同等であるが，既往のある患者では再発のリスクとなりうることを説明のうえ，抗凝固療法を行う．

⑦ インフォームドコンセントのコツは？

- メリットとデメリットを明確にするために以下の点に言及するとよい．

1) メリット

- 新たな作用機序を有する経口抗リウマチ薬である．
- 生物学的製剤と同等の効果を有する．
- メトトレキサートが使えない場合に他の薬剤よりも効果を期待できる．
- 生物学的製剤が効かなくなった場合にも有用性が認められている．
- 十分な治療効果が得られた場合には減量可能である．
- 半減期が6時間で内服中止することで効果は速やかに消失する（副作用対策には便利）．

2) デメリットとそれに対する対策

- 生物学的製剤同様，感染症には注意が必要．
  - 手洗い，うがい，マスクでの予防は想像以上に高い．
  - 発熱時（38℃以上）にはお薬手帳を持って医療機関を受診すること．
  - 肺炎球菌ワクチン，インフルエンザワクチンは有用．
- 他の抗リウマチ薬と比較して帯状疱疹が多い．
  - 違和感とともに皮疹，水疱がみられたら医療機関を受診する．
  - 数時間単位で病状進行するため気づいたらすぐに受診する．
  - 帯状疱疹が疑わしければ治療する．
- 経済的負担が大きい（③-2）スクリーニング検査の項参照）．
  - 十分な治療効果が得られれば（低疾患活動性または寛解状態が3～6ヵ月以上維持）減量も可能．

・本剤よりも負担の軽い生物学的製剤を選択する．
・経済的負担を軽減可能な社会資源の活用を模索する．

⑧ 主な適応疾患に対する効果（代表的な臨床データ）

●臨床試験成績

- バリシチニブの適応疾患はRAのみであり，その治療効果は4つの臨床試験により証明されている（表2）．MTXまたは合成抗リウマチ薬で効果不十分な患者を対象としたRA-BEAMとRA-BUILD試験，またはTNF阻害薬で効果不十分なRA患者を対象としたRA-BEACON試験と，合成抗リウマチ薬でほとんど未治療でかつ早期RA患者が対象となったRA-BEGIN試験である．RA-BEGIN試験は他の試験と異なり，前述のいずれの学会から出されているガイドラインまたはレコメンデーションにも沿わない患者群であるため，結果をそのまま実臨床において期待する内容でないことに留意すべきである．また，これらの試験からバリシチニブ4mg長期継続試験において低疾患活動性または寛解を維持できた患者を対象に，盲検下で4mg継続群と2mg減量群に割り付けし，低疾患活動性または寛解が維持される患者の割合を評価するRA-BEYOND試験も行われている．ここでは，RA-BEYOND試験以外の結果を図示するが（添付文書より抜粋），表2に示すように日本人症例数がきわめて少ない試験結果は参考程度にし，現状ではRA-BEAM試験の結果が実臨床で期待できる結果を示唆するものである．

(a) RA-BEAM試験（図2）

- MTX治療で効果不十分な患者を対象とした試験であり，全体と日本人集団の間に治療反応性の差はみられていない．本試験のポイントは，MTXにバリシチニブまたはTNF阻害薬を追加するとMTX単剤治療と比較していずれも有意に高い治療効果が得られること，

表2：RA患者を対象としたバリシチニブ臨床試験

試験名	対象患者 全症例数 試験デザイン	日本人 症例数	被験薬
RA-BEAM	MTXで効果不十分 1,305 二重盲検比較試験	249	バリシチニブ4mg＋MTX プラセボ＋MTX アダリムマブ40mg（2週に1回）＋MTX
RA-BEGIN	DMARD未治療（MTX治療＜3週） 584 二重盲検比較試験	104	バリシチニブ4mg MTX バリシチニブ4mg＋MTX
RA-BUILD	csDMARDで効果不十分 684 二重盲検比較試験	21	バリシチニブ4mg＋csDMARDs バリシチニブ2mg＋csDMARDs プラセボ＋csDMARDs
RA-BEACON	TNF阻害薬で効果不十分 527 二重盲検比較試験	20	バリシチニブ4mg＋csDMARDs バリシチニブ2mg＋csDMARDs プラセボ＋csDMARDs

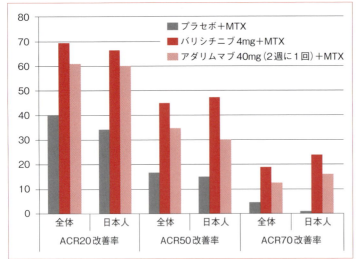

図2：RA-BEAM 試験結果

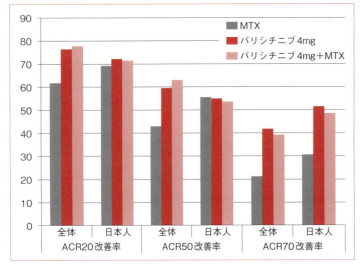

図3：RA-BEGIN 試験結果

バリシチニブ とアダリムマブの治療効果を比較するとバリシチニブで有意差を持って治療効果が高い点である．しかし，関節破壊の評価は2剤間に違いはみられていない．

(b) RA-BEGIN 試験（図3）
- 本試験の対象が無治療 RA 患者であることから，治療効果が得られやすい集団であることを念頭において結果を解釈するべきである．この試験のポイントは，MTX で高い治療効果が得られているにもかかわらず，バリシチニブ単剤治療が MTX 単剤治療に優っている点である．しかし，前述のように現状では RA 患者の初期治療として用いる薬剤ではない．

(c) RA-BUILD 試験（図4）
- 本試験では全体と日本人の間に治療反応性が大きく異なるようにみえるが，全体に対する日本人の組み入れ症例数が少ないため日本人でより高い治療効果が期待できるわけではな

図4：RA-BUILD 試験結果

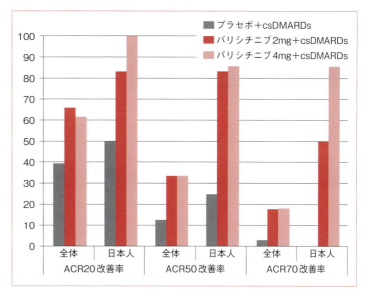

図5：RA-BEACON 試験結果

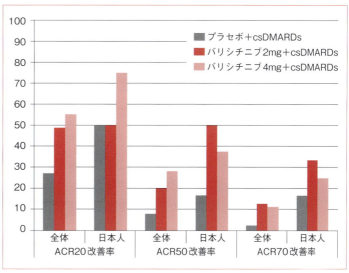

い．本試験のポイントは，合成抗リウマチ薬にバリシチニブを追加する際には2mgないし4mgでも治療効果を期待できる点である．

(d) RA-BEACON 試験（図5）

- TNF阻害薬にて治療効果が得られなかった患者に合成抗リウマチ薬併用下（8割強はMTX）にバリシチニブを追加したした試験である．一部，日本人での治療反応性が高くみえるが，症例数が少ないため全体での治療反応性を参考にすべきである．TNF阻害薬に治療抵抗性または忍容性がない患者においてバリシチニブ2mgまたは4mgで治療効果がみられている点がポイントである．

（山岡　邦宏）

III章. B. 生物学的製剤　1) TNF 阻害薬

1 インフリキシマブ

① 作用機序は？

- インフリキシマブは，マウスの抗ヒト TNFα 抗体の Fab 部分とヒトの IgG-Fc 部分を融合させたキメラ型抗 TNFα モノクローナル抗体で，ヒト TNFα 分子と特異的に結合し，その生理活性を中和するのが主な作用機序である．
- それ以外に，TNFα 産生細胞の細胞膜上に発現している膜型 TNFα 分子にも結合し，補体依存性細胞傷害 (complement dependent cytotoxicity：CDC) や抗体依存性細胞介在性細胞傷害 (antibody dependent cell-mediated cytotoxicity：ADCC) により TNFα 産生細胞を傷害する機序もいわれている[1]．
- さらに膜型 TNFα との結合により TNFα 産生細胞がアポトーシスに陥るという機序も示唆されている[1]．

② 用いられる主な疾患と本薬剤の位置づけは？

適応疾患：① 関節リウマチ (RA)，② Crohn 病，③ 潰瘍性大腸炎，④ Behçet 病によるぶどう膜炎，⑤ 特殊型 Behçet 病（腸管型，血管型，神経型），⑥ 強直性脊椎炎，尋常性乾癬，⑦ 関節症性乾癬，⑧ 膿疱性乾癬，⑨ 乾癬性紅皮症，⑩ 川崎病（急性期）

- 位置づけ：いずれの疾患においても既存治療で効果不十分な場合に使用することになっている．すなわち初回治療の効果不十分な場合の second choice として位置づけられる．

③ 治療開始時の注意点は？

- TNFα の阻害による感染症の併発・悪化，特に潜在性結核の再活性化に注意が必要である．

1) 問診
  - 現在結核を含む何らかの感染症に罹患していないか
  - 結核の既往・治療歴
  - 結核患者との濃厚な接触歴（同居など）

- 非結核性抗酸菌（non-tuberculous mycobacterium：NTM）の合併
- B型肝炎のキャリアまたは既感染
- 抗体製剤に対するアレルギーの既往

2）検査

- RAの活動性の評価のため，赤沈，CRP，MMP-3，RF力価，関節X線
- 一般的検査として，末梢血検査（白血球数とその分画，ヘモグロビン，血小板），一般生化学（肝機能，腎機能など）
- 潜在的真菌感染の有無を評価するため，βDグルカン
- 結核の既感染の有無を調べるため，ツベルクリン反応またはインターフェロンγ遊離試験
- 胸部X線検査（胸部CTもできれば実施）
- HBs抗原，HBs抗体とHBc抗体（HBs抗原陰性で抗体が陽性の場合，HBV-DNA量も測定する）

3）感染症の予防

- 結核の既感染例に使用する場合，イソニアジド（300 mg/日）の併用をインフリキシマブの治療に先行または同時に行う．
- HBV-DNA量が20 IU/mL（1.3 Log IU/mL）以上で，どうしてもインフリキシマブを使用する場合は日本リウマチ学会による**「免疫抑制・化学療法により発症するB型肝炎対策ガイドライン」**を参考に，核酸アナログ製剤（エンテカビルなど）を併用し，慎重に肝機能などをモニタリングする．

④ 使用方法は？（開始用量，用量変更）

処方例

・開始用量：

1バイアル中に100 mgを含有する粉末製剤であり，これを10 mLの注射用水で溶解する．

RAでは3 mg（3 mg/kg）を生理食塩水250 mLに溶解し（小児では体重に応じて50〜100 mL），2時間以上かけて点滴静注する．2回目は2週後，3回目はその4週後（初回から6週後）に投与し，以後は8週間ごとに点滴静注を行う．またメトトレキサート（MTX）と併用することが条件となっている．

一方，Crohn病や潰瘍性大腸炎，強直性脊椎炎，乾癬やBehçet病の諸病態に対しては5 mg/kgを初回から使用し，2回目と3回目もRAと同様に開始後2週目，6週目に投与し，以後は8週間隔で使用する．これらの疾患ではMTXとの併用は不要である．

> ・用量変更：
>   RAでは3回目の投与後に，効果が不十分であれば投与間隔を8週より短くできる（4週間隔まで短縮可能）．また1回投与量を10mg/kgまで増量することもできる（10mg/kgの場合，投与間隔は8週）．
>   RA以外の疾患でも同様に6週目（3回目）で十分な効果が得られない場合，RAと同様に4週間隔まで投与間隔を短縮できる．また，1回投与量も10mg/kgまで増量できる．

⑤ 使用禁忌・併用薬の注意点は？

- 使用禁忌は以下の5つの場合が添付文書で記載されている．

> 1）重篤感染症や活動性結核の合併している患者
> 2）活動性結核の患者
> 3）インフリキシマブまたはマウス由来の蛋白質に対して過敏症の既往がある患者
> 4）脱髄疾患（多発性硬化症など）およびその既往のある患者
> 5）うっ血性心不全の患者

- 併用薬の注意点：RAを対象として海外で実施された，アバタセプトと併用した臨床試験で，効果の増強はなく，むしろ重篤な感染症の発現率が増加したことから，アバタセプトとの併用は行わない．他の生物学的製剤との併用についても，同様の危険が示唆されることから，生物学的製剤の併用は避ける．

⑥ 副作用は？

- 感染症とアレルギー反応が問題となる．
- 感染症では市販後に行われた5,000例の全例調査[2]で，細菌性肺炎2.2％，ニューモシスチス肺炎0.4％など呼吸器感染症が多く，結核は0.3％で肺外結核が半数を占めた．その他間質性肺炎が0.5％みられた．
- 同調査で投与時反応は全体で484例（9.7％），重篤なアナフィラキシー様反応は24例（0.5％）であった．
- これら以外では，稀に脱髄疾患の出現や悪化，抗DNA抗体の陽性化を伴うループス様症候群（多関節痛，皮疹，胸膜炎など）をきたすことがあるので注意が必要である．

⑦ インフォームドコンセントのコツは？

- 薬剤の効果と必要性：極めて優れた臨床的有効性（治療開始早期から症状が改善し，長期的にも骨破壊の進行を抑制することができ，ひいては生活の質を高めることができる，な

ど)があり,早く疾患の活動性を低下させる必要があることを患者に納得してもらう.
- 予想される副作用:感染症やアレルギーなどがあるが(⑥の副作用の項を参照),あらかじめ十分な準備をしておけば,予防や発症後の早期対応で大きな問題になることはあまりないことを説明し,安心してもらう.
- 具体的な投与の方法:点滴製剤であり,点滴時間が2時間以上と時間がかかるが,安定すると8週間に1回の通院で済むことを強調する(④の使用方法の項を参照).
- 経済的側面:健康保険の種類などの条件によって個人負担には差があるが,1回の点滴で通常200mg(2バイアル)使用するため,通常の3割負担の場合は約7万円の自己負担が生じることを理解してもらう.
- 今後の見通し:効果が出て寛解状態が維持できれば,寛解後に中止できる可能性があり,必ずしも長期継続する必要はないことを患者に伝えておけば経済的不安の一部は解消される.また,中止後に再燃しても再開すれば再度寛解に導ける可能性が高い,ということも患者の再燃に対する不安の解消になると思われる.
- 効果が不十分な場合は,インフリキシマブの増量や投与間隔の短縮(④の使用方法の項参照),他の製剤への変更などによって効果が得られることがある,こともいっておく.

⑧ 主な適応疾患に対する効果(代表的な臨床データ)

- 紙面の都合で主としてRAのデータを提示し,その他として乾癬性関節炎と強直性脊椎炎の成績を1つずつ紹介する.

1) RA

- ATTRACT試験(Maini R, et al:Lancet, 354:1932, 1999):MTXの効果が不十分であった症例に対し,インフリキシマブの追加併用は優れた臨床的効果(30週目のACR 20反応率がプラセボ20%に対し50%以上)が証明された.
- ASPIRE試験[3]:早期RAを対象にしたMTX単独とMTX+インフリキシマブ併用を比較した試験.ACR 20反応率で,MTX単独群の54%に対し,インフリキシマブ併用群(3mg/kg)で62%,ACR 50反応率では,MTX単独群の32%に対し,インフリキシマブ併用群で46%と,ともに有意に高かった.また関節破壊については,MTX単独群で総シャープスコアが54週で3.7進行したのに対し,インフリキシマブ併用群では3mg/kg群でも0.4とほとんど進行がみられなかった.
- RISING試験[4]:3mg/kgを3回(0, 2, 6週目)投与され,10週後に3mg/kg, 6mg/kgと10mg/kgの3群に無作為割付し,8週間隔で1年間観察され,その効果を比較した試験.54週目のACR-Nで評価され,3mg/kg群の51.3%に比べ,10mg/kgで58.3%と有意に高い反応率が得られた.さらに,割付時に無効(EULAR no response)と判定された37例のうち,54週目にmoderate以上の反応が得られたresponderの比率は,3mg/kg群で10%(10例中1例のみ)に対し,6mg/kg群では56%(16例中9例),

10 mg/kg 群では100％（11例全例）となった．3 mg/kg で効果が不十分な場合，6 mg/kg さらには10 mg/kg まで増量することで有効となることが期待できる．
- RRR試験[5]：インフリキシマブ＋MTX で24週以上低疾患活動性を維持された患者で，インフリキシマブを中止して1年間経過観察したところ，55％が低疾患活動性を維持できた．このように一部の患者ではインフリキシマブを中止しても安定した状態が維持できることがわかった．さらにこの試験では，再燃例にインフリキシマブを再投与するとほとんどの例で安全に再度低疾患活動性に導けることが示された．

2）乾癬性関節炎

- IMPACT試験（Antoni CE, et al：Arthritis Rheum, 52：1227, 2005）：1剤以上の抗リウマチ薬で効果不十分であった患者を対象にインフリキシマブを併用する群（1, 2, 6と14週目に投与）としない群で，16週目のACR response が比較された．ACR 20 はプラセボ群の10％に対し，インフリキシマブ群で65％と有意に高かった．また，皮膚病変の程度を示すPASI score の75％以上改善した患者の割合も，プラセボでは0％であったが，インフリキシマブ群では68％で，皮膚症状にも極めて有効であった．この試験ではさらに長期観察され，2年間の有効性と安全性が証明されている（Antoni CE, et al：J Rheumatol, 35：869, 2008）．

3）強直性脊椎炎

- ASSERT試験（van der Heijde D, et al：Arthritis Rheum, 52：582, 2005）：非ステロイド抗炎症薬の併用下で24週目のASAS-20反応率が比較され，インフリキシマブ群では61.2％とプラセボ群の19.2％より有意に高く，有効性が示された．

（天野宏一）

文献

1) Tracy D, et al：Tumor necrosis factor antagonist mechanisms of action：a comprehensive review. Pharmacol Ther, 117：244-279, 2008
2) Takeuchi T, et al：Postmarketing surveillance of the safety profile of infliximab in 5000 Japanese patients with rheumatoid arthritis. Ann Rheum Dis, 67：189-194, 2008
3) St Clair EW, et al：Combination of infliximab and methotrexate therapy for early rheumatoid arthritis：a randomized, controlled trial. Arthritis Rheum, 50：3432-3443, 2004
4) Takeuchi T, et al：Impact of trough serum level on radiographic and clinical response to infliximab plus methotrexate in patients with rheumatoid arthritis：results from the RISING study. Mod Rheumatol, 19：478-487, 2009
5) Tanaka Y, et al：Discontinuation of infliximab after attaining low disease activity in patients with rheumatoid arthritis：RRR (remission induction by Remicade in RA) study. Ann Rheum Dis, 69：1286-1291, 2010

Ⅲ章. B. 生物学的製剤　1）TNF阻害薬

2 エタネルセプト

① 作用機序は？

- TNFを標的とする生物学的製剤として，**エタネルセプト（エンブレル®）は唯一の受容体製剤である**．
- エタネルセプトは1998年に米国で承認された皮下注射製剤であり，日本では2005年より使用可能となった．メトトレキサート（MTX）の併用は必須ではない．**半減期は4.3日と短い**．
- エタネルセプトは完全ヒト型可溶性TNFα/lymphotoxin（LT）α受容体製剤であり，可溶性TNFレセプター2分子にヒト免疫グロブリンIgG1のFc部分を結合させた二量体の融合蛋白質であり，TNFに対するおとりレセプターとしてTNF（TNFαおよびLTα）を捕捉し（レセプター結合反応），TNFと細胞表面のTNFレセプターとの結合を阻害することにより，抗リウマチ作用，抗炎症作用を発揮する．LTはTNFスーパーファミリーに属する炎症性サイトカインの一つであり，LTαとLTβの2つが存在する．エタネルセプトが阻害するLTαは，以前はTNFβとも呼ばれていた．LTαの関節リウマチ（RA）における役割は明確にはされていないものの，TNFαと独立したRAの病態に関与するサイトカインである可能性も示唆されている．TNFαのみでなくLTαも阻害することも他のTNFα阻害薬とは異なるエタネルセプトの特徴である．
- エタネルセプトは補体の活性化に必要なCH1部分を有していないため，他のTNFα阻害薬と同様にTNF産生細胞に対し抗体依存性細胞介在性細胞障害活性は有するものの，インフリキシマブやアダリムマブとは異なり補体依存性細胞障害活性やアポトーシスや細胞周期停止の誘導作用を有さないことが明らかとなっており，これらの作用機序の違いによりエタネルセプトがインフリキシマブやアダリムマブと異なりクローン病や多発血管炎性肉芽腫症に有効性を示さない一方，他のTNFα抗体製剤と比較して結核発症のリスクが低いと考えられている．
- 生物学的製剤投与中の患者においての薬剤効果を阻害するような抗体（中和抗体）が発現することがあるが，**エタネルセプトは免疫原性が低く中和抗体ができにくいとされている**．また，TNF抗体製剤に対し二次無効を呈した患者における（抗インフリキシマブ抗体または抗アダリムマブ抗体陽性患者）エタネルセプトの有用性も明らかとなっており，エタネルセプトはこれらの患者における選択肢ともなりうる．

② 用いられる主な疾患と本薬剤の位置づけは？

> **適応疾患：関節リウマチ（RA）**

- 本邦では，「既存治療で効果不十分な関節リウマチ（関節の構造的損傷の防止を含む），または多関節に活動性を有する若年性特発性関節炎」に使用できる．
- 日本リウマチ学会による「関節リウマチ（RA）に対するTNF阻害薬使用ガイドライン（2017年3月21日改訂版）」では，エタネルセプトを含めたTNF阻害薬の使用を考慮する対象患者として，既存の抗リウマチ薬通常量を3ヵ月以上継続して使用してもコントロール不良のRA患者．コントロール不良の目安としては，圧痛関節数6関節以上，腫脹関節数6関節以上，CRP 2.0mg/dL以上あるいはESR 28mm/時以上の3項目を満たす者．これらの基準を満たさない患者においても，画像検査における進行性の骨びらんを認める，DAS28-ESRが3.2（moderate disease activity）以上のいずれかを認める場合も使用を考慮する．
- 海外では，乾癬性関節炎，尋常性乾癬，強直性脊椎炎に対しても適応がある．

③ 治療開始時の注意点は？

- 本邦および海外のTNF阻害薬の市販後調査において，**重篤な有害事象は感染症が最多で**ある．エタネルセプト使用前には，以下の問診や検査を通して，使用禁忌もしくは慎重投与に該当しないかを検討し，特に結核・日和見感染症・肝炎ウイルスのスクリーニングを行うことが重要である．

1）問診

- 現在の内服中の薬剤
- RA以外の病気の有無
- アレルギー歴
- これまでの生物学的製剤使用歴
- 各種疾患既往や合併の有無（結核，肺炎や敗血症などの感染症，糖尿病や間質性肺炎などの呼吸器疾患，うっ血性心不全，脱髄疾患，重篤な血液疾患，肝炎，悪性疾患など）
- 妊娠有無，挙児希望の有無
- ワクチン接種歴

2）検査

- 血液検査（白血球数，リンパ球数，KL-6，β-D-グルカン，抗核抗体，HBs抗原，HBs抗体，HBc抗体，HCV抗体など）

- 胸部X線写真（呼吸器内科専門医，放射線科専門医による読影所見が得られることが望ましい）
- インターフェロン-γ遊離試験（クオンティフェロン，T-SPOT）またはツベルクリン反応・胸部X線撮影を必須とし，必要に応じて胸部CT撮影などを行い，肺結核を始めとする感染症の有無について総合的に判定しておく．
- 結核の既感染者，胸部X線写真で陳旧性肺結核に合致する陰影（胸膜肥厚，索状影，5mm以上の石灰化影）を有する患者，インターフェロン-γ遊離試験あるいはツベルクリン反応が強陽性の患者は潜在性結核を有する可能性があるため，必要性およびリスクを十分に評価し慎重な検討を行った上で，TNF阻害薬による利益が危険性を上回ると判断された場合にはTNF阻害薬の開始を考慮してもよい．
- 潜在性結核の可能性が高い患者では，TNF阻害薬開始3週間前よりイソニアジド（INH）内服（原則として300mg/日）を6〜9ヵ月行う．
- 感染症リスクの高い患者では，発熱や呼吸困難などの症状出現に留意するほか，胸部画像所見の推移や血中リンパ球数，β-Dグルカン，KL-6などの検査値の推移にも留意する．
- 非結核性抗酸菌感染症に対しては確実に有効な抗菌薬が存在しないため，同感染患者には原則として投与すべきではないが，患者の全身状態，RAの活動性・重症度，菌種，画像所見，治療反応性，治療継続性などを慎重かつ十分に検討したうえで，TNF阻害薬による利益が危険性を上回ると判断された場合にはTNF阻害薬の開始を考慮してもよい．その場合には一般社団法人日本呼吸器学会呼吸器専門医との併診が望ましい．**「生物学的製剤と呼吸器疾患 診療の手引き」**（日本呼吸器学会編集）などを参照のこと．
- B型肝炎ウイルス（HBV）感染者（キャリアおよび既往感染者）に対しては，日本リウマチ学会による「B型肝炎ウイルス感染リウマチ性疾患患者への免疫抑制療法に関する提言」および日本肝臓学会「B型肝炎治療ガイドライン」を参考に対処する．HBV感染者では，HBV-DNA定量を定期的に行っていく．C型肝炎ウイルス（HCV）感染者に対しては，一定の見解は得られていないが，TNF阻害療法開始前に感染の有無に関して検索を行い，陽性者においては慎重な経過観察を行うことが望ましい．

④ 使用方法は？（開始用量・用量変更）

- メトトレキサート（MTX）併用，非併用のどちらでも使用可能である．
- MTXが使用できる場合は，併用下での使用が望ましい．

> **処方例**
>
> （成人例）
> ・10〜25mg 1日1回を週に2回，または25〜50mg 1日1回を週に1回，皮下注射する．

⑤ 使用禁忌薬・併用薬の注意は？

- RAに対する適応を有する，すべての生物学的製剤間で併用は行われていない．
- 添付文書では，「本剤とアバタセプトの併用は行わないこと」となっている．海外で実施したプラセボを対照とした臨床試験において，本剤を含む抗TNF製剤とアバタセプトの併用療法を受けた患者では併用による効果の増強は示されておらず，感染症および重篤な感染症の発現率が本剤を含む抗TNF製剤のみによる治療を受けた患者での発現率と比べて高かったからである．

⑥ 副作用は？

- 添付文書上，重大な副作用として記載されているものを**表1**にまとめる．

表1：添付文書上，重大な副作用として記載されているもの

1	敗血症，肺炎（ニューモシスチス肺炎を含む），真菌感染症などの日和見感染症
2	結核
3	重篤なアレルギー反応
4	重篤な血液障害
5	脱髄疾患（多発性硬化症，ギランバレー症候群など）
6	間質性肺炎
7	抗dsDNA抗体の陽性化を伴うループス様症候群（関節痛，筋肉痛，皮疹などの症状）
8	肝機能障害
9	中毒性表皮壊死融解症，皮膚粘膜眼症候群，多形紅斑
10	抗好中球細胞質抗体（ANCA）陽性血管炎
11	急性腎不全，ネフローゼ症候群
12	心不全

- 市販後に実施された国内使用成績調査結果（全例調査）による6ヵ月間の検討では（n＝13,894），何らかの有害事象と重篤な有害事象をそれぞれ4,336例（31.2％），857例（6.2％）に認めた．また，エタネルセプトの関与が否定できない副作用および重篤な副作用の頻度はそれぞれ26.7％，4.6％であった．これらの発現頻度は他の生物学的製剤の市販後全例調査による調査とほぼ同等であると考えられる．
- 市販後全例調査による6ヵ月以内のエタネルセプト中止は2,309例（16.6％）に認められ，このうち副作用による中止は1,049例（7.6％）であった．頻度が高い有害事象は注射部位反応4.4％，皮疹2.4％であった．重篤な副作用としては，肺炎0.8％と間質性肺炎0.6％の頻度が最も高く，敗血症，尿路感染症，結核，ニューモシスチス肺炎，帯状疱疹などの感染症や悪性腫瘍，心不全，ループス様症状なども0.1～0.3％程度で認めた．脱

髄疾患は認めなかった．
- 市販後全例調査による重篤な感染症発症に対するリスクの検討では，男性，高齢(65歳以上)，感染症既往あり，何らかの合併症の存在あり，機能障害進行者(class 4)，MTX非使用，ステロイド使用がそれぞれ有意なリスクであり，これらの患者に使用する際は，細心の注意が必要である．

⑦ インフォームドコンセントのコツは？

- 治療方法および副作用に関する説明では以下のような点にも言及するとよい．

1) 治療の説明

- 実際に患者に行う予定の使用方法のほか，以下のような実施上の注意点も説明する．

> - 「エンブレルは通院での投与のほか，自分で注射を行う自己注射を選択することもできます．」
> - 「自己注射を希望される患者さんには，十分な説明とトレーニングがありますので，安心して治療を始めることができます．」
> - 「自己注射に移行された方でも，ご希望により，いつでも通院注射に切り替えることができます」
> - 「自己注射を選択された場合，ご自身で注射することができなければ，ご家族の方が注射を行うことも可能です．」
> - 「エンブレルは1日1回，主治医の指示に従って週に1回または2回，決まった曜日に皮下注射をします」
> - 「注射にはペンタイプとシリンジタイプ，バイアル製剤の剤型があります．」
> - 「おなか，太もも，腕などが注射する部位として適しています．」
> - 「注射する部位は，前回の注射部位から少なくとも3cmは離してください．」
> - 「短期間に同じ部位へ注射することを避けるために，注射後はエンブレル日記に注射日と注射した部位を記録しておいてください．」
> - 「関節リウマチの症状が落ち着いて病気の進行が抑えられている寛解状態になると，医師の判断でエンブレルを減量したり，中止したりして様子を見ることがあります．」

2) 副作用

> - 「注射した部位にかゆみや腫れ，痛みを伴う赤みが現れることがあります．多くは一時的に発現するもので，しばらくすると治ります．」

- 「副作用は，早期に発見し，早期に適切な治療をすれば重症化を防ぐことができます．そのためには以下の点に留意ください．1．エンブレルで起こる可能性のある副作用をきちんと理解しましょう．2．エンブレル投与中は定期的に診察や検査を受けましょう．3．エンブレル投与中に少しでもおかしいな？と思うことがあったら，次の診察日を待たず，すぐに主治医または看護師，薬剤師に申し出てください．4．投与中の体調を管理する日記を付けるようにしましょう．」
- 「発熱，咳，のどが痛い，息苦しい，全身がだるい，全身に発赤が出る，身体がむくむ，顔色が青白くなる，血圧が下降するなどの症状が出たら，すぐに主治医または看護師，薬剤師に申し出てください．」

⑧ 主な適応疾患に対する効果（代表的な臨床データ）

● 臨床試験結果
- エタネルセプトの有効性を示した海外における代表的な臨床試験として，TEMPO 試験，COMET 試験がある．簡単な両試験の概略を表2に示す．なお，国内も含めた RA に対するエタネルセプトの主要な臨床研究の一覧を表3に示す．

表2：海外におけるエタネルセプトの有用性を示した代表的な臨床研究

	TEMPO	COMET
対象となった RA 患者	MTX 未使用 (MTX 以外の DMARDs 抵抗性)	早期 RA (MTX 未投与)
各群の平均 RA 罹病期間	ETN+MTX：6.8年 ETN：6.3年 MTX 6.8年	ETN+MTX：8.8ヵ月 MTX：9.3ヵ月
MTX 使用群の MTX 平均投与量 (mg/週)	16.9〜17.2	7.5より開始，20まで増量可
試験開始時 RA 疾患活動性	DAS：5.5〜5.7	DAS28：6.5
観察期間	52週	52週
ACR50 改善	ETN+MTX　69% ETN　　　48% MTX　　　43%	ETN+MTX　71% MTX　　　49%
DAS 寛解 (DAS<1.6)	ETN+MTX　35% ETN　　　16% MTX　　　13%	
DAS28 寛解 (DAS<2.6)		ETN+MTX　50% MTX　　　28%
骨破壊抑制効果 (平均 Δ TSS)	ETN+MTX　−0.54 ETN　　　0.52 MTX　　　2.80	ETN+MTX　0.27 MTX　　　2.44

RA：関節リウマチ，MTX：メトトレキサート，ETN：エタネルセプト，ACR：American College of Rheumatology，DAS28：28関節で評価した disease activity score，Δ TSS：総 Sharp スコアの進行

2. エタネルセプト

表3：国内外におけるエタネルセプトの有用性を示した代表的な臨床研究

	ベースラインの患者背景							比較を行った群				評価項目			
	RA罹病期間		薬剤使用			疾患活動性		人種							
	早期罹患RA	長期罹患RA	MTX未投与RA	MTX効果不十分RA	DMARDs効果不十分RA	TNF抗体製剤不応RA	中等度疾患活動性RA	活動性の高いRA	日本人での検討	MTX単剤またはvs併用	MTX単剤vsETN+	高用量ETN vs 低用量ETN	抗体製剤からのスイッチETN vs TNF	関節破壊抑制効果	ETN減量	ETN投与中止	ETN再投与
TEMPO		○			○			○		○	○			○			
COMET	○		○				○			○				○			
ERA	○		○					○		○				○			
PRIZE	○		○					○		○				○			
CAMEO		○		○				○		○	○			○			
Jamnitskiら						○		○					○				
PRESERVE		○		○			○			○	○			○	○	○	
DOSERA		○					○					○		○	○	○	○
JESMR		○		○				○	○	○	○			○			
ENRICH		○		○				○	○					○			
PRECEPT		○						○	○					○	○	○	
ENCOURAGE	○			○				○		○				○		○	

RA：関節リウマチ，MTX：メトトレキサート，DMARDs：抗リウマチ薬，TNF：腫瘍壊死因子，ETN：エタネルセプト
他に寛解のRA患者に対するエタネルセプトの投与間隔延長や中止をみた代表的な試験にSTRASS試験やDRESS試験がある．

(a) 海外におけるエタネルセプトのエビデンス

- TEMPO試験：MTX未使用の活動性RA患者(682症例)に対するエタネルセプト単独群(25mgを週2回投与)，MTX単独群(20mg/週以下)，エタネルセプト＋MTX併用群の3群における有効性および安全性を評価した1年間の二重盲検多施設共同試験である．各群の平均RA罹病期間は6.3～6.8年，平均DASは5.5～5.7，MTX単独群およびエタネルセプト＋MTX併用群の平均MTX使用量は16.9～17.2mg/週であった．エタネルセプト＋MTX併用群は，エタネルセプト単独群およびMTX単独群に比し有意に高いACR20・ACR50・ACR70改善率，DAS寛解率，HAQ改善率を示した．52週時点での総Sharpスコアの平均変化では，MTX単独群，エタネルセプト単独群，エタネルセプト＋MTX併用群でそれぞれ2.80，0.52，−0.54であり，併用群で他群に比し有意に関節破壊進行を抑制した．TEMPO試験3年目においても，エタネルセプト＋MTX併用群のエタネルセプト単独群およびMTX単独群に対する有意な平均DASスコアを用いた有用性やDAS寛解率，骨破壊抑制効果は3年間にわたりそれぞれ維持されていた．エタネルセプト単剤よりもMTXとの併用に優位性をみた試験である．

- COMET試験：MTX未投与の早期RA患者(罹病期間2年以下，542例)を対象としたMTX単独群，エタネルセプト＋MTX併用群(エタネルセプト：50mg/週)の2群における有効性を評価した2年間の無作為化二重盲検試験である．主要評価項目にDAS28寛解を用いた最初の臨床試験として知られている．平均RA罹病期間は9.0ヵ月，平均DASは6.5であった．MTX単独群およびエタネルセプト＋MTX併用群のMTXは7.5mg/週より開始され，20mg/週までは増量可能であった．52週時点におけるDAS28寛解(DAS28＜2.6)を達成した割合，HAQ改善(≦0.5)を示した患者の割合，総Sharpスコアの平均変化は，MTX単独群ではそれぞれ28％，39％，2.44，エタネルセプト＋MTX併用群ではそれぞれ50％，55％，0.27と，エタネルセプト＋MTX併用群においていずれの項目においても有意な有用性を示した．早期RAでのエタネルセプト＋MTX併用の有用性を示した試験である．

- 北米におけるエンブレルの臨床試験に参加した長期の成績：エタネルセプトの臨床試験に参加した発症3年以内の早期RA患者(平均罹病期間0.8年)558名と，DMARDs不応の長期罹患RA患者(平均罹病期間12.1年)714例を11年間にわたり追跡し，HAQで示す身体機能改善効果が長期にわたり維持されていることを示した．早期RA患者においてより強い身体機能改善効果を維持できた．

- PRESERVE試験，DOSERA試験：中等度疾患活動性を有する罹病期間7年程度のRA患者にエタネルセプト50mg/週＋MTXを9ヵ月間投与したのち，低疾患活動性になった患者のエタネルセプトを ① 50mg/週を継続，② 25mg/週に減量，③ 中止の3群にランダム化二重盲検下に割り付けし，さらに1年間経過をみた試験がPRESERVE試験である．エタネルセプト50mg/週＋MTXにて低疾患活動性になった患者のエタネルセプトを25mg/週に減量しても約80％で低疾患活動性を維持し，関節破壊防止効果もほとんど変わらなかったが，中止すると約40％の低疾患活動性維持にとどまり，関節破壊も進行す

るという報告である．さらに，PRESERVE試験とほぼ同様のプロトコールで行われたDOSERA試験であるが，エタネルセプト減量・中止後にRAが再燃しても，大部分の症例でエタネルセプトを再開することにより低疾患活動性または寛解を再び得ることができたことを示した試験である．

(b) 国内におけるエタネルセプトのエビデンス

- JESMR試験：海外における臨床試験と大きく異なる点は併用するMTXの投与量である．国内で行われたエタネルセプトの有用性をみる代表的な試験としてJESMR試験がある．この試験は，当時の本邦における承認用量であったMTX 6〜8mg/週を3ヵ月以上使用してもMTX抵抗性であった活動性RA患者151例を，エタネルセプト単剤へのスイッチ群（[単独群]：71例，平均RA罹病10.6年，エタネルセプト25mg/週を週2回投与）とエタネルセプトを上乗せする追加併用群（[併用群]：76例，平均RA罹病8.0年，エタネルセプト25mg/週を週2回投与，MTX平均7.4mg/週）に無作為に割り付けした多施設臨床試験である．主要評価項目は1年後の関節破壊進行度である．52週時点での総Sharpスコアの平均変化は，単独群，併用群でそれぞれ3.6，0.8と有意な差は認めなかったものの（$p=0.06$），骨びらんスコアの平均変化は，単独群，併用群でそれぞれ1.8，-0.2と有意な差を認め（$p=0.02$），併用群にて有意に骨びらんの進行を抑制した．臨床的効果や機能障害進行抑制は併用群にて有意に優れ，有害事象は両群に大きな差を認めなかった．本調査は，MTX効果不十分例へのエタネルセプト投与開始時には，MTX継続が望ましいことを示したものである．

- ENCOURAGE試験：日韓合同で実施されたENCOURAGE試験の対象は平均罹病期間が約2年，MTX効果不十分の中等度疾患活動性のRA患者をエタネルセプト50mg/週＋MTX群とMTX群に無作為に割り付け1年間投与した（Period 1）．Period 1終了時に，臨床的寛解を6ヵ月以上という長期間にわたり継続できた症例をPeriod 2に組み入れた試験である．Period 1の臨床的寛解率はエタネルセプト＋MTX群67.5％，MTX群17.9％と統計学的差異がみられ，機能的寛解率もエタネルセプト＋MTX群で有意に高率（76.8％ vs. 30.8％，$p<0.001$）であったが，構造的寛解率は両群で同程度であった（66.9％ vs. 63.6％）．Period 2では，6ヵ月以上臨床の寛解を維持できていた症例を，エタネルセプト＋MTXを継続するエタネルセプト継続群とエタネルセプト休薬（MTX）群に無作為に割り付け1年間投与した．継続群の臨床的寛解率は87.5％と高率で，エタネルセプト休薬群でも半数以上のRA患者が寛解を維持していた．本試験の結果から，日本人においてもエタネルセプトを休薬できる可能性があることが示された．

（田中栄一）

III章. B. 生物学的製剤　1) TNF 阻害薬

3 アダリムマブ

① 作用機序は？

- アダリムマブ（ヒュミラ®）は，ヒト型抗ヒト腫瘍壊死因子（TNF）αモノクローナル抗体製剤であり，2002年にヨーロッパで2003年にアメリカでそれぞれ承認され，わが国においては関節リウマチ（RA）治療を目的とした3番目のTNF阻害薬として2008年に承認，発売開始された．その後，適応疾患が増えていき現在は次項にあるように8疾患（病態）に対して使用できる生物学的製剤である．
- 特徴は，完全ヒト抗体であることで，ファージディスプレイ法によって作成・選別されたヒトTNFαに対する親和性と選択性の高いモノクローナル抗体（IgG1）である．そのため，RAを始め，潰瘍性大腸炎，Crohn病，Behçet病などの非感染性ぶどう膜炎などTNFαが病態において重要な役割を演じる疾患に効果を示す．
- 作用機序としては以下のことが推定されている．アダリムマブのエピトープはTNFα受容体結合部位を含む領域で（これはインフリキシマブのエピトープより広い部分に相当する）[1]，解離定数（7.05×10^{-11} M から 1.0×10^{-10}）で，1）TNFα産生細胞上のTNFαに結合してTNFα産生細胞を破壊する，2）TNFα産生細胞にアポトーシスを誘導する，3）可溶型TNFαにおける受容体結合部位を覆うことでTNFαの受容体への結合をブロックする．
- 興味深いことに，同様のヒト抗体であっても，ファージディスプレイ法によって作成されたアダリムマブとホモロガスリコンビネーションによって作成されたゴリムマブでは，その抗原性には大きな違いがあり，アダリムマブは抗製剤抗体の出現率が高い．また，抗製剤抗体のエピトープはアダリムマブの抗原結合部位であることから，抗製剤抗体ができやすく，抗製剤抗体が出現すると有効性は低下する．

② 用いられる主な疾患と本薬剤の位置づけは？

- アダリムマブは以下に示す多くの適応疾患の治療に用いられる薬剤であるが，基本的には既存治療によって十分な効果が認められない場合に用いる第2段階の治療と位置づけられている．それぞれの疾患に関して以下に概説する．

適応疾患：関節リウマチ

- RAの治療に関しては，日本リウマチ学会（JCR）診療ガイドライン，ヨーロッパリウマチ

会議 (EULAR) 治療推奨，アメリカリウマチ学会 (ACR) 治療推奨が参考になるが，どれを見ても早期診断，抗リウマチ薬 (DMARDs) による早期治療が謳われている．ここでいう DMARDs とはメトトレキサート (MTX) など従来型合成 DMARDs のことで，少なくとも 1 剤の従来型合成 DMARDs で効果不十分な場合に，アダリムマブなどの生物学的抗リウマチ薬が検討されるのが一般的である．しかし，添付文書上は他の生物学的製剤とは異なり，関節破壊の進行が早いと予想され早急に強力な治療を要すると医師が判断する場合には，DMARDs の治療歴がなくてもアダリムマブを開始することが可能である．

適応疾患：尋常性乾癬および関節症性乾癬

- 少なくとも 1 種類の紫外線療法を含む全身的な既存治療によって十分な効果が得られない場合であって，皮疹の範囲が対表面積の 10％を越える場合に使用する．

適応疾患：強直性脊椎炎

- JCR では強直性脊椎炎 (AS) に対する TNF 阻害療法施行ガイドラインを作成しており，これに従うと，AS の確実例であって NSAIDs 継続治療にてもコントロール不良な患者を対象にアダリムマブを使用する．

適応疾患：若年性特発性関節炎

- 多関節炎の活動性を有する若年性特発性関節炎 (JIA) が対象で，少なくとも 1 剤以上の従来型合成 DMARDs 治療を行っても活動性の多関節炎症状が残存する場合にアダリムマブを検討する．

適応疾患：腸管型 Behçet 病

- 副腎皮質ステロイドなどの既存治療によっても腸管型 Behçet 病の臨床症状が十分に改善しない場合にアダリムマブによる治療を考慮する．

適応疾患：Crohn 病

- 栄養療法や既存薬物治療にて臨床症状が十分に改善しない場合にアダリムマブを考慮する．

適応疾患：潰瘍性大腸炎

- 副腎皮質ステロイド治療にても十分な臨床症状の改善のない場合にアダリムマブを考慮する．

適応疾患：非感染性の中間部，後部または汎ぶどう膜炎

- 既存治療によっても十分な臨床症状の改善のない場合にアダリムマブを考慮する．

③ 治療開始時の注意点は？

- 治療開始に際しては，上記適応疾患の適応条件に該当するかどうか確認する必要がある．さらに，TNF阻害薬全般に共通の注意点をクリアする必要がある．禁忌がないかどうかを確認する．つまり，活動性結核を含む重篤な感染症が存在しないかどうか，NYHA分類Ⅲ度以上のうっ血性心不全がないかどうか，そして脱髄疾患がないかどうかを確認する．
- また，TNF阻害薬においては，重篤な有害事象として感染症が最多であり，特に結核・日和見感染症のスクリーニングは重要である．
- その要点は，問診（結核曝露歴など），インターフェロン-γ遊離試験（クオンティフェロン，T-Spot）またはツベルクリン反応，$β$-D-glycan，胸部X線撮影を行い，必要に応じて胸部CT撮影を追加するというものである．感染症リスク因子を**表1**に示す．

表1：アダリムマブの感染症リスク因子

肺炎のリスク	重篤感染症のリスク
65歳以上・間質性肺炎の既往/合併*・stage Ⅲ以上	65歳以上・糖尿病の既往/合併・間質性肺炎の既往/合併*・class Ⅲ以上

*喘息，閉塞性肺疾患の既往，その他非感染性の呼吸器疾患の既往/合併および胸部X線検査異常を含む．

（文献2）より引用）

- また，B型肝炎ウイルス（HBV）肝炎に関しては，キャリアでないかどうかHBs抗原測定によって確認し，その後既感染者かどうかをHBs抗体およびHBc抗体測定によって判断し，既感染者（HBs抗体陽性かつ/またはHBc抗体陽性）であれば，末梢血中のHBV DNA量を測定する．
- HBVキャリアであれば核酸アナログ製剤（薬剤耐性の観点から，エンテカビル水和物，テノホビルジソプロキシルフマル酸，テノホビルアラフェナミドフマル酸の使用が推奨されている）を使用する．既感染者においてHBV DNA量が20 IU/mL（1.3 log IU/mL）以上となればキャリアと同様の治療を開始する[3]．

④ 使用方法は？（開始用量・用量変更）

> **処方例**
>
> - RAに対するアダリムマブの使用方法：MTXの使用有無にかかわらずアダリムマブ40 mgを2週に1回皮下注射で開始する．前述したように抗製剤抗体の発現頻度が高いことから，インフリキシマブのように必須ではないがMTXと併用することが望まれる．通常12週前後まで有効性を確認しても効果不十分な場合には，MTX内服がなければ1回80 mgまで増量することができる．医師の判断の下，十分な指導の後に自己注射に移

3. アダリムマブ

行することも可能で，この場合には自己注射指導加算が取れる（自己注射に関しては以下同様）．
- 尋常性乾癬および乾癬性関節炎に対する使用方法：初回は80mgを皮下注射し，以降2週に1回40mgを皮下注射する．通常16週前後まで有効性を確認しても効果不十分な場合には，MTX内服がなければ1回80mgまで増量することができる．
- 強直性脊椎炎に対する使用方法：成人に対してアダリムマブ40mgを2週に1回皮下注射で開始する．通常，12週前後まで有効性を確認しても効果不十分な場合には，MTX内服がなければ1回80mgまで増量することができる．
- 若年性特発性関節炎に対する使用：体重によって使用量が異なることに注意する．体重15kg以上30kg未満の場合には20mgを，30kg以上の場合には40mgを2週に1回皮下注射する．
- 腸管型Behçet病に対する使用方法：前記のものとは異なり，通常成人に対して初回にアダリムマブ160mgを皮下注射し，2週間後に80mgを皮下注射する．それ以降は，2週間ごとに40mgを皮下注射する．治療開始12週を経ても有効性を認めない場合には治療方針の再検討も必要である．
- Crohn病に対する使用方法：通常成人に対して初回にアダリムマブ160mgを皮下注射し，2週間後に80mgを皮下注射する．それ以降は，2週間ごとに40mgを皮下注射する．治療開始4週以降に効果を認めない場合には他剤への変更などを検討する．ただし，いったん有効であったものに効果減弱を認める場合には，1回80mgに増量することができる．
- 潰瘍性大腸炎に対する使用方法：通常成人に対して初回にアダリムマブ160mgを皮下注射し，2週間後に80mgを皮下注射する．それ以降は，2週間ごとに40mgを皮下注射する．治療開始8週を経ても効果を認めない場合には他剤への変更などを検討する．
- 非感染性ぶどう膜炎に対する使用方法：通常成人に対して初回にアダリムマブ80mgを皮下注射し，その1週間後に40mgを皮下注射する．以降は2週間ごとに40mgを皮下注射する．

⑤ 使用禁忌・併用薬の注意点は？

- 使用禁忌は，1）重篤な感染症（敗血症など）の患者，2）活動性結核の患者，3）アダリムマブの成分に対して過敏症の既往歴を有する患者，4）脱髄疾患（多発性硬化症など）およびその既往歴を有する患者，5）うっ血性心不全の患者である．それ以外に，他の生物学的抗リウマチ薬を投与されている患者への併用投与は禁忌である．
- 慎重投与は，1）感染症または感染症が疑われる患者，2）結核の既感染患者，3）脱髄疾患が疑われる患者または家族歴を有する患者，4）重篤な血液疾患（汎血球減少，再生不良性貧血など）の患者またはその既往歴を有する患者，5）間質性肺炎の既往歴を有する患者，6）その他，高齢者，小児などである．併用注意には，MTXがあげられている．

⑥ 副作用は？

- 主な副作用としては，鼻咽頭炎や注射部位反応が多い．重大な副作用としては以下のものがある．

1）敗血症，肺炎などの重篤な感染症

- 特に，細菌性肺炎以外にニューモシスチス肺炎などの感染症には注意が必要である．**表1**にあるように，65歳以上，間質性肺炎合併者，糖尿病合併者は高リスクのため，投与前のスクリーニングおよび使用中の経過観察は慎重に行うとともに，患者および家族には経過中の注意事項を十分に説明しておく．重篤感染症発症時の迅速な対応がとれるような体制の確立も必要である．

2）結核

- 既感染者にアダリムマブ使用中に肺外結核などが発現することがある．問診，診察，インターフェロンγ遊離アッセイなど血液検査，ツベルクリン反応および胸部CTなど画像検査にて既感染者であることを確認した場合には，アダリムマブ投与前からイソニアジドによる予防的治療を6〜9ヵ月間行うことで通常は回避できる．

3）ループス様症候群

- アダリムマブなどのTNF阻害薬使用中に，抗核抗体，抗DNA抗体，漿膜炎，蝶形紅斑など皮膚症状等を呈することがある．TNF阻害薬中止によって通常は軽快する．

4）間質性肺炎

- アダリムマブ使用中に肺線維症を含む間質性肺炎を発症することがある．間質性肺炎の既往を有する場合には慎重に経過を観察する．

5）その他

- 脱髄疾患，肝障害などの報告がある．

⑦ インフォームドコンセントのコツは？

- まずは，当該疾患の特徴，今後の見通しをわかりやすく丁寧に説明する．特に，関節破壊や視力障害など非可逆的な変化が出現する可能性や時期なども理解させる必要がある．そのうえで，今後の病態や予後の改善に貢献しうる薬剤として本薬剤に関した説明を行う．
- 特に本薬剤の薬価に関しては十分な説明が必要である．例えばRAの疾患活動性が高い状態が持続すると関節破壊は進行し日常生活や就業に多大な影響を及ぼす可能性があるが，本薬剤などの生物学的抗リウマチ薬を適切に使用すればその可能性を低くすることがで

ることを説明する．
- また，種類の多い生物学的抗リウマチ薬の中でどの薬剤を使用するのが良いのか，患者のライフスタイルや家族の援助などを考慮して患者とともに選択していく．関節破壊の進行が早そうで，MTXの内服が可能であれば，アダリムマブの有効性が十分に発揮されることも付け加えるべきであろう．大切なのは，相手の立場に立って考え，患者および家族に説明することである．

⑧ 主な対応疾患に対する効果（代表的な臨床データ）

1）早期RAに対する多施設共同二重盲検プラセボ対照比較試験（PREMIER試験）[4]

- MTX未治療の早期活動性RA患者に対して，MTX＋アダリムマブ群（併用群）とMTX単独群およびアダリムマブ単独群を二重盲検法にて2年間観察し有効性および安全性を比較した．有効性評価は，1年目，2年目のACR50反応率，臨床的寛解率と関節破壊進行（modified total Sharp score：mTSSのベースラインからの変化率）などを用いた．その結果，併用群は，2つの単独投与群に比して，1年目および2年目の50％改善率（ACR50）において有意に優れていた（1年目ACR50；併用群62％，アダリムマブ単独群41％，MTX単独群46％），どちらも$p<0.001$）．その他，1年目の関節破壊の進行も併用群において有意に抑制されていた．2年目にはその差はさらに明らかとなった（図1）．早期治療法の選択がその後の関節破壊進行に大きな差を残すことが示された．ただし，この試験では，現在のRA治療の主流であるtreat to target（治療開始して半年以内に治療目標に到達しない場合には治療法を変更する）の概念に基づいた治療は行われていないので，現実のRA治療にそのまま当てはめて考えるのは正しくないと思われる．

図1：治療群ごとのベースラインからの関節破壊進行（mTSS変化量）
（文献4）のデータを基に筆者作図）

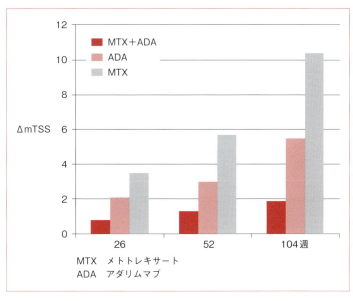

2）PREMIER試験終了後の長期オープンラベル延長研究[5]

- 2年間の上記PREMIER試験後にオープンラベルにてすべての患者にアダリムマブを8年間投与する試験．治療開始の2年間MTXとアダリムマブの併用で治療された群は，MTXまたはアダリムマブ単剤で治療された群に比べて10年後の関節破壊は抑制されていた．ただし，オープンラベル試験に移行した3年目からの関節破壊進行は治療開始時の3群間に有意差を認めなかった．安全性に関しては，重篤な感染症は11.2％に認められ，悪性腫瘍は認めたが期待値を越えるものではなかった．この研究からは，治療開始時期の治療内容の相違によってできた関節破壊進行の差は，その後に同様の最良の治療を8年間行っても取り返すことはできなかったが差も広がらなかったといえる．適切な患者に対して選択される適切な治療の重要性が示された．ただし，前記したのと同様の理由により現実のRA治療にそのまま当てはめて考えるのは正しくないと思われる．

3）非感染性ぶどう膜炎に対するアダリムマブ投与試験[6]

- 2週間以上のプレドニソロン治療にもかかわらず活動性のある非感染性ぶどう膜炎（中間型，後および汎ぶどう膜炎）の患者にアダリムマブかプラセボを1：1で投与する，第3相国際共同臨床試験である．この試験において，プラセボと比較してステロイド抵抗性活動性非感染性ぶどう膜炎において再燃までの期間（24週 vs. 13週）および，ぶどう膜炎活動性指数がアダリムマブで有意に優れていた（図2）．一方，有害事象および重篤な有害事象はアダリムマブで多かった．再燃を繰り返し，視力低下をきたす非感染性ぶどう膜炎に対してアダリムマブ治療は有効であるが，安全面での注意が必要であるといえる．

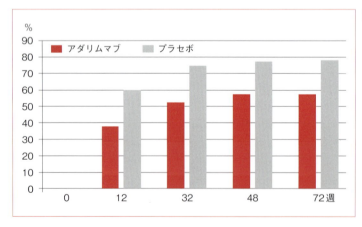

図2：ぶどう膜炎再燃率（ITT）
（文献6）のデータを基に筆者作図）

⑨ おわりに

- 以上示したようにアダリムマブは8種類の異なる疾患に対する適応を有し，診療科を越えて広く使用されている．なお，本項執筆後2018年3月に膿疱性乾癬の適応追加が承認された．これらの疾患はTNFが病態に関与していることから有効性は多くのデータで明

らかである．一方，安全性は併用薬や疾患の年齢などによって差が認められるが，重篤な感染症など十分な注意が必要であることには変わりない．本薬剤は今後も多くの領域で使用されると期待される生物学的製剤である．

(三村俊英)

文　献

1) Hu JS, et al：Comparison of the inhibition mechanisms of adalimumab and infliximab in treating tumor necrosis factor α-associated diseases from a molecular view. J Biol Chem, 288：27059-27067, 2013
2) Koike T, et al：Safety and effectiveness of adalimumab in Japanese rheumatoid arthritis patients：post-marketing surveillance report of the first 3,000 patients. Mod Rheumatol, 22：498-508, 2012
3) B型肝炎治療ガイドライン(第3版)，日本肝臓学会 肝炎診療ガイドライン作成委員会編，https://www.jsh.or.jp/files/uploads/HBV_GL_ver3_Sep13.pdf
4) Breedveld FC, et al：A multicenter, randomized, double-blind clinical trial of combination therapy with adalimumab plus methotrexate versus methotrexate alone or adalimumab alone in patients with early, aggressive rheumatoid arthritis who had not had previous methotrexate treatment. Arthritis Rheum, 54：26-37, 2006
5) Keystone EC, et al：Longterm effect of delaying combination therapy with tumor necrosis factor inhibitor in patients with aggressive early rheumatoid arthritis：10-year efficacy and safety of adalimumab from the randomized controlled PREMIER trial with open-label extension. J Rheumatol, 41：5-14, 2014
6) Jaffe GJ, et al：Adalimumab in patients with active noninfectious uveitis. N Engl J Med, 375：932-943, 2016

Ⅲ章. B. 生物学的製剤　1）TNF阻害薬

4 ゴリムマブ

① 作用機序は？

- ゴリムマブ（シンポニー®）は2011年7月，生物学的製剤として6番目に承認された治療薬であり，抗TNFα阻害薬としては4番目，このうち抗TNFモノクローナル製剤としては2003年承認のインフリキシマブ，2008年承認のアダリムマブに続き3剤目となる薬剤である．

- ゴリムマブは456個のアミノ酸残基からなるH鎖2分子と215個のアミノ酸残基からなるL鎖2分子で構成される遺伝子組み換え型ヒトIgG1モノクローナル抗体であり，IgG1由来のFcを持つ点ではインフリキシマブ・アダリムマブと同等である．しかし，インフリキシマブではL鎖可変領域にマウスモノクローナル抗体が用いられている点で完全ヒト型モノクローナル抗体であるゴリムマブと異なり[1]，また，アダリムマブはファージディスプレイ法を用いて抗体が作製されている点がトランスジェニック法で作製されているゴリムマブとは異なっている[2]．

- ゴリムマブはインフリキシマブ・アダリムマブ・エタネルセプトと比較して可溶性ヒトTNFに対し高親和性に結合しその生物活性を中和することが *in vitro* で示されている．この高親和性については結合力の高さより可溶性ヒトTNFからの解離速度の遅さに起因することが示唆されている．また，TNFαとの結合親和性の高さによりすでにTNFα受容体に結合している膜結合型TNFαを受容体より解離させ標的細胞中のTNFαシグナル伝達を消失させることも示されている．さらに，ゴリムマブはヒトIgGであり，Fc領域を介する作用を示すことで抗体依存性細胞障害（ADCC）や補体依存性細胞障害（CDC）を示すことも認められている．ADCC活性にはFcγRへの抗体の結合が必須であるが，ゴリムマブはTNFと免疫複合体を形成した状態で低親和性受容体であるFcγRⅡaへの結合が認められた．これは，従来から知られているヒトIgGの結合パターンであり，インフリキシマブでも同様の結合が認められている[1]．

上記のように，ゴリムマブは，

> ⅰ　可溶性・膜結合型TNFαへの直接的な結合による作用低下
> ⅱ　TNF受容体に結合しているTNFαの解離促進
> ⅲ　膜結合型TNFα発現細胞に対する抗体・補体依存性の細胞障害

の3つの作用機序によりTNF阻害を行っているものと考えられる．

4. ゴリムマブ

- ゴリムマブも FcR に結合する他の IgG1 抗体と同様に消失半減期が長く（8～20 日），また胎児移行性がある．
- 蛋白質製剤の問題点として治療中に抗体製剤が出現し治療効果減弱が生じる恐れがある．ゴリムマブにおいては，遺伝子組み換え型ヒト IgG1 モノクローナル抗体であることに加え，トランスジェニック法での製剤が行われたことで抗薬物抗体発現頻度が低い．実際後述するが海外第Ⅲ相治験（GO-FORWARD 試験）ではゴリムマブ単独またはメトトレキサート（MTX）併用下で 24 週間投与した患者の 2.1％（5/236 例）で抗薬物抗体が認められ，国内第Ⅲ相治験（GO-FORTH 試験）では抗薬物抗体産生例は報告なく（0/296），また，MTX 非併用下でのゴリムマブ 1 年間投与継続した場合でも抗薬物抗体発現率は 3.7％であり，抗薬物抗体出現患者はいずれも効果減弱は認めなかった[3]．

② 用いられる主な疾患と本薬剤の位置づけは？

適応疾患：① 関節リウマチ（RA），② 潰瘍性大腸炎

- 現在，本邦では「**既存治療で効果不十分な関節リウマチ**（関節の構造的損傷の防止を含む）」となっており，RA 治療の第一選択薬とはなっていない．
- 潰瘍性大腸炎については「中等症から重症の潰瘍性大腸炎の改善および維持療法（既存治療で効果不十分な場合に限る）」となっており，こちらも第一選択薬とはなっていない．
- 本剤は月 1 回医療機関で投与することとなっており，自己注射は認められていなかったが，2018 年 4 月より「在宅自己注射指導管理料等に規定する注射薬」として本剤が追加され，RA に対して用いた場合に限り在宅自己注射が可能となる旨，添付文書が改訂されている．

③ 治療開始時の注意点は？

- 前述のように，ゴリムマブは抗 TNFα 阻害薬であり，他の抗 TNFα 阻害薬と大きな差異はないが，以下問診・検査を通じ使用禁忌・慎重投与に該当しないことを確認，特に結核・肝炎ウイルスのスクリーニングの点に留意し検討を十分に行ってからの投与が望ましい．
- 慎重投与症例として・感染症患者・結核既往患者・脱髄疾患患者・血液疾患患者・間質性肺炎患者・高齢者，があげられており，これらの患者に投与する場合は十分な検討が必要である．

1）問診

- 本剤を含めた薬剤・食物などの過敏症の確認（特に本剤と組成の類似する蛋白製剤）
- 輸血歴・血漿分画製剤投与歴の有無，アレルギー反応の有無の確認
- 既往歴（手術歴含む），特に悪性疾患・重篤感染症・脱髄疾患歴・間質性肺炎有無の確認
- 活動性結核有無・感染・治療歴の確認，結核患者（家族・親族・職場など）接触歴の確認

- 妊娠有無・挙児希望の確認
- 各種ワクチン接種歴

2）検査
- 血液検査（白血球数/リンパ球数を含めた血算・肝機能・腎機能 β-D-グルカン・抗核抗体・HBs 抗原・HBs 抗体・HBc 抗体・HBV-DNA 定量）
- 胸部画像検査（胸部 X 線・胸部 CT）
- インターフェロン-γ 遊離試験・ツベルクリン反応検査
- 陳旧結核が推定される患者・結核治療歴のある患者・インターフェロン-γ 遊離試験もしくはツベルクリン反応検査で既感染患者・結核感染者と濃厚接触歴を有する患者，では本剤投与開始前に適切な抗結核薬投与を行う必要がある．
- B 型肝炎ウイルスチェックでは，B 型肝炎キャリア患者での肝炎再活性化報告があることから，HBs 抗原だけでなく HBs 抗体・HBc 抗体測定も施行し既感染の確認が必須である．また，既感染患者では HBV-DNA 定量も定期的に施行する必要がある．また，B 型肝炎ウイルスキャリア患者においては日本リウマチ学会による「B 型肝炎ウイルス感染リウマチ性疾患患者への免疫抑制療法に関する提言」を参考に対応する．

④ 使用方法は？（開始用量・用量変更）

- MTX 併用・非併用のどちらでも使用できる．
- MTX が使用できる場合は MTX 併用下での使用が望ましい．

> **処方例**
> - ゴリムマブ単独の場合には 1 回 100 mg を投与する．
> - MTX 併用下ではゴリムマブを 1 回 50 mg を 4 週に 1 回，皮下注射する．効果不十分であれば 1 回 100 mg に増量可能である．
> - MTX 非併用の場合はゴリムマブ 100 mg を 4 週に 1 回皮下投与する．なお，MTX 内服患者であっても 50 mg 不応例であれば，100 mg に増量を検討する．

⑤ 使用禁忌薬・併用薬の注意は？

- RA 適応のあるすべての生物学的抗リウマチ薬との併用は行われていない．
- 添付文書上は，特に「アバタセプトとの併用を行わないこと」の記載がある．これについては，海外で実施したプラセボを対照とした臨床試験において抗 TNF 製剤とアバタセプトの併用療法を受けた患者では併用による効果の増強は示されず，重篤な感染症の発現率が高かったためである．

- 本剤使用中は生ワクチン投与禁忌のため，ワクチン投与必要のある症例については投与開始時期を十分に吟味する．また，不活化ワクチンについては投与可能であるが，本剤投与との間隔が十分空くよう投与時期を設定することが望ましい．

⑥ 副作用は？

- 国内外臨床試験に共通してみられた有害事象の中で，最も多くみられたものは鼻咽頭炎・咽頭炎をはじめとした「感染症および寄生虫症」に分類される事象であった．そのほとんどが「軽症」に分類されたものであったが，「重篤な感染症」に分類された事象の発現割合は国内臨床試験では2.3％（10/433例），海外のGO-FORWARD試験で5.4％（21/387例），GO-BEFORE試験で6.7％（36/537例）であった[3]．
- 重篤なアレルギー反応はゴリムマブの臨床試験では国内外ともに報告はなく，市販後調査報告で数件散見するのみである[4,5]．
- 結核の発現は国内臨床試験では認められず，海外臨床試験ではGO-FORWARD試験で2.3％（9/387例），GO-BEFORE試験で1.7％（9/537例）であり，海外市販後調査報告では認められていない．
- 間質性肺炎の発現はGO-BEFORE試験で0.2％（1/537例）のみであった．
- 悪性腫瘍の発現は国内臨床試験では認められなかった．海外臨床試験ではGO-FORWARD試験で3.9％（15/387例），GO-BEFORE試験で2.4％（13/537例）であり，市販後調査報告では4件の報告があった[3]．
- ゴリムマブの国内試験では約15％の被験者に注射部位反応が認められたがほぼ全例が軽度であった．海外のGO-FORWARD試験で52週投与中に注射部位反応による中止が1例（中等度紅斑）が報告されている[3]．
- 最も起こりうる副作用は感染症であり，細菌・真菌・ウイルスによる感染症には十分留意が必要である．特に結核・ニューモシスチス肺炎については年齢・体力などの患者背景に応じて抗結核薬やST合剤の予防投与による治療を考慮する．

⑦ インフォームドコンセントのコツは？

- 治療方法および副作用に関する説明では，以下のような点にも言及するとより理解を得られやすい．

1）治療の説明

- 実際に患者に行う注射・予定日程のほか，接種上の注意点も説明する．
    - 「基本的に4週に1回間隔で皮下に注射する薬剤です．」

- 「注射は病院やクリニックで行うため，4週間おきに来院して頂きますが，自己注射も可能です．」
- 「4週ごとの投与が基本ですが，数日の日数前後は問題ありません．」
- 「注射部位は両上腕部ですがお腹・太ももでも可能です．」

2) 副作用

(a) 感染症

- 「細菌・真菌・ウイルスによる感染症（上気道炎・肺炎・感染性胃腸炎・尿路感染症・帯状疱疹・結核など）を発症したり，時に悪化する可能性があります．」
- 「発症頻度は年齢・体力・ステロイド投与量・合併症有無などによって変わります．」
- 「発熱・咳・呼吸苦・痛みを伴う皮膚の水疱などの体調変化があるときは早めにご連絡ください．」
- 「感染症予防のための手洗いやうがいは効果的であり，一般的な予防は必要ですが，感染症を極端に恐れたり，例えば外出を控えたりするなどの必要はありません．」
- 「肺炎球菌ワクチン（現行制度では5年おき）接種とインフルエンザワクチン（毎年）は効果的です．」
- 「肺炎の特殊な形であるニューモシスチス肺炎を予防する目的に抗生物質を予防投与することがあります．」

(b) 注射部位反応

- 「注射をした部位に赤みが出たりかゆみが出たり腫れたりすることがあります．通常軽度で注射投与継続することは可能ですが，症状が強い時はご相談ください．なお，赤みが出たり腫れたりしている範囲が気になるときは，写真を撮って頂いて外来で見せてください．」

(c) 脱髄性疾患

- 「神経を覆う膜に異常をきたす副作用で突然手足が動かなくなる，眼の見え方がおかしくなる，頭痛や背部痛などの筋肉痛が起こるなど種々の症状が出ることがまれにあります．注射を中止することで症状が改善することもありますが，症状が出現したときは早めにご相談ください．」

(d) 間質性肺炎

- 「間質性肺炎の出現は1％以下ですが，時に重篤で進行が速いこともありますので，早期診断が重要です．」
- 「すぐに息が上がる，空咳が出るなどが初期症状として知られています．」

- 「間質性肺炎と診断された場合は早期に強力な治療が必要となる場合もありますので，症状出現時は来院予定前にご相談ください．」

⑧ 主な適応疾患に対する効果（代表的な臨床データ）

● 臨床試験成績

(a) GO-BEFORE 試験

- GO-BEFORE 試験は海外で行われた MTX 未投与の RA 患者におけるゴリムマブの 5 年間の安全性と有効性に関する第Ⅲ相無作為化二重盲検プラセボ対照比較試験である．
- 患者はプラセボ＋MTX 投与群 (n=160)，ゴリムマブ 100 mg 投与群 (n=159)，ゴリムマブ 50 mg＋MTX 投与群 (n=159)，ゴリムマブ 100 mg＋MTX 投与群 (n=159) の 4 群に割り付けられ，プラセボ＋MTX 投与群の患者は，28 週ないし 52 週にゴリムマブ＋MTX 投与に切り替えられた．登録患者の 5 年後継続率は 66％であった．
- ゴリムマブ 50 mg＋MTX 投与群の 85％ (92/108) が ACR20 改善率を達成，67％ (72/108) が ACR50 改善率を達成し，第 256 週でも 50％以上のリウマチの臨床症状の改善を認めた．さらに本試験は，5 年経過後患者の疾患活動性と身体機能を DAS28-CRP，HAQ-DI スコアで観察し第 256 週におけるゴリムマブ 50 mg＋MTX 投与群患者のそれぞれ 93％ (99/106) および 74％ (78/106) において改善を認めた．さらに，ゴリムマブ 50 mg＋MTX 投与群患者の 63％ (75/120) で投与開始 256 週後の手足 X 線画像での関節破壊の進行は認められなかった．

(b) GO-FORWARD 試験

- GO-FORWARD 試験は MTX で効果不十分であった活動性 RA 患者におけるゴリムマブの 5 年間の安全性と有効性に関する海外第Ⅲ相無作為化二重盲検プラセボ対照比較試験である．
- 患者はプラセボ＋MTX 投与群 (n=133)，ゴリムマブ 100 mg＋プラセボ投与群 (n=89)，ゴリムマブ 50 mg＋MTX 投与群 (n=89)，ゴリムマブ 100 mg＋MTX 投与群 (n=89) の 4 群に割りつけられ，プラセボ＋MTX 投与群の患者は，第 16 週もしくは第 24 週にゴリムマブ＋MTX 投与に切り替えられた．登録患者の 5 年後継続率は 70％であった．
- ゴリムマブ 50 mg＋MTX 投与群患者の 77％ (57/74) が ACR20 改善率を達成し，54％ (40/74) が第 256 週に ACR50 改善率を達成し，さらに 5 年経過後患者の疾患活動性と身体機能を DAS28-CRP，HAQ-DI スコアで観察しゴリムマブ 50 mg＋MTX 投与群に患者のそれぞれ 89％ (65/73) および 74％ (55/74) に改善を認めた．
- さらに，ゴリムマブ 50 mg＋MTX 投与群患者の 59％ (47/79) が投与開始 256 週後においても手足 X 線画像で関節破壊の進行は認められなかった．

(c) GO-AFTER 試験
- GO-AFTER 試験は抗 TNF 薬で効果不十分であった活動性 RA 患者におけるゴリムマブの 5 年間の安全性と有効性に関する第Ⅲ相無作為化二重盲検プラセボ対照比較試験である．
- 患者はプラセボ＋/－DMARDs（n＝150），ゴリムマブ 50 mg＋/－DMARDs（n＝147），ゴリムマブ 100 mg＋/－DMARDs（n＝148）の 3 群と，第 16 週もしくは第 24 週にゴリムマブ 50 mg 投与に切り替えられるプラセボ投与群の計 4 群に割りつけられた．登録患者の 5 年後継続率は 40％であった．
- 5 年経過後，ゴリムマブ 50 mg＋/－DMARDs 群に割りつけられた患者の 60％（39/65），またプラセボ投与からゴリムマブ＋/－DMARDs 投与に切り替えられた群の 65％（37/57）が ACR 20 改善率を達成した．第 256 週においては，ゴリムマブ 50 mg＋/－DMARDs 投与群に割りつけられた患者の 40％（26/65）が ACR 50 改善率を達成，ゴリムマブ 50 mg＋/－DMARDs 群に割りつけられた患者の 82％（53/65）が EULAR 改善率の good/moderate を達成した．

(d) GO-FORTH 試験
- GO-FORTH 試験は国内で施行された MTX 併用下ゴリムマブ投与の第Ⅱ/Ⅲ相無作為化二重盲検プラセボ対照比較試験である．
- GO-FORTH 試験では 14 週および 24 週ともに，ゴリムマブ 50 mg＋MTX 群および 100 mg＋MTX 群はプラセボ群に比べて有意に高い ACR20 達成率が得られた（$p<0.0001$）．
- また，14 週および 24 週ともにゴリムマブ 50 mg＋MTX 群，100 mg＋MTX 群の DAS 28（ESR）および DAS 28（CRP）変化量は，プラセボ＋MTX 群と比較して有意な改善がみられた（$p<0.0001$）．さらに 14 週，24 週の HAQ スコア改善量は，プラセボ＋MTX 群と比較して 50 mg＋MTX 群および 100 mg＋MTX 群でそれぞれ有意に HAQ 改善がみられた（$p<0.0001$）．また関節 X 線での投与開始から 24 週および 52 週までの総シャープスコア（van der Heijde modified total Sharp score：mTSS）の変化量は，50 mg＋MTX 群および 100 mg＋MTX 群いずれもプラセボ群より有意に小さかった．
- ゴリムマブの投与 104 週までの継続率は，50 mg で 77.9％，100 mg で 81.6％，DAS 28-ESR 寛解症例数は経時的に増加し，104 週時点での寛解率は GO-FORTH 試験では 50 mg で 49％，100 mg で 39％であった．なお，この試験期間を含む 120 週までに発現した抗ゴリムマブ抗体は，GO-FORTH 試験では 0％であった[6]．

(e) GO-MONO 試験
- GO-MONO 試験は国内で施行された MTX 非併用下におけるゴリムマブ投与の第Ⅱ/Ⅲ相無作為化二重盲検プラセボ対照比較試験である．
- GO-MONO 試験でも GO-FORTH 試験と同様に 14 週，24 週で，ゴリムマブ 50 mg および 100 mg 群はプラセボ群に比べて有意に高い ACR20 達成率が得られた（$p<0.0001$）．
- また，14 週，24 週ともにゴリムマブ 50 mg 群，100 mg 群の DAS 28（ESR）および DAS 28（CRP）の変化量は，プラセボ群と比較して有意な改善がみられた（いずれも $p<0.0001$）．また 14 週，24 週の HAQ スコア改善量は，プラセボ群と比較して 50 mg 群

および100 mg群でそれぞれ有意にHAQ改善がみられた(いずれもp<0.0001).さらに関節X線での投与開始から24週および52週までのmTSSの変化量は,100 mg+MTX群では有意差がみられたものの,50 mg+MTX群とは有意差がみられなかった.GO-MONO試験でのACR 20達成率は50 mgで73.3％,100 mgで88.2％であり,DAS 28-ESR寛解症例数は経時的に増加し,104週時点での寛解率は50 mgで39％,100 mgで36％と高い値を示した.なお,この試験期間を含む120週までに発現した抗ゴリムマブ抗体は5.1％であった[7].

● ゴリムマブは日本では世界標準用量である50 mgに加え唯一100 mgも承認されており,本国で100 mgの意義と使用方法を考慮する必要があるため,GO-FORTH試験では50 mgを使用した86例中9例が100 mgに増量され,増量により約80％がACR 20を達成している.9例の患者背景を増量しなかった患者背景と比較すると,DAS 28スコアが高かった傾向がみられている.このことから,疾患活動性の高い患者で50 mgでは効果不十分の場合には100 mgへの増量が有効である可能性を考慮すべきであると考えられる.

(杉崎良親・田村直人)

文　献

1) 藤井秀二:ゴリムマブ(シンポニー®)の薬理学的特徴および臨床試験成績.日薬理誌,141:275-285, 2013
2) 若林　宏:リウマチ性疾患における分子標的治療.岡山医会誌, 126:227-230, 2014
3) Frampton JE:Golimumab:a review in inflammatory arthritis. BioDrugs, 31:263-274, 2017
4) Emery P, et al:Golimumab, a human anti-tumor necrosis factor alpha monoclonal antibody, injected subcutaneously every four weeks in methotrexate-naive patients with active rheumatoid arthritis:twenty-four-week results of a phase III, multicenter, randomized, double-blind, placebo-controlled study of golimumab before methotrexate as first-line therapy for early-onset rheumatoid arthritis. Arthritis Rheum, 60:2272-2283, 2009
5) Emery P, et al:Efficacy and safety of subcutaneous golimumab in methotrexate-naive patients with rheumatoid arthritis:five-year results of a randomized clinical trial. Arthritis Care Res, 68:744-752, 2016
6) Tanaka Y, et al:GO-FORTH Study Group. Golimumab in combination with methotrexate in Japanese patients with active rheumatoid arthritis:results of the GO-FORTH study. Ann Rheum Dis, 71:817-824, 2012
7) Takeuchi T, et al:Golimumab monotherapy in Japanese patients with active rheumatoid arthritis despite prior treatment with disease-modifying antirheumatic drugs:results of the phase 2/3, multicentre, randomised, double-blind, placebo-controlled GO-MONO study through 24 weeks.Ann Rheum Dis, 72:1488-1489, 2013

Ⅲ章. B. 生物学的製剤　1）TNF 阻害薬

5 セルトリズマブ ペゴル

① 作用機序は？

- **セルトリズマブ ペゴル（シムジア®）**は，日本では 5 剤目の TNFα 阻害薬であり，抗体製剤としては 4 剤目の生物学的製剤である．
- 構造は他剤と大きく異なり，セルトリズマブの Fab' フラグメントは，比較的安価な製造が可能な大腸菌により作成されたリコンビナント蛋白（47.8 kDa）であり，抗原結合部位とは異なる部位に PEG（40 kDa）が結合している．また 1 価の製剤となっている点も他の抗体製剤と異なる．
- セルトリズマブはヒト TNFα に高親和性に結合し，その生物活性を中和することが in vitro で示されている．リンフォトキシン α には結合しない．可溶性 TNFα および膜結合型 TNFα ともに結合するが，本製剤は Fc 部分を欠くため，抗体依存性細胞障害（ADCC）や補体依存性細胞溶解（CDC）を示さない．エタネルセプトとこの点では共通しているが，膜型 TNFα を有している細胞に対する作用は異なっており，セルトリズマブは細胞死を誘導できることが確認されている．Fc 部分がないことは低胎盤通過性とも関係し，現時点では胎児への移行が最も低い TNF 製剤となっている．もっとも，**セルトリズマブの妊娠中の投与に関する安全性は確立されていないため，治療上の有益性が危険性を上回ると判断される場合にのみ投与する**ことになる．また Fc 部分は補体の他，肥満細胞上の受容体とも結合しうるが，この部位を欠くことで注射部位反応の低下が期待されている．
- PEG 化は，薬剤を蛋白分解から守り，半減期延長などの薬物動態が変化し，生物学的利用率（約 80%）の高い製剤としている．セルトリズマブ 400 mg の皮下注射による単回投与における半減期は，257 時間（日本人データ）である．また免疫原性を低下させることで製剤に対する抗体産生が抑制されている．本剤は動物実験より炎症部位に集積しやすいことが示されており，実際のヒト関節炎においてもその集積が示されている．
- 国内臨床試験において，二重盲検比較試験（24 週）および継続長期試験（52 週）を通じた抗薬剤抗体発現率（全時点中抗体陽性が 1 回以上）は，メトトレキサート（MTX）併用下では 8.2% および MTX 非併用下では 29.9%，52 週の継続投与試験において 2 週間隔投与および 4 週間隔投与でそれぞれ MTX 併用下では 2.4% および 4.7%，MTX 非併用下では 11.4% および 10.8% であった．臨床試験において抗薬剤抗体が発現した患者においては，血中濃度が低下する傾向が認められた．

② 用いられる主な疾患と本薬剤の位置づけは？

適応疾患：関節リウマチ(RA)

- 本邦では，「原則として既存治療で効果不十分な関節リウマチ患者に限定すること」となっている．
- 「関節の構造的損傷の進展リスクが高いと推測される患者に対しては，抗リウマチ薬による治療歴がない場合でも使用できるが，最新のガイドライン等を参照したうえで，患者の状態を評価し，本剤の使用の必要性を慎重に判断すること」との記載が2015年に追加され，患者状態によっては初期治療から使用が可能となった(→p105のC-OPERA試験の結果参照).
- 海外では，Crohn病，強直性脊椎炎，乾癬性関節炎に対しても適応がある．

③ 治療開始時の注意点は？

- 生物学的製剤使用前には，適応だけではなく，以下の問診や検査を通して，使用禁忌もしくは慎重投与に該当しないかの検討を十分に行う．特に，結核や肝炎ウイルスのスクリーニングは重要である．

1) 問診

- 本剤(および蛋白製剤)などへの過敏症，脱髄疾患，感染症，悪性腫瘍，うっ血性心不全の有無および既往
- 間質性肺炎の有無
- 活動性結核の有無，結核患者(家族・職場)との接触歴，結核感染歴・結核治療歴
- それ以外の呼吸器疾患やその他合併症の有無
- 妊娠の有無，挙児希望
- ワクチン接種歴

2) 検査

- 血液検査(白血球数・リンパ球数・KL-6・βDグルカン・抗核抗体・HBs抗原・HBs抗体・HBc抗体・HBV-DNA定量(上記抗体陽性者 → **「免疫抑制・化学療法により発症するB型肝炎対策ガイドライン(改訂版)」** を参照)・HCV抗体)
- 胸部画像検査(胸部X線，胸部CT)
- インターフェロン-γ遊離試験やツベルクリン反応検査
- 添付文書の記載通り，本剤投与に先立って結核に関する十分な問診および胸部X線検査に加え，インターフェロン-γ遊離試験またはツベルクリン反応検査を行い，適宜胸部CT検査などを行うことにより，結核感染の有無を確認することが必要である．**表1**のような患者には，原則として本剤の開始前に適切な抗結核薬を投与する．

表 1：セルトリズマブ ペゴル開始前に抗結核薬を投与すべき患者

①	胸部画像検査で陳旧性結核に合致するか推定される陰影を有する患者
②	結核の治療歴（肺外結核を含む）を有する患者
③	インターフェロン-γ遊離試験やツベルクリン反応検査などの検査により，既感染が強く疑われる患者
④	結核患者との濃厚接触歴を有する患者

- B型肝炎ウイルスのチェックでは，HBs抗原のほかHBs抗体やHBc抗体の測定も行い，既感染の確認も必要である．既感染者では，生物学的製剤開始後はHBV-DNA定量を定期的に行っていく．B型肝炎ウイルスキャリアでは消化器内科受診とともに抗ウイルス薬内服下での治療を行う．

④ 使用方法は？（開始用量・用量変更）

- MTX併用，非併用のどちらでも使用可能である．
- TNF阻害薬は，MTXが使用できる場合は併用下での使用をまず検討する．

> **処方例**
> - 1回400 mgを初回，2週後，4週後に皮下注射し，以後1回200 mgを2週間の間隔で皮下注射する．
> - 症状安定後には，1回400 mg，4週間隔の皮下注射も可能である．

⑤ 使用禁忌薬・併用薬の注意は？

- RAに対する適応を有する，すべての生物学的製剤間で併用は行われていない．
- 添付文書では，「**本剤とアバタセプトの併用は行わないこと**」と記載されている．海外で実施したプラセボを対照とした臨床試験において，抗TNF製剤とアバタセプトの併用療法を受けた患者では併用による効果の増強は示されておらず，感染症および重篤な感染症の発現率が抗TNF製剤のみによる治療を受けた患者での発現率と比べて高かったからである．

⑥ 副作用は？

- 国内臨床試験において，安全性解析対象症例528例中302例（57.2％）に臨床検査値異常を含む副作用が認められ，頻度の高いものは鼻咽頭炎66例（12.5％），気管支炎19例（3.6％），帯状疱疹18例（3.4％），肝機能障害16例（3.0％）であり，多くの副作用は軽度から中等度であった．安全性は，以下のような副作用に関しても従来の抗TNFα抗

体と同様と考えられる．

1）感染症
- 細菌，真菌，あるいはウイルスによる感染症の発症に注意する．特に結核に関しては，たとえ潜在性結核治療を施行した後でも十分なフォローを行う．ニューモシスチス肺炎に関しては年齢などの患者背景に応じて ST 合剤による予防も検討する．

2）間質性肺炎
- セルトリズマブ ペゴルでも 0.9％に認め，早期診断と速やかな薬剤の中止が必要である．呼吸困難や咳に注意し症状出現時には受診をするよう指導する．治療は薬剤中止とともに大量のステロイド投与を行う．

3）薬剤性ループス
- 抗核抗体や抗 DNA 抗体の陽性化とともに，皮疹や関節炎，筋肉痛などの症状を認める．多くは薬剤の中止で改善する．

⑦ インフォームドコンセントのコツは？

- 治療方法および副作用に関する説明では以下のような点にも言及するとよい．

1）治療の説明
- 実際に患者に行う予定の使用方法のほか，以下のような実施上の注意点も説明する．

> - 「室温に戻してから使用してください（通常，室温に戻すには 30 分程度必要です）．」
> - 「注射をする部位はお腹，太もも，上腕部です．患者さんご自身で注射される場合は，お腹か両太ももに注射してください．」
> - 「1 回 2 シリンジ注射する場合は，1 本目と 2 本目の注射箇所を変えてください．」
> - 「皮膚に痛みや赤みがあったり，ケガをしていたり，硬くなっている部位は避けてください．」
> - 「乳幼児，小児の手の届かないところで，光，凍結を避けて，箱のまま 2～8℃（冷蔵庫）で保管してください．」

2）副作用
（a）感染症

> - 「細菌，真菌，あるいはウイルスによる感染症（肺炎，敗血症，尿路感染症，単純疱疹，帯状疱疹など）を併発することがあります．時に重症化することがあります．」
> - 「発症頻度は，合併症，年齢，ステロイドなどの併用薬によって異なります．」

- 「発熱，咳，息苦しさなど体調変化がある際にはお早めにご相談ください．緊急連絡先は〇〇〇です．」
- 「感染症予防のため手洗い，うがいといった一般的な予防をお願いします．」
- 「肺炎球菌ワクチン（一般的には 65 歳以上，5 年ごと），インフルエンザワクチン（毎年）の接種が有効です．」
- 「生物学的製剤使用中の生ワクチン接種はワクチンウイルスの感染を増強あるいは持続させる可能性があるため，接種を避けてください．」
- 「結核の既往がある場合，もしくは結核菌が体内に潜んでいる状態（潜在性結核感染）では，免疫抑制療法開始後に結核を発症することがあります．発症するリスクが高い場合は，イソニアジド（イスコチン®）などで発症を抑えるための治療を行うことがあります．」
- 「真菌性肺炎の一種であるニューモシスチス肺炎を予防する目的の抗生物質（バクタ，ダイフェン，ベナンバックスなど）を使用することがあります．」
- 「B 型肝炎ウイルス（HBV）感染の既往がある場合，HBV キャリアである場合は，免疫抑制療法開始後に HBV 再活性化を生じ，時に重症化することがあります．事前に血液検査でチェックを行い，必要に応じて消化器内科への紹介や抗ウイルス薬による治療を行います．」

(b) 注射部位反応

- 「注射した部位に発赤やかゆみなどがみられることがあります．通常軽度で，使用を継続することは可能ですが，症状が強い場合はご相談ください．」

(c) 脱髄性疾患（多発性硬化症，ギランバレー症候群など）

- 「神経線維の機能が障害される疾患で，突然手足が動かなくなる，目の見え方がおかしくなる，頭痛や背部痛などの症状で発症します．一時的な症状ですぐに改善することもありますが，再度同様の症状が出現することもあります．上記の症状が出現した場合には早期にご相談ください．」

(d) 間質性肺炎

- 「間質性肺炎は約 1％程度に認められる副作用で，時として重篤になることがあるため，早期診断と，速やかな薬剤の中止が必要です．」
- 「多くは治療開始後半年以内にみられます．」
- 「すぐに息が上がる，空咳などが初期症状として知られています．」
- 「医療機関を受診し，診察を受け，胸部 X 線撮影，血中酸素濃度測定などの検査を行う必要があります．」
- 「治療としては大量ステロイド療法，酸素投与などを行います．」

3）死亡の可能性について

- 「関節リウマチに対する使用成績調査の中間報告によれば，安全性解析対象症例 1,251 例中，本薬剤との因果関係の有無にかかわらず，死亡となった症例は 1 例でした．」

⑧ 主な適応疾患に対する効果（代表的な臨床データ）

1）臨床試験成績

(a) J-RAPID 試験

- J-RAPID 試験は，国内で行われた MTX 効果不十分な活動性 RA 患者を対象としたセルトリズマブと MTX 併用投与の有効性と安全性に関する第Ⅱ・Ⅲ相多施設共同無作為化二重盲検 4 群間比較試験である．セルトリズマブは 100 mg 群，200 mg 群（現在の日本における用法・用量），400 mg 群に振り分け解析している．いずれも 2 週間隔投与が基本であり，100 mg 群，200 mg 群では，0 週，2 週，4 週は各 200 mg，400 mg を投与するローディングも行われている．ACR 20 改善率は 1 週目から各群で有意に上昇し，12 週での ACR 20 改善率で，プラセボ群 28.6％に対し，100 mg 群 62.5％，200 mg 群 76.8％，400 mg 群 77.6％とセルトリズマブ群はいずれも有意な改善を示している．構造的破壊に関しては，24 週の時点で mTSS≦0.5 であった患者の割合は，プラセボ群 47.4％，セルトリズマブ 100 mg 群 62.9％，セルトリズマブ 200 mg 群 74.1％，セルトリズマブ 400 mg 群 70.2％であった．この試験により日本人でも MTX 効果不十分な活動性 RA に対して，MTX 併用のもとセルトリズマブ 200 mg 群の早期からの有効性と安全性が確認された．

(b) HIKARI 試験

- HIKARI 試験は，国内で行われた MTX 効果不十分もしくは投与できない活動性 RA 患者を対象とした，MTX 非併用下のセルトリズマブの有効性に関する第Ⅲ相多施設無作為化プラセボ二重盲検 2 群間比較試験である．ACR 20 改善率は 1 週目から有意に上昇し，12 週における ACR 20 改善率は，プラセボ群 14.9％に対して，200 mg 群 67.2 mg と有意に改善を示していた．関節破壊の累積確率プロットでも，24 週時点で mTSS≦0.5 であった患者の割合は，プラセボ群 45.6％に対してセルトリズマブ群 76.3％であり，MTX 非併用でも有意に構造的破壊の抑制に効果を認めている．MTX 非併用下でも抗セルトリズマブ抗体の出現は 15.5％程度となっている．この試験により日本人の MTX 効果不十分な活動性関節リウマチに対して，MTX 非併用でもセルトリズマブの早期からの有効性と安全性が確認された．

(c) C-OPERA 試験

- C-OPERA 試験は，MTX 未治療で予後不良因子を有する発症後 1 年以内の患者を対象とした，MTX 併用下におけるセルトリズマブの有効性および安全性を MTX 単独治療と比較検討した試験である．構造的破壊に関しては，mTSS 変化が MTX 単独群では 24 週

0.86，52週1.58であるのに対して，セルトリズマブとMTXの併用群は24週0.26，52週0.36と有意にその進行を抑制していた．Boolean寛解においてもMTX単独群は24週22.3％，52週28.0％であるのに対してセルトリズマブとMTXの併用群は24週28.0％，52週45.3％と有意に高かった．この結果，関節の構造的損傷の進展リスクが高い患者に対しては，抗リウマチ薬による治療歴がない場合にも適応が追加された．

2）治療反応予測性

- 臨床試験の結果から，セルトリズマブの治療効果は第1週から認められている．さらに，早期の本薬剤の有効性判断の可能性につき内外で報告されている．本薬剤の評価が早期にできれば，他剤に移行した方がよい症例を従来よりも早く選別できる．
- 国内で行われたMTX併用および非併用試験での事後解析の結果から，治療開始12週目のDAS28の改善効果により，長期的な臨床的有効性および関節構造破壊の進行の抑制がMTXや他の疾患修飾性抗リウマチ薬併用の有無にかかわらず予測可能であることが示されている．投与開始前の疾患の状況にかかわらず，12週時点で反応が得られなかった患者では1年後に臨床的寛解を達成する確率が低く，より進行した関節構造破壊も認められた．

〈川畑仁人〉

Ⅲ章. B. 生物学的製剤　2) IL-6 阻害薬

1 トシリズマブ

① 作用機序は？

- トシリズマブ（アクテムラ®）は世界初の IL-6 阻害薬であり，初の国産の生物学的製剤である．
- L-6 は細胞膜上の IL-6 receptor（IL-6R）に結合するが，IL-6R 自体にはシグナル伝達能がなく，別の受容体サブユニットである gp130 と結合することで細胞内にシグナルが伝わる．また，細胞膜上の IL-6R が切断されると可溶型の IL-6R が産生される．IL-6 はこの可溶型 IL-6R と結合し，細胞膜上の gp130 と結合することでも細胞内にシグナルが伝わる．これはトランスシグナリングと呼ばれる．これに対して前述の細胞膜上の IL-6R を用いたシグナルはクラシックシグナリングとも呼ばれる．gp130 にも可溶型が存在し，これは IL-6/可溶型 IL-6R 複合体に結合することでクラシックシグナリングを阻害する作用を持つ[1]（図 1）．
- トシリズマブは IL-6 に対する抗体ではなく，IL-6 受容体（IL-6R）に対する抗体であり，クラシック/トランスシグナリングの両方を阻害する作用を持っている．
- トシリズマブはヒト化モノクローナル抗体である．
- IL-6 は内因性発熱物質の 1 つである．また CRP 産生に重要なサイトカインである．このため，トシリズマブ投与中は感染症や悪性腫瘍による発熱がはっきりせず，血清 CRP も上昇しにくいことがある．したがって感染や悪性腫瘍の合併に十分注意をはらう必要がある．

② 用いられる主な疾患と本薬剤の位置づけは？

適応疾患：既存治療で効果不十分な下記疾患
① **関節リウマチ（RA）**（関節の構造的損傷の防止を含む），② **多関節に活動性を有する若年性特発性関節炎**，③ **全身型若年性特発性関節炎**
④ **キャッスルマン病**に伴う諸症状および検査所見（C 反応性蛋白高値，フィブリノーゲン高値，赤血球沈降速度亢進，ヘモグロビン低値，アルブミン低値，全身倦怠感）の改善．ただし，リンパ節の摘除が適応とならない患者に限る．
⑤ （2017 年より）既存治療で効果不十分な**高安動脈炎**と**巨細胞性動脈炎**

- RA に対するトシリズマブ使用については日本リウマチ学会から「関節リウマチ（RA）に

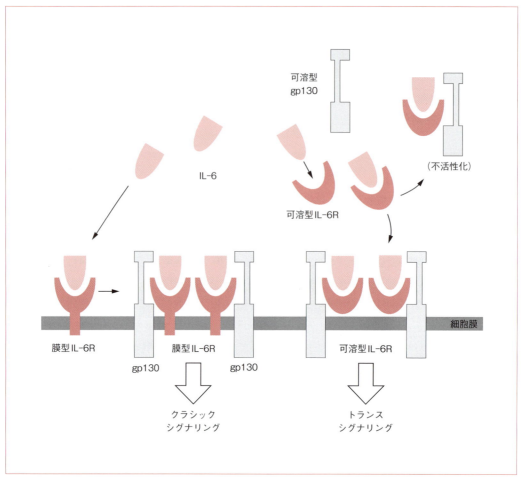

図1：IL-6シグナルの概念図
IL-6はIL-6 receptor(IL-6R), gp130と結合することによって細胞内にシグナルを伝える．この際，可溶型のIL-6Rも膜型IL-6Rと同様の機能を果たす(トランスシグナリング)．一方，可溶型のgp130はIL-6/可溶型IL-6Rと結合することでIL-6シグナルを負に制御するアンタゴニストとして働く．

対するトシリズマブ使用ガイドライン（2017年3月21日改訂版）」が示されている．
トシリズマブ投与の対象患者として

(1) 既存の抗リウマチ薬(DMARDs)通常量を3ヵ月以上継続して使用してもコントロール不良のRA患者．コントロール不良の目安として以下の3項目を満たす者．（ⅰ）疼痛関節数6関節以上，（ⅱ）腫脹関節数6関節以上，（ⅲ）CRP 2.0mg/dL以上あるいはESR 28mm/時以上

(2) これらの基準を満たさない患者においても，（ⅰ）画像検査における進行性の骨びらんを認める，（ⅱ）DAS 28-ESRが3.2(moderate activity)以上
のいずれかを認める場合も使用を考慮する(既存の抗リウマチ薬とは，メトトレキサート(MTX)，サラゾスルファピリジン，ブシラミン，レフルノミド，タクロリムス，

生物学的製剤のインフリキシマブ，エタネルセプト，アダリムマブ，ゴリムマブ，アバタセプト，セルトリズマブ ペゴルのいずれかを指す）．
- 成人Still病に著効を示した症例報告が集積しつつある．しかし適応外使用であることに注意が必要である．
- 全身型若年性特発性関節炎の合併症として，マクロファージ活性化症候群(MAS)が知られている．トシリズマブ投与中にMASを発症した症例が報告されているため，MASを合併している患者ではMASに対する治療を優先させ，トシリズマブの投与を開始しないこととなっている．またトシリズマブ投与中にMASが発現した場合は投与を中止し，速やかにMASに対する適切な治療を行うこととされている．
- 慢性活動性EBウイルス感染(CAEBV)を伴う関節リウマチ患者に本剤の投与がなされ，その急激な悪化により死亡した症例の報告[2]があり，CAEBVを伴う患者への本剤の投与は避ける．

③ 治療開始時の注意点は？

1) 問診

- 本剤などへの過敏症，感染症
- 間質性肺炎の既往・合併，65歳以上の高齢，喫煙歴（製造販売後全例調査最終解析結果において間質性肺炎の危険因子として報告されている）
- 活動性結核の有無，結核患者（家族・職場）との接触歴，結核感染歴・結核治療歴
- それ以外の呼吸器疾患の有無
- 消化管憩室/憩室炎の既往歴
- 妊娠の有無，挙児希望，授乳の有無：ヒトIgGは胎盤，乳汁へ移行することが知られている．トシリズマブの胎児あるいは乳児に対する安全性は確立されていないことから投与中は妊娠，授乳は回避することが望ましいとされている．ただし，現時点では，動物実験およびヒトへの使用経験において胎児への毒性および催奇形性についての報告は存在しない．したがって，意図せず胎児への曝露が確認された場合は，直ちに母体への投与を中止して慎重な経過観察のみ行うことが推奨されている．

2) 検査

- 血液検査（白血球数・リンパ球数・KL-6，βDグルカン・HBs抗原・HBs抗体・HBc抗体・（以上のB型肝炎ウイルス抗原/抗体のいずれかが陽性の場合は）HBV-DNA定量（「**免疫抑制・化学療法により発症するB型肝炎対策ガイドライン(改訂版)**」を参照）・HCV抗体
- 胸部画像検査（胸部X線，胸部CT）
- インターフェロン-γ遊離試験やツベルクリン反応検査（ただし特異性などの点から前者の方が利点が多いと考えられる）**潜在性結核の可能性が高い患者では，本剤開始3週間前よりイソニアジド(INH)内服（原則として300mg/日，低体重者には5mg/kg/日に**

調整）を6〜9ヵ月行う．
- 日和見感染に対する安全性を配慮して以下の3項目も満たすことが望ましいとされている．

> 末梢血白血球 4,000/mm^3 以上
> 末梢血リンパ球数 1,000/mm^3 以上
> 血中βDグルカン陰性

④ 使用方法は？（開始用量・用量変更）

- MTX併用，非併用のどちらでも使用可能である．

> **処方例**
>
> 【点滴製剤】
> - RA，多関節に活動性を有する若年性特発性関節炎：トシリズマブを1回8mg/kg，4週間隔で点滴静注する．
> - 全身型若年性特発性関節炎，キャッスルマン病：通常，トシリズマブを1回8mg/kg，2週間隔で点滴静注する．なお，症状により1週間まで投与間隔を短縮できる．
> - 投与開始時は緩徐に点滴静注を行い，患者の状態を十分に観察し，異常がないことを確認後，点滴速度を速め1時間程度で投与する．
>
> 【皮下注製剤】
> - RA：トシリズマブを1回162mg，2週間隔で皮下注射する．なお，効果不十分な場合には，1週間まで投与間隔を短縮できる．
> - 高安動脈炎，巨細胞性動脈炎：トシリズマブを1回162mg，1週間隔で皮下注射する．
> - 自己注射に移行する場合には，患者の自己注射に対する適性を見極め，十分な指導を実施した後で移行する．

⑤ 使用禁忌薬・併用薬の注意は？

- 帯状疱疹（水痘），麻疹，風疹，おたふくかぜ，BCGなどの生ワクチン接種は，トシリズマブ投与中は禁忌である．また，生ワクチン接種は，本剤投与中止後，3〜6ヵ月の間隔を空けることが望ましい．妊娠後期に本剤を投与した場合は，乳児の生ワクチン接種で感染のリスクが高まる可能性があるので，少なくとも生後6ヵ月頃までは生ワクチンを接種しないことが望ましい[3]．

⑥ 副作用は？

- 国内の市販後調査（全例調査 28 週間）の結果では 7,901 例中 43.9％に副作用が認められ，重篤なものは 9.6％であった．重篤な副作用のうちで頻度の高いものは感染（3.8％）であった[4]．

1）感染症

- 上記の通り重篤な副作用のうち最も頻度が高い．その危険因子としては，① 65 歳以上の高齢者，② 罹病期間 10 年以上，③ 呼吸器系疾患の既往・合併，④ 本剤投与期間中の併用副腎皮質ステロイドが 5mg/日を超える場合（プレドニゾロン換算）があげられている．MTX の併用は危険因子に含まれていない．
- 肺結核は 4 症例で報告された．そのうち 3 症例は投与前の結核スクリーニングで陰性であった．1 症例はツベルクリン反応が陽性であった．4 症例とも以前に他の生物学的製剤を投与されていた．

2）悪性腫瘍

- 39 症例（0.5％）の悪性腫瘍が報告されている．特別に多い腫瘍は知られていない．

3）消化管穿孔

- 13 症例（0.2％，0.4/100 患者年）の報告がある．11 症例が下部消化管であった．特徴的な有害事象である．13 症例全例で憩室炎の既往がなく，また死亡例もなかったという．

4）間質性肺炎

- 38 症例（0.5％，1.0/100 患者年）の報告がある．そのうち 22 症例では間質性肺炎を合併あるいは既往があった．

5）その他

- 脂質異常，例えば 300mg/dL 以上の血清総コレステロール値は 2.4％に認められ比較的多い．それらの中で重篤な心血管イベントを発症したものはいなかった．ただし，それとは別に 16 症例（0.20％）の重篤な心血管イベントが報告されており，うち 4 人が死亡している．また 11 症例（0.14％）の心不全が報告されており，5 人が死亡している．
- 添付文書上は AST 上昇，ALT 上昇などの肝機能異常は 1％以上の頻度となっている．臨床上問題になることは少ないようである．
- 添付文書によると白血球減少が約 4％にみられている．IL-6 の作用機序から予想できる結果である．0.1％未満の低頻度ではあるが，無顆粒球症がありうるとのことで，これは注意をはらう必要がある．

⑦ インフォームドコンセントのコツは？

1）治療の説明

- ●実際に患者に行う予定の使用方法のほか，以下のような実施上の注意点も説明する（自己注射の場合）．

> - 「注射をする部位はお腹，太もも，または上腕部（二の腕）です．」
> - 「前回の注射部位から3cm以上離れた，傷や発疹がないところに注射します．」
> - 「箱に入れたまま，光と凍結を避けて冷蔵庫（2〜8℃）で，子どもの手の届かないところに保管してください．」
> - 「薬が残った場合，保管しないで廃棄してください．廃棄については受け取った薬局や医療機関に相談してください．」

2）副作用

（a）感染症

> - 「細菌，真菌，あるいはウイルスによる感染症を併発することがあります．時に重症化することがあります」
> - 「発症頻度は，合併症，年齢，ステロイドなどの併用薬によって異なります．」
> - 「この薬の作用で検査値の異常が出にくくなったり，発熱や倦怠感などの症状の発現を抑制したりすることがあるため，発熱，咳，息苦しさ，腹痛など体調変化がある際にはお早めにご相談ください．緊急連絡先は〜です．」
> - 「感染症予防のため手洗い，うがいといった一般的な予防をお願いします．」
> - 「肺炎球菌ワクチン（一般的には65歳以上，5年ごと），インフルエンザワクチン（毎年）の摂取が有効です．」
> - 「生物学的製剤使用中の生ワクチン接種はワクチンウイルスの感染を増強あるいは持続させる可能性があるため，接種を避けてください．」
> - 「結核の既往がある場合，もしくは結核菌が体内に潜んでいる状態（潜在性結核感染）では，免疫抑制療法開始後に結核を発症することがあります．発症するリスクが高い場合は，イソニアジド（イスコチン®）などで発症を抑えるための治療を行うことがあります．」
> - 「真菌性肺炎の一種であるニューモシスチス肺炎を予防する目的の抗生物質（バクタ，ダイフェン，ベナンバックスなど）を使用することがあります．」
> - 「B型肝炎ウイルス（HBV）肝炎の既往がある場合，HBVキャリアである場合は，免疫抑制療法開始後にHBV再活性化を生じ，時に重症化することがあります．事前に血液検査でチェックを行い，必要に応じて消化器内科への紹介や抗ウイルス薬による治療を行います．」

1. トシリズマブ

(b) 注射部位反応

- 「注射した部位に発赤やかゆみなどがみられることがあります．通常軽度で，使用を継続することは可能ですが，症状が強い場合はご相談ください．」

(c) 間質性肺炎

- 「空咳（乾性咳），息切れ，呼吸困難などの症状がある場合は直ちに医師に連絡し，受診するようにしてください．」

3) 死亡の可能性について

- 「関節リウマチに対する使用成績調査の 28 週間の時点での報告によれば，7,901 例中，本薬剤との因果関係の有無にかかわらず，死亡となった症例は 35 例でした（0.44％，0.91/100 患者年）．」
- 「その後の 3 年間の追跡調査の結果でも死亡率は日本人の関節リウマチ患者の大規模観察結果と変わらないことから，トシリズマブによる死亡率の増加の懸念はないと考えられています．」

⑧ 主な適応疾患に対する効果（代表的な臨床データ）

1) 臨床試験成績

紙面の関係で RA に絞って紹介する．

(a) SAMURAI 試験[5]

- SAMURAI 試験は国内で行われた第Ⅲ相臨床試験であり，DMARDs 効果不十分な活動性関節リウマチ患者（発症 5 年以内）を対象に DMARDs 継続群と点滴トシリズマブ単独投与群を比較したランダム化比較試験である．52 週の時点で mTSS の変化量はトシリズマブ群で 2.3，DMARDs 継続群で 6.1 と有意な差を認めた．この時点での臨床的寛解（DAS＜2.8）はトシリズマブ群で 59％，DMARDs 群で 3％とやはりトシリズマブの効果が有意に高い結果であった．有害事象に大きな差は認めなかった．

(b) SATORI 試験[6]

- SATORI 試験は国内で行われた第Ⅲ相臨床試験であり，低用量の MTX（8 mg/週）で効果不十分の活動性関節リウマチ患者を対象に MTX 継続群と点滴トシリズマブ単独投与群（8 mg/kg，4 週間ごと）とを比較した二重盲検ランダム化比較試験である．主要評価項目である 24 週の時点での ACR 20 改善率はトシリズマブ群で 80.3％，MTX 継続群で 25.0％と有意な差が得られた．有害事象に大きな差はなく，トシリズマブの高いベネフィット/リスク比が示された．

(c) AMBITION試験[7]

- 海外で行われた試験であり，過去6ヵ月の間にMTX治療を受けていない中等度から重症の関節リウマチ患者を対象に点滴トシリズマブ単独治療（8mg/kg，4週間ごと）とMTX単独治療の効果と安全性を比較する第Ⅲ相臨床試験である．24週の時点でACR改善率はそれぞれ69.9％と52.5％と有意な差があり，DAS28＜2.6の達成率も33.6％，12.1％と有意差があった．有害事象の発現率は2群間に大きな差を認めなかった．

(d) ADACTA試験[8]

- ADACTA試験は海外で行われた，トシリズマブ単剤投与とアダリムマブ単剤投与の症状改善効果を比較することを目的とした二重盲検ランダム化比較試験（第Ⅳ相）である．MTXに対する忍容性が低い，もしくはMTXでの治療継続が適切でない高度の活動性を有するRA患者で，生物学的製剤での治療経験のない者を対象として実施された．患者はトシリズマブ8mg/kgを4週に1回点滴投与する群と，アダリムマブ40mgを2週に1回皮下注射する群に割りつけられた．主要評価項目は24週時点でのDAS28の変化であり，アクテムラ群が－3.3であるのに対してアダリムマブ群では－1.8と，有意な差をもってアクテムラの効果が高かった．有害事象のプロファイルは両群で同様であった．

(e) ACT-RAY試験

- 海外で行われた第Ⅲ相臨床試験である．MTXで効果不十分な生物学的製剤を使用したことがない中等度から重症の活動性RA患者を，MTXにトシリズマブを併用する群と，MTXからトシリズマブ単剤療法へ切り替える群に割りつけ二重盲検下に有効性と安全性を比較評価した．主要評価項目である24週の時点のDAS28＜2.6達成率は単独群で34.8％，併用群で40.4％であった．二つの治療群間で，安全性プロファイルに明らかな差はみられなかった[9]．この試験結果ではトシリズマブ単剤療法がトシリズマブ・MTX併用療法に劣らない効果を示すことが強調されている．ただし，2年後の構造破壊の進行については，わずかではあるが有意な差をもって併用療法が優れていることが示唆された[10]．

(f) SURPRISE試験[11]

- 国内で行われた第Ⅲ相臨床試験である．MTXで効果不十分な中等度から重症の活動性関節リウマチ患者を，MTXにトシリズマブを追加する群（add-on群）とMTXからトシリズマブ単剤療法へ切り替える群（switch群）に無作為に割りつけ，有効性と忍容性を比較検討した．DAS28-ESR寛解率は24週の時点で両群間に有意な差を認めたが，52週の時点ではadd-on群72％，switch群70％と有意差が消失した．CDAI寛解率，SDAI寛解率，Boolean寛解率，ACR達成率にも有意差はなかった．関節破壊進行については構造的寛解の達成率（ΔmTSS≦0.5）が評価されておりadd-on群で66％，switch群で64％とこれも同様であった．ただし，関節破壊が著しく進行した患者（ΔmTSS≧3）はadd-on群で7％，switch群で15％とやや差があった（有意差はついていない）．一方，重篤な有害事象についてはadd-on群で13.9％，switch群で8.1％と前者がやや多かった．まとめるとadd-on群の方が炎症をより早期に抑制する可能性があるが，その差は

52週の時点で消失する．また関節破壊が急速に進行する症例ではadd-on群の方が望ましい可能性がある．

(g) MUSASHI試験
- 国内で行われた第Ⅲ相臨床試験であり，アクテムラ皮下投与の，静脈内点滴投与に対する非劣性を確認する目的で行われた．RA患者を対象とした24週間の二重盲検比較試験と[12]，それに続く継続投与オープン試験の2試験で構成されている[13]．アクテムラ皮下注群（162 mg，2週に1回皮下投与）とアクテムラ点滴静注群（8 mg/kgを4週に1回点滴投与）の有効性および安全性を比較した．24週の時点で皮下投与の非劣性が示され，安全性プロファイルにも大差はなかった．これをもって本邦での皮下注製剤が承認された．また，引き続き行われたSHINOBI試験[14]の結果を受けて，皮下注製剤の2週間隔投与で効果不十分なRA患者に対して投与間隔が1週間隔まで短縮できるようになった．

2）治療反応予測性

- 以前のRAの治療リコメンデーションではTNF阻害薬が生物学的製剤の第一選択であったため，トシリズマブは2剤目，3剤目で使われることが多かった．しかし，1剤以上のTNF阻害薬が無効の場合でもトシリズマブが著効する場合が散見される．現在のアルゴリズムではトシリズマブも第一選択の生物学的製剤になっている．どの生物学的製剤がどの患者により有効かが予測できれば非常に有用であるが，まだ確実な予測方法はない．
- 同様に，国内外の臨床試験から明らかなように，トシリズマブは単剤でも多くの場合良い治療成績を示しているが，一部のRA患者においてはMTXを併用した方が，予後がより良くなる可能性がある．副作用の頻度や患者の希望も考慮する必要があるが，このような患者の選択基準の確立が今後望まれる．

（佐藤浩二郎）

文　献

1) Schaper F, et al：Biology, signaling and strategies of blockade. Cytokine Growth Factor Rev, 26：475-487, 2015
2) Ogawa J, et al：Exacerbation of chronic active Epstein-Barr virus infection in a patient with rheumatoid arthritis receiving humanised anti-interleukin-6 receptor monoclonal antibody. Ann Rheum Dis, 65：1667-1669, 2006
3) Kobayashi I, et al：Pediatric Rheumatology Association of Japan recommendation for vaccination in pediatric rheumatic diseases. Mod Rheumatol, 25：335-343, 2015
4) Koike T, et al：Effectiveness and safety of tocilizumab：postmarketing surveillance of 7901 patients with rheumatoid arthritis in Japan. J Rheumatol, 41：15-23, 2014
5) Nishimoto N, et al：Study of active controlled monotherapy used for rheumatoid arthritis, an IL-6 inhibitor（SAMURAI）：evidence of clinical and radiographic benefit from an x ray reader-blinded randomised controlled trial of tocilizumab. Ann Rheum Dis, 66：1162-1167, 2007
6) Nishimoto N, et al：Assessment of the validity of the 28-joint disease activity score using erythrocyte sedimentation rate（DAS28-ESR）as a disease activity index of rheumatoid arthritis in the efficacy eval-

uation of 24-week treatment with tocilizumab : subanalysis of the SATORI study. Mod Rheumatol, 20 : 539-547, 2010
7) Jones G, et al : Comparison of tocilizumab monotherapy versus methotrexate monotherapy in patients with moderate to severe rheumatoid arthritis : the AMBITION study. Ann Rheum Dis, 69 : 88-96, 2010
8) Gabay C, et al : Tocilizumab monotherapy versus adalimumab monotherapy for treatment of rheumatoid arthritis (ADACTA) : a randomised, double-blind, controlled phase 4 trial. Lancet, 381 : 1541-1550, 2013
9) Dougados M, et al : Adding tocilizumab or switching to tocilizumab monotherapy in methotrexate inadequate responders : 24-week symptomatic and structural results of a 2-year randomised controlled strategy trial in rheumatoid arthritis (ACT-RAY). Ann Rheum Dis, 72 : 43-50, 2013
10) Huizinga TW, et al : Clinical and radiographic outcomes at 2 years and the effect of tocilizumab discontinuation following sustained remission in the second and third year of the ACT-RAY study. Ann Rheum Dis, 74 : 35-43, 2015
11) Kaneko Y, et al : Comparison of adding tocilizumab to methotrexate with switching to tocilizumab in patients with rheumatoid arthritis with inadequate response to methotrexate : 52-week results from a prospective, randomised, controlled study (SURPRISE study). Ann Rheum Dis, 75 : 1917-1923, 2016
12) Ogata A, et al : Phase III study of the efficacy and safety of subcutaneous versus intravenous tocilizumab monotherapy in patients with rheumatoid arthritis. Arthritis Care Res (Hoboken), 66 : 344-354, 2014
13) Ogata A, et al : Longterm safety and efficacy of subcutaneous tocilizumab monotherapy : Results from the 2-year open-label extension of the MUSASHI study. J Rheumatol, 42 : 799-809, 2015
14) Ogata A, et al : A randomized, double-blind, parallel-group, phase III study of shortening the dosing interval of subcutaneous tocilizumab monotherapy in patients with rheumatoid arthritis and an inadequate response to subcutaneous tocilizumab every other week : Results of the 12-week double-blind period. Mod Rheumatol, 28 : 76-84, 2018

III章. B. 生物学的製剤　2) IL-6 阻害薬

2 サリルマブ

① 作用機序は？

- サリルマブ (sarilumab, ケブザラ®) は 2017 年 9 月に本邦で承認され, IL-6 受容体 (interleukin-6 receptor：IL-6R) をターゲットにしたトシリズマブ (tocilizumab：TCZ) に続く 2 剤目の薬剤である.
- サリルマブは IL-6 と結合する IL-6 受容体 α サブユニット (IL-6Rα) に対する IgG1 の完全ヒト型モノクローナル抗体 (分子量：約 14.4 万) である. 膜結合型と可溶性 IL-6Rα にともに高い親和性をもち, IL-6 の炎症カスケードをブロックする. IL-6Rα に対する結合力は TCZ の 15〜22 倍ある[1].
- IL-6 は多面的なサイトカインで B 細胞や T 細胞の成熟, 慢性炎症, さらに破骨細胞の形成や関節リウマチ (RA) の骨びらん形成にもかかわる. IL-6 を阻害することで発熱や急性期炎症反応蛋白を含む全身の炎症と骨破壊を抑えることができる.
- サリルマブは補体依存性細胞障害や抗体依存性細胞介在性細胞障害は誘導しない.
- Health Assessment Questionnaire-Disability Index (HAQ-DI) の改善は本剤投与開始し 4 週までに, ACR20 改善は 8 週までにみられ, 即効性が期待できる.

② 用いられる主な疾患と本薬剤の位置づけは？

適応疾患：関節リウマチ

- 少なくとも 1 剤の抗リウマチ薬による適切な治療を行っても効果不十分な場合に使用する. 生物学的製剤初回でも TNF 阻害薬からのスイッチでも効果は期待できる.

③ 治療開始時の注意点は？

- 投与前には, ほかの生物学的製剤と同様に投与禁忌や慎重投与に該当する項目がないかスクリーニングし安全性を確認する.
- 以下の既往歴がないか聴取し, 身体所見や血液検査, 画像検査を確認する.

1）感染症（結核，真菌，B型肝炎など）
- 血液検査で白血球数，リンパ球数に加え，胸部X線，胸部CT，ツベルクリン反応検査やインターフェロンγ遊離試験（クオンティフェロン®TB，T-スポット®.TB）で結核のスクリーニングを行う．同居家族やそのほか結核患者との濃厚な接触の有無も聴取することも重要である．潜在性結核感染症を疑う場合はイソニアジド300mg/日の予防投与を一般的には本剤投与3週前から開始する．
- 真菌感染症スクリーニングのためにβ-Dグルカンを測定し，必要に応じてフォローする．
- 肝炎ウイルスのスクリーニングのため，HBs抗原，HBs抗体，HBc抗体を測定し，必要に応じHBV-DNA定量を測定する．B型肝炎ウイルスのキャリアあるいは既感染の場合は"免疫抑制・化学療法により発症するB型肝炎対策ガイドライン（改訂版）"に従って管理する．HCV抗体も測定する．

2）腸管憩室
- 腹部〜骨盤部CTで憩室の有無を確認しておく．腸管憩室そのものは投与禁忌事項ではないが，腸管穿孔を起こした時に症状がマスクされ見逃しやすくなり注意が必要である．

3）間質性肺炎
- 間質性肺炎がある場合は増悪することがあり，聴診，KL-6やSP-Dなどの血液検査，胸部X線，胸部CTで確認する．

4）悪性腫瘍
- 本剤添付文書[2]によれば，海外試験併合安全性集団における全悪性腫瘍の発現率はプラセボ群，サリルマブ群のいずれも100人年当たり1.0件程度で同程度であるが，現時点ではTCZ同様悪性腫瘍の既往歴や治療歴，前癌病変のある症例では避けるのが望ましい．この点については今後の市販後調査や長期投与試験の結果が待たれる．
- 胸部〜骨盤部造影CT検査，上部消化管内視鏡検査，便潜血に加え，男性の場合は血清PSA，女性の場合はマンモグラフィーと婦人科受診で悪性腫瘍のスクリーニングを行う．

④ 使用方法は？（開始用量・用量変更）

- メトトレキサート（MTX）と併用でも非併用でも効果は期待できる．しかし，MTX併用vs. 非併用の試験は行われておらず，効果や副作用でどちらが優れているかはまだデータがない．
- サリルマブ200mgと150mgでは効果は200mgの方が期待でき，全体の副作用は同程度である．ただし，重大な副作用は200mgで多い傾向にあり，好中球減少や肝機能障害など副作用がある場合には150mgも検討される．

2. サリルマブ

> **処方例**
> - 200mg/回を2週に1回に皮下注射する．状態により150mg/回を2週間ごとに減量可能である．

⑤ 使用禁忌薬・併用薬の注意点は？

- 重篤な感染症を合併，活動性結核，本剤の成分に対し過敏症の既往歴のある場合は禁忌となる．
- ほかのRAに対する生物学的製剤と併用はしない．
- CYP3A4基質の薬剤（経口避妊薬，シンバスタチン，ミダゾラムなど）は血中濃度が減少するおそれがあり併用注意薬である．
- 妊娠時における安全性はデータがなく不明であるが，ヒトIgGは胎盤通過性があるため有益性が危険性を上回る時にのみ投与する．
- 授乳についてもデータはないが，ヒトIgGが乳汁中に移行することから本剤投与中は授乳を避ける．

⑥ 副作用は？

- 海外の各臨床試験の副作用を**表1**にまとめた．なおASCERTAIN試験（unpublished）では，本剤とTCZの副作用の発現率は同程度であった．

1）感染症

- サリルマブ200mg 2週間ごとの単剤投与で24週までの観察で，感染症は28.8％，重症感染症は0.5％であった．感染症の半分程度は上咽頭炎，上気道炎，気管支炎，尿路感染症のいずれかであった．感染症の頻度はアダリムマブ40mg 2週間ごとの単剤投与とほぼ同等であった．
- 後述する臨床試験のMOBILITY試験などの参加患者を組み入れた海外長期投与試験の3年時点では，重症感染症は4.2人/100人年であった．これはTCZ投与時の重症感染症の頻度と比べ同程度であった．
- ニューモシスチス肺炎は国内臨床試験において0.6％発生しており，必要に応じてST合剤の予防投与を検討する．
- 本剤開始後も定期的に胸部X線検査などを行う．IL-6を阻害することで発熱などの感染症状が抑制され，感染症の発見が遅れることがあり症状の変化に注意をしながら投与を行う．

表1：各試験の副作用

試験名	MOBILITY partB[3)]			TARGET[4)]			MONARCH[5)]	
投与期間	52週間			24週間			24週間	
投与群[注1]	プラセボ+MTX	150mg+MTX	200mg+MTX	プラセボ+csDMARDs	150mg+csDMARDs	200mg+csDMARDs	200mg	ADA 40mg
副作用	61.6%	74.5%	78.1%	49.7%	65.7%	65.2%	64.1%	63.6%
重篤な副作用	5.4%	8.8%	11.3%	3.3%	5.4%	3.3%	4.9%	6.5%
副作用での投与中止	4.7%	12.5%	13.9%	4.4%	7.7%	9.2%	6.0%	7.1%
感染症	31.1%	40.1%	39.6%	26.5%	22.1%	30.4%	28.8%	27.7%
好中球減少[注2]	0%	6.0%	8.5%	0.6%	7.7%	9.8%	10.3%	1.1%
血小板減少[注3]	N/A	N/A	N/A	0%	0%	0.5%	0.5%	0%
ALT上昇[注4]	2.1%	9.5%	8.0%	1.1%	2.2%	4.3%	3.3%	2.7%
TC上昇[注5]	18.3%	36.8%	43.0%	N/A	N/A	N/A	N/A	N/A
LDL-C上昇[注6]	11.5%	21.1%	27.8%	N/A	N/A	N/A	9.8%	3.3%
HDL-C上昇[注7]	32.2%	41.7%	42.7%	N/A	N/A	N/A	N/A	N/A
注射部位反応	1.2%	9.0%	10.1%	1.1%	7.2%	8.2%	7.6%	3.3%
抗薬剤抗体	2.8%	16.7%	13.0%	1.1%	6.1%	4.9%	7.1%	N/A

[注1]：サリルマブは投与量のみ記載した．[注2]：好中球数 $1,000/\mu L$ 未満．[注3]：血小板数 $5.0\times10^4/\mu L$ 未満．[注4]：ALT基準値上限3倍以上．[注5]：TC 240mg/dL 未満から 240mg/dL 以上へ上昇．[注6]：LDL-C 160mg/dL 未満から 160mg/dL 以上へ上昇．[注7]：HDL-C 60mg/dL 未満から 60mg/dL 以上へ上昇

MTX：methotrexate, csDMARDs：conventional synthetic disease modifying anti rheumatic drugs, ADA：adalimumab, N/A：not available, ALT：alanine aminotransferase, TC：total cholesterol, LDL-C：low density lipoprotein cholesterol, HDL-C：high density lipoprotein cholesterol

2）好中球減少

- 好中球 $1,000/\mu L$ 未満への減少がMTX併用，非併用にかかわらず7.8〜8.7%で観察されたが，自然に改善した症例が36.1〜44.4%，中止に伴い改善した症例が30.8〜36.1%でみられ，好中球減少と感染症は関係ないとする報告が多い．

3）肝機能障害

- サリルマブ単剤投与で37.0%の症例でALT上昇を認めるが，そのほとんどがALT基準値上限の3倍未満で軽度のもので，ALT基準値上限3倍以上となるのは3.3%であった．MTX併用でもALT基準値上限3倍以上となるのは8.0〜9.5%であり，定期的な肝機能検査は必要であるが，多くは軽度であり投与継続可能と考えられる．

4）脂質異常症

- 脂質異常症を新規に認めることがあり，必要に応じて脂質異常症に対する治療を行う．

5）腸管穿孔

- 国内臨床試験では発症はなかったが，海外での試験で消化管穿孔が100人年当たり0.16人であった．TCZでも腸管穿孔が知られており，結腸憩室を伴う症例では注意を要する．

2. サリルマブ

6）間質性肺炎
- 国内臨床試験では1例みられ，海外でも100人年当たり0.3人であった．間質性肺炎は重篤となりうるため，サリルマブの中止，ステロイドの投与を行う．

7）注射部位反応
- 7.2～10.1％の頻度で注射部位反応がみられているが，ほとんどは軽症～中等症で，使用の継続が可能である．

⑦ インフォームドコンセントのコツは？

1）治療の説明
- 「今までの関節リウマチに対する内服薬やTNF阻害薬で効果不十分や副作用で使用できなかった患者さんにも有効性が期待できます．2週間に1回皮下注射を行い，投与開始して4週間後には効果がみられはじめ，症状が軽快し日常生活が楽になる患者さんもいます．」

2）副作用
- 「今までの報告では，感染症，好中球減少，肝機能障害，脂質異常症などがありますが，ほとんどは軽度～中等度のものです．時に重症感染症が報告されていますが，この薬を投与中は感染症を発症しても発熱しないため，咳や痰，息苦しさ，頻尿や残尿感，排尿時痛などある時には，早めに受診するようにしましょう．」
- 「ニューモシスチス肺炎は発症すると重篤となりますので，必要に応じて予防目的でST合剤（バクタ®）を内服します．時にST合剤で皮疹が出る方がいらっしゃるので，その際は内服を中止して相談してください．」
- 「インフルエンザワクチンや肺炎球菌ワクチンの接種，手洗い，うがいといった感染症予防も大切です．しかし，生ワクチンは接種しないこととなっているので，わからなければお尋ねください．」
- 「頻度は低いですが間質性肺炎を起こすことがあり，息切れや空咳が続く時は早めに受診するようにしましょう．」
- 「注射をしたところが赤くなることがありますが，多くは軽症～中等症で治療を続けることができます．気になる時にはおっしゃってください．」

⑧ 主な適応疾患に対する効果（代表的な臨床データ）

1）臨床試験成績

- 主要な臨床試験の結果を**表2**にまとめた．

(a) MOBILITY試験 part B[3]

- MTX不応性の中等度〜高疾患活動性のRAの成人患者を対象に，プラセボ＋MTX群（プラセボ群），サリルマブ150mg/回2週間ごと＋MTX群（150mg群），サリルマブ200mg/回2週間ごと＋MTX（200mg群）の3群の第Ⅲ相プラセボ対照二重盲検比較試験である．

表2：臨床試験結果

試験名	対象	投与群[注1]	ACR20改善率（24週時）	ΔHAQ-DI	ΔmTSS
MOBILITY partB[3]	MTX不応の活動性のRA患者	200mg＋MTX	66.4%*†	−0.55±0.03（16週時）*†	0.25±4.61（52週時）*†
		150mg＋MTX	58.0%*†	−0.53±0.03（16週時）*†	0.90±4.66（52週時）*†
		プラセボ＋MTX	33.4%*	−0.29±0.03（16週時）*	2.78±7.73（52週時）*
TARGET[4]	TNFi不応の活動性のRA患者	200mg＋csDMARDs	60.9%*‡	−0.47±0.04（12週時）*§	N/A
		150mg＋csDMARDs	55.8%*‡	−0.46±0.04（12週時）*§	N/A
		プラセボ＋csDMARDs	33.7%*	−0.26±0.04（12週時）*	N/A
MONARCH[5]注2	bDMARDs未投与のMTX不応の活動性の関節リウマチ患者	200mg	71.4%¶	−0.61±0.05（24週時）#	N/A
		アダリムマブ40mg q2w	58.4%	−0.43±0.05（24週時）	N/A
国内臨床試験[2]	MTX不応の活動性のRA患者	200mg＋MTX	57.5%*†	N/A	N/A
		150mg＋MTX	67.9%*†	N/A	N/A
		プラセボ＋MTX	14.8%*	N/A	N/A
	RA患者	150mg	73.3%	N/A	N/A
		200mg	64.5%	N/A	N/A
		150mg＋DMARDs	80.0%	N/A	N/A
		200mg＋DMARDs	73.3%	N/A	N/A

*：主要評価項目，†：p＜0.0001 vs. プラセボ＋MTX，‡：p＜0.0001 vs. プラセボ＋csDMARDs，§：p＜0.001 vs. プラセボ＋csDMARDs，¶：p＝0.0074 vs. アダリムマブ40mg q2w，#：p＝0.0037 vs. アダリムマブ40mg q2w．
注1：サリルマブは投与量のみ記載した．注2：MONARCHの主要評価項目は24週時のDAS28-ESRの変化である．サリルマブ200mg q2w，アダリムマブ40mg q2wでそれぞれ−3.28，−2.20（p＜0.0001）であった．
HAQ-DI：health assessment questionnaire，mTSS：modified total Sharp score，MTX：methotrexate，TNFi：tumor necrosis factor inhibitor，csDMARDs：conventional synthetic disease-modifying antirheumatic drugs，N/A：not available，bDMARDs：biological DMARDs

主要評価項目は，16週時のHAQ-DIの変化，24週時のACR20改善率，52週時のmodified Total Sharp Score (mTSS)の変化とし，いずれもプラセボ群に対して150mg群，200mg群の優越性が示された．52週時のACR20改善率もプラセボ群で31.7%，150mg群で53.5%，200mg群で58.6%とプラセボ群に比べてそれぞれ有意に高かった（それぞれp＜0.0001）．mTSSで構造的破壊が進行しなかったのは，プラセボ群の38.7%に比べ150mg群で47.8%（p＜0.01），200mg群で55.6%（p＜0.0001）と有意に多かった．

- 最も多い副作用は感染症で，ほとんどの副作用は軽度〜中等度であった．重症感染症はプラセボ群で2.3%，150mg群で2.6%，200mg群で4.0%であった．日和見感染症の発症はプラセボ群で0.5%，150mg群で0.7%，200mg群で0.9%であった．結核の発症はなく，帯状疱疹が各群で2〜3人みられた．悪性腫瘍はプラセボ群で1人，150mg群で4人，200mg群で3人みられたが，以前に行われたTCZの試験と同程度であり，メタ解析ではTCZが悪性腫瘍を増加させるデータはない．注射部位反応はプラセボ群，150mg群，200mg群でそれぞれ1.2%，9.0%，10.1%であり，ほとんどは軽度〜中等度であったが，3名が注射部位反応によって中止となった．好中球数1,000/μL未満となったのは150mg群で6.0%，200mg群で8.5%であった．抗薬剤抗体はプラセボ群で2.8%，150mg群で16.7%，200mg群で13.0%検出されたが，抗薬剤抗体と効果の減弱や過敏症とは関係はなかった．

(b) TARGET試験[4]

- TNF阻害薬で効果不十分または副作用などで継続できなかった従来型合成疾患修飾抗リウマチ薬（conventional synthetic disease-modifying antirheumatic drugs：csDMARDs）を併用している関節リウマチ患者を対象に，プラセボ＋csDMARDs群（プラセボ群），サリルマブ150mg/回2週間ごと＋csDMARDs（150mg群），サリルマブ200mg/回2週間ごと＋csDMARDs（200mg群）の3群の第Ⅲ相プラセボ対照二重盲検比較試験である．主要評価項目は12週時のHAQ-DIの変化，24週時のACR20改善率である．これらの主要評価項目はプラセボ群に対して150mg群，200mg群で優越性が示された．HAQ-DIの改善は4週までに，ACR20改善率も8週目までに両サリルマブ投与群でプラセボと比較して有意差をもってみられ，早期から効果が期待できる．本試験では構造的破壊の評価は行われていない．

- 副作用は感染症が最も多く，投与中止となった原因は感染症，好中球減少，トランスアミナーゼ上昇が多かった．投与継続できなかったのはプラセボ群で4.4%，150mg群で7.7%，200mg群で9.2%であった．重大な副作用はプラセボ群で6人（3.3%），150mg群で6人（3.3%），200mg群で10人（5.4%）であり，感染症が最も多く，プラセボ群2人，150mg群1人，200mg群2人であった．200mg群で3名が心血管の副作用を生じ，非感染性の心内膜炎，房室ブロックによる失神，静脈血栓症が1名ずつであった．注射部位反応はサリルマブ群で約7〜8%で生じていたが，軽度〜中等度であり，投与中止の原因となるものはなかった．好中球減少はサリルマブ投与により，25〜30%

程度で生じているが，自然に改善することが多く，好中球減少により投薬中止となったのは，150 mg 群で 2.8％，200 mg 群で 1.6％，プラセボ群で 0.6％であった．好中球が 1,000/μL 未満となっても感染症の発生頻度は増えなかった．肝機能障害や血小板減少のために投薬が中止された例が 1 人ずつあった．抗薬剤抗体が検出されたのは 150 mg 群で 6.1％，200 mg 群で 4.9％であったが，抗薬剤抗体の出現と効果の減弱や過敏症とは関係がなかった．

(c) MONARCH 試験[5]
- 生物学的製剤使用歴のない MTX が無効もしくは継続できない患者を対象に行われ，サリルマブ 200 mg 2 週間ごと（サリルマブ群）とアダリムマブ 40 mg 2 週間ごと（アダリムマブ群）を比べた実薬対照二重盲検比較試験である．主要評価項目は 24 週時の DAS 28-ESR の投与前からの変化量，副次評価項目は 24 週時の DAS 28-ESR の寛解率，HAQ-DI，ACR 20 改善率，ACR 50 改善率，ACR 70 改善率などである．投与前と比べ 24 週時の DAS 28-ESR の変化量はサリルマブ群で -3.28，アダリムマブ群で -2.20 とサリルマブ群での優越性が示された．12 週時，24 週時の DAS 28-ESR での寛解達成率はサリルマブ群でアダリムマブ群と比べ有意に高く（それぞれ $p=0.0051$，$p<0.0001$），24 週時の ACR 20，ACR 50，ACR 70 改善率はサリルマブ群でそれぞれ 71.7％，45.7％，23.4％，アダリムマブ群でそれぞれ 58.4％，29.7％，11.9％と有意にサリルマブ群で高かった（すべて $p≦0.0074$）．24 週時の HAQ-DI もサリルマブ群で有意に改善がみられた（$p=0.0037$）．本試験では構造的破壊の評価は行われていない．
- 副作用の中で頻度が高いものは感染症，好中球減少，注射部位反応であった．サリルマブ群で好中球数 1,000/μL 未満となったのは 13.6％であったが感染症の頻度はアダリムマブ群と同程度であり，好中球減少と感染症の発生頻度には関係がなかった．注射部位反応はサリルマブ群で 7.6％にみられたが，ほとんどは軽度～中等度であった．抗薬剤抗体はサリルマブ群では 7.1％で生じたが効果の減弱や過敏症との関連はなかった．

(d) 国内臨床試験[2]
- MTX 効果不十分の関節リウマチ患者を対象に MTX 併用下で行われたプラセボ対照二重盲検比較試験における 24 週時の ACR 20 改善率はプラセボと比べ有意に高かった．単剤投与での 24 週時の ACR 20 改善率は 64.5～73.3％であり，MONARCH 試験と同程度の結果であった．臨床検査値異常を含む副作用は 66.8％でみられており，主な副作用は感染症，好中球減少症，注射部位反応であった．
- 本邦での MTX 併用（SARIL-RA-KAKEHASI 試験），非併用（SARIL-RA-HARUKA 試験）の詳細な結果が待たれる．

2）治療反応予測性
- 12 週までには効果がみられ，12 週までに治療効果がない場合は治療を再検討する．

（山本翔太郎・佐藤健夫）

文　献

1) Rafique A, et al：Evaluation of the binding kinetics and functional bioassay activity of sarilumab and tocilizumab to the human IL-6 receptor (IL-6R) alpha. Ann Rheum Dis, 72 (suppl 3)：A797, 2014
2) ケブザラ®添付文書，サノフィ株式会社，旭化成ファーマ株式会社，2017年12月改定(第2版)
3) Genovese MC, et al：Sarilumab plus methotrexate in patients with active rheumatoid arthritis and inadequate response to methotrexate：results of a phase III study. Arthritis Rheumatol, 67：1424-1437, 2015
4) Fleischmann R, et al：Sarilumab and nonbiologic disease-modifying antirheumatic drugs in patients with active rheumatoid arthritis and inadequate response or intolerance to tumor necrosis factor inhibitors. Arthritis Rheumatol, 69：277-290, 2017
5) Burmester GR, et al：Efficacy and safety of sarilumab monotherapy versus adalimumab monotherapy for the treatment of patients with active rheumatoid arthritis (MONARCH)：a randomised, double-blind, parallel-group phase III trial. Ann Rheum Dis, 76：840-847, 2017

Ⅲ章．B．生物学的製剤　3）T 細胞選択的共刺激調節剤

1 アバタセプト

① 作用機序は？

- アバタセプト（abatacept：ABT）（オレンシア®）は，日本では 2010 年に関節リウマチ（RA）に対し認可された 5 番目の生物学的製剤で，non-TNF 阻害薬の 1 種である．
- ABT は，CTLA 4 の細胞外ドメインとヒト免疫グロブリン IgG1 の Fc 領域からなる可溶性融合蛋白である．
- 作用機序は，抗原提示細胞表面の CD80/CD86 に結合することで，CD28 を介した共刺激シグナルを阻害する．その結果，T 細胞の活性化を抑制し，炎症性サイトカインやメディエーターの産生を抑制する．
- 近年，ABT は，T 細胞・B 細胞の相互作用を抑制することから，リウマトイド因子・抗シトルリン化蛋白抗体（ACPA）の産生を抑制することが報告されている．
- また，破骨前駆細胞のアポトーシスを促し，破骨細胞への分化を抑制することが報告されている．

② 用いられる主な疾患と本薬剤の位置づけは？

適応疾患：① 関節リウマチ，② 若年性特発性関節炎

- 本邦の適応疾患は，「既存治療で，効果不十分な関節リウマチおよび多関節に活動性を有する若年性特発性関節炎」となっている．
- 適応疾患として「一次性 Sjögren 症候群」「ループス腎炎」「早期 RA」が臨床試験進行中である．
- 欧米では，「乾癬性関節炎」も適応疾患となっている．

③ 治療開始時の注意点は？

- 日本リウマチ学会から RA に対する ABT の使用ガイドラインにおいて，以下の注意が提唱されている．

1. アバタセプト

1）肺感染症（結核，非定型抗酸菌症）の有無
- 潜在性結核が疑われた場合：イソニアジドを300mg/日あるいは低体重者では5mg/kg/日を6〜9ヵ月内服する．
- 非定型抗酸菌症を有する場合：非定型抗酸菌症の治療を優先する．その後，患者の全身状態，RAの活動性・重症度，非定型抗酸菌症の菌種・画像所見を考慮し，本剤による利益が危険性を上回ると判断された場合には治療開始を考慮する．

2）B型肝炎ウイルス（HBV）感染の有無
- HBs抗原のほか，HBs抗体やHBc抗体の測定を行い，キャリアおよび既往感染の確認が必要である．既感染者は，本剤開始後も，定期的にHBV-DNA定量を行っていく．キャリアの場合は，消化器内科受診とともに抗ウイルス薬内服下での治療を行う．

3）慢性閉塞性肺疾患や慢性細気管支炎の有無
- ABT投与により，増悪する場合があるため，注意が必要である．

4）ワクチン接種歴の有無
- ABT投与中は，帯状疱疹（水痘），麻疹，風疹，おたふくかぜ，BCGなどの生ワクチン接種は禁忌である．生ワクチン接種の場合は，本剤投与中止後，3〜6ヵ月の間隔を空けることが望ましい．特に妊娠後期に本剤を投与した場合は，乳児の生ワクチン接種で感染のリスクが高まる可能性があるので，少なくとも生後6ヵ月頃までは生ワクチンを接種しないことが望ましい．

5）妊娠・授乳
- 胎児・乳児への安全性が確立していないため，投与を回避することが望ましい．

6）悪性腫瘍の有無
- 現在のところ，ABT投与により悪性腫瘍の発生頻度が増加するとの報告はないが，悪性腫瘍の既往歴・治療歴が5年以内，あるいは前癌病変を有する場合は，投与を回避することが望ましい．

④ 使用方法は？（開始用量・用量変更）

- メトトレキサート（MTX）併用，非併用のどちらでも使用可能である．

> **処方例**
> - ABT点滴静注製剤：体重別の用量（＜60kgで500mg（2バイアル），60〜100kgで750mg（3バイアル），＞100kgで1,000mg（4バイアル））を1バイアルあたり10mLの日局注射用水（日局生理食塩液も使用可）で溶解後，日局生理食塩液（100mL）で希釈し，30分かけて点滴静注する．初回投与後，2週後，4週後に投与し，以後4週間隔で投与を継続する．
> - ABT皮下静注製剤：投与初日にローディングとして点滴静注を行った後，同日中に125mg1日1回の皮下注射を行い，その後，週1回，皮下注射する．ローディングなしで，125mgを1日1回，週1回，皮下注射から開始することも可能である．ABT点滴静注用製剤から皮下注製剤に切り替える場合，ローディングせず，次に予定している滴静注の代わりに初回皮下注射を行う．

⑤ 使用禁忌薬・併用薬の注意は？

- RAに対する適応を有するすべての生物学的製剤との併用は禁忌である．

⑥ 副作用は？

- 市販後に実施した使用成績調査（全例調査）において，安全性解析対象症例3,985例中614例（15.4％）に副作用が認められた．感染症は233例（5.8％）で，上気道の炎症47例（1.2％），帯状疱疹39例（1.0％），気管支炎35例（0.9％），口内炎35例（0.9％），鼻咽頭炎34例（0.9％），肺炎28例（0.7％）であった．重篤例は副作用全体で2.5％，感染症全体で1.0％であった．
- これらの頻度は，高齢である，罹病期間が長い，低体重である，関節リウマチの骨破壊および身体機能低下が進行している，肺合併症を有している，リンパ球数が低いほど有意に高くなる傾向を示した（2013年3月集計時）．
- 本剤による副作用の頻度は，TNF阻害薬の全例調査と比較し，低いことから，安全性は高いと考えられる．

⑦ インフォームドコンセントのコツは？

- 生物学的製剤の中で，本剤を選択する理由を含めて行うとよい．

1）治療の説明

- 実際の使用方法のほかに，以下の実施上の注意点も説明する．

1. アバタセプト

- 「投与前に室温に戻しておきましょう.」
- 「注射部位は大腿部,腹部,上腕部を選び,同一箇所へ繰り返し注射することは避け,新たな注射部位は,前回の注射部位から少なくとも3cm離しましょう.」
- 「皮膚の敏感な部位および傷,発赤,硬結のある部位には注射しないでください.」
- 「本剤は1回に全量を使用し,再使用しないでください.」

2) 副作用

a) 投与時反応・投与部位反応

- 「投与後,気分不快,呼吸困難感,潮紅,蕁麻疹,咳嗽,過敏症,瘙痒感,発疹,喘鳴などを認めた場合,主治医に相談してください.」

b) 感染症

- 「感染症予防のため,手洗い,うがいなど,一般的な予防を行うこと.また,口腔ケアも重要であるため,定期的な歯科受診をお勧めします.」
- 「インフルエンザワクチンは毎年,肺炎球菌ワクチンは65歳以上5年に1回の接種は受けてください.」
- 「投与時,発熱,感染症状(咳嗽,喀痰,腹痛,嘔吐,下痢など)がある場合は,本剤休薬となりますが,判断が難しい場合は主治医に相談してください.感染症が疑われる場合は,可能な限り医療機関(主治医あるいは近医)を受診してください.」

c) その他

- 「心配な症状がある場合は,主治医に相談してください.」

⑧ 主な適応疾患に対する効果(代表的な臨床データ)

1) 国内の使用成績調査(全例調査)

- ABT24週投与の全例調査の結果(n=3,095),DAS-CRPは投与4週後より低下しだし,24週目の寛解達成率は26.5%,低疾患活動性以下達成率は37.8%であった.投与24週間のDAS-CRP平均値の推移は,4.47→3.25であった.生物学的製剤ナイーブ群(n=777)とスウィッチ群(n=1,767)で比較すると,ナイーブ群(DAS-CRP:4.46→2.83)の方が,スウィッチ群(DAS-CRP:4.47→3.44)に比し,有効性が高い傾向にあった.24週目の寛解達成率も,ナイーブ群(39.6%)の方がスウィッチ群(20.7%)より高い傾向にあった.また,スウィッチ群の中での有効性は,過去の薬剤歴が少ないほど有意に高いことが示された.MTX併用の有無による有効性は,MTX併用群において,高い傾向にあった(MTX有群:ΔDAS-CRP−1.27,寛解率28.2%,MTX無群:ΔDAS-CRP

−1.10，寛解率22.9％）．そして，MTX投与量6〜8mg/週の比較において，8mg/週の方が，有意に有効であった（ΔDAS-CRP：MTX無群−1.10，MTX 6mg/週−1.21，MTX 8mg/週−1.37）．

2）臨床試験成績

(a) AGREE試験[1, 2]

- 欧米にて，MTX使用歴のない発症2年以内の早期RA症例を対象とし，ABT+MTX群とプラセボ+MTX群の2群で1年後の臨床的および構造的寛解を比較した多施設無作為化プラセボ二重盲検試験である．ABT群において，1年後の臨床的寛解および構造的寛解は有意に高いことが示された（DAS寛解率：41.4％ vs 23.3％，p＜0.001，TSS寛解：0.63 vs 1.06，p＝0.04）．副作用は重篤な合併症や感染症などを含め，有意差はなかった．事後解析において，試験開始3ヵ月目の疾患活動性の程度で，1年後の臨床的・機能的・構造的寛解に違いがあるか検討された．両群とも3ヵ月目で寛解に至った例では，1年後の臨床的寛解および構造的寛解達成率に違いはみられなかったが，機能的寛解達成率はABT群において有意に高い傾向が得られた．一方，投与3ヵ月目で中〜高疾患活動性の例では，1年後の臨床的・機能的寛解率は両群とも有意差はみられないものの低く，構造的寛解率はプラセボ群で有意に低かった．早期RAにおいてABTの有効性が示され，さらに早期の寛解達成は，機能的・構造的寛解を維持することにつながることが示された．また，早期に寛解に至らなくてもABTを投与し続けることにより，関節破壊抑制効果が得られることも示された．

(b) ATTEST試験[3, 4]

- 欧米にて，MTX抵抗性のRA症例を対象とし，ABT+MTX群，インフリキシマブ（infliximab：IFX）+MTX群，プラセボ+MTX群の3群で6ヵ月後および1年後の臨床的および機能的寛解を比較した多施設無作為化プラセボ二重盲検試験である．ABT群，IFX群とも，プラセボ群と比較し，6ヵ月および1年後の臨床的・構造的寛解率は有意に高く，その効果は同等であった（1年後DASの変化：−2.88，−2.25，DAS寛解率：18.7％，12.2％，HAQ寛解率57.7％，52.7％（おのおのABT群，IFX群））．副作用および副作用による生物学的製剤投与中止の頻度は，ABT群ではIFX群と比較し，有意に少なかったことから，安全性が高いことが示された（重篤な合併症率：9.6％，18.2％，合併症による中止率：3.2％，7.3％（おのおのABT群，IFX群））．その後，1年目で臨床的寛解が得られなかった例は変更し，さらに1年後の臨床的寛解を検討した．2年目のDAS寛解率は2年間ABT群26.1％，IFXからABT変更群28.6％と同等であり，合併症率も同等であった．ABTは確立したRAに対して，長期間安全に有効性を維持できる薬剤であるうえ，IFXからの変更という場合でも，安全で高い有効性を維持することが判明した．

(c) ATTAIN試験[5]

- 欧米にて，TNF阻害薬無効例のRA症例を対象とし，ABT+DMARDs群，プラセボ+DMARDs群の2群で6ヵ月後の臨床的および機能的寛解を比較した多施設無作為化プラ

セボ二重盲検試験である．ABT群で，投与開始2週間目から有意に臨床的有効性を認め，6ヵ月後の臨床的寛解率および構造的寛解率も有意に高かった（ACR70達成率は10％，HAQ寛解率47.3％）．合併症はプラセボと同等であった．ABTは，TNF阻害薬無効のRAにおいて，安全で高い有効性を持つことが判明した．

(d) AMPLE試験[6]

- 欧米にて，罹病期間5年以内で，MTX効果不十分，DAS28-CRP3.2（中等度疾患活動性）以上のRA患者を対象にし，ABT皮下注＋MTX群，アダリムマブ（adalimumab：ADA）＋MTX群の2群で2年後の臨床的・機能的・構造的寛解を比較した多施設無作為化プラセボ二重盲検試験である．薬剤反応性の推移を含めた上記項目に対する両群の有効性は，ほぼ同じであった（DAS寛解：50.6％，56.3％，HAQ寛解：54.1％，48.8％，TSS寛解：70.8％，73.1％（おのおのABT群，ADA群））．合併症の頻度は，ADAと比較し，ABTの方が低かった．事後解析にて，罹病期間半年以内の群とそれ以上の群に分け，有効性を検討したところ，有意差は認められなかった．罹病期間5年以内で活動性を有するRAに対し，ABTは，TNF阻害剤と有効性は同等で，安全性はTNF阻害薬より高いことが示された．

3）治療反応予測性

- ABTの治療効果は，投与4週目から認められている．ABT投与開始3ヵ月で寛解に至った例は，1年後の機能的・構造的寛解を維持することにつながる．

（神田浩子）

文　献

1) Westhovens R, et al：Clinical efficacy and safety of abatacept in methotrexate-naive patients with early rheum rheumatoid arthritis and poor prognostic factors. Ann Rheum Dis, 68：1870-1877, 2009
2) Smolen JS, et al：Attainment and characteristics of clinical remission according to the new ACR-EULAR criteria in abatacept-treated patients with early rheumatoid arthritis：new analyses from the Abatacept study to Gauge Remission and joint damage progression in methotrexate (MTX)-naive patients with Early Erosive rheumatoid arthritis (AGREE). Arthritis Res Ther, 17：157-169, 2015
3) Schiff M, et al：Efficacy and safety of abatacept or infliximab vs placebo in ATTEST：a phase III, multi-centre, randomised, double-blind, placebo controlled study in patients with rheumatoid arthritis and an inadequate response to methotrexate. Ann Rheum Dis, 67：1096-1103, 2008
4) Westhovens R, et al：Clinical efficacy and safety of abatacept in methotrexate-naive patients with early rheumatoid arthritis and poor prognostic factors. Ann Rheum Dis, 68：1870-1877, 2009
5) Genovese MC, et al：Abatacept for rheumatoid arthritis refractory to tumor necrosis factor alpha inhibition. New Engl J Med, 353：1114-1123, 2005
6) Schiff M, et al：Head-to-head comparison of subcutaneous abatacept versus adalimumab for rheumatoid arthritis：two-year efficacy and safety findings from AMPLE trial. Ann Rheum Dis, 73：86-94, 2014

Ⅲ章. B. 生物学的製剤　4) 抗CD20抗体

1 リツキシマブ

① 作用機序は？

- リツキシマブ（リツキサン®）はアメリカのIDEC Pharmaceuticals Corporation（IDEC社：現Biogen Idec Inc.）で創薬されたマウス−ヒトキメラ型モノクローナル抗体（遺伝子組換え製剤）である．
- 本剤はヒトB細胞表面に発現するCD20抗原に結合し，補体依存性細胞傷害作用（CDC：B細胞表面のCD20抗原に結合したリツキシマブのFc部分に補体が結合，活性化され，B細胞を傷害）および抗体依存性細胞傷害作用（ADCC：B細胞表面のCD20抗原に結合したリツキシマブのFc部分にマクロファージやNK細胞などエフェクター細胞のFcレセプターが結合し，エフェクター細胞がB細胞を傷害）を介し，既存の化学療法薬とは異なる作用機序で抗腫瘍効果を示す．なお，ヒトCD20抗原は，pro-B細胞，形質細胞を除くほとんどすべての正常および腫瘍化したB細胞に発現している分化抗原（リン蛋白質）であり，B細胞以外の細胞には発現していない．
- CD20陽性のB細胞性非Hodgkinリンパ腫，免疫抑制状態下のCD20陽性のB細胞性リンパ増殖性疾患に用いる場合は，免疫組織染色法またはフローサイトメトリー法などによりCD20抗原の検査を行い，陽性であることが確認されている患者のみに投与すること．

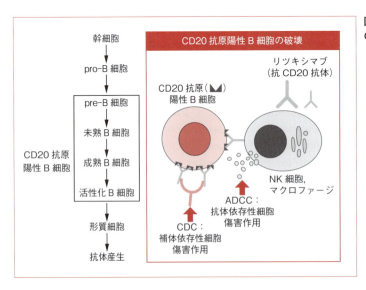

図1：B細胞分化とリツキシマブの作用機序

- CD20陽性のB細胞性非Hodgkinリンパ腫を対象とした臨床第Ⅰ相試験および第Ⅱ相試験において測定された100例中，リツキシマブ注に対するヒト抗キメラ抗体は4例に検出された．また，追加臨床第Ⅱ相試験においてリツキシマブ注投与開始日より3ヵ月後（40例），および6ヵ月後（25例）に測定を行った症例については，ヒト抗キメラ抗体は陰性であった．ヒト抗キメラ抗体を生じた患者に再投与された場合は，アレルギー，過敏反応などが発現する恐れがある[1〜3]．

② 用いられる主な疾患と本薬剤の位置づけは？

適応疾患：① CD20陽性のB細胞性非Hodgkinリンパ腫，② 免疫抑制状態下のCD20陽性のB細胞性リンパ増殖性疾患，③ Wegener肉芽腫症／顕微鏡的多発血管炎，④ 難治性のネフローゼ症候群（頻回再発型あるいはステロイド依存性を示す場合），⑤ 慢性特発性血小板減少性紫斑病，⑥ ABO血液型不適合腎移植／肝移植における抗体関連型拒絶反応の抑制，⑦ インジウム（^{111}In）イブリツモマブ チウキセタン（遺伝子組換え）注射液およびイットリウム（^{90}Y）イブリツモマブ チウキセタン（遺伝子組換え）注射液投与の前投与

- 関節リウマチ（RA）に対するリツキシマブについては，本邦では保険適応がないが，海外において，抗TNFα療法が無効であった症例に対し，メトトレキサート（MTX）との併用療法の有用性が報告され，2006年にはFDAが「1剤以上のTNF拮抗薬の効果不十分であった中等度〜重度の活動性RAを有する成人患者に対するMTX併用療法」として承認された[4]．

③ 治療開始時の注意点は？

- 本剤投与前には以下の問診や臨床検査の実施を検討し，全身状態と主要臓器の状態を観察のうえ，本剤投与の実施の是非について検討する．特に肝炎ウイルス検査は必ず実施すること．

1）問診

- 本剤の成分またはマウス蛋白質由来製品に対する重篤な過敏症またはアナフィラキシー反応の既往（投与禁忌）
- 血液中に50,000/μL以上の腫瘍細胞の存在の有無（他治療を考慮）
- 血液中に25,000〜50,000/μLの腫瘍細胞の存在の有無
- 脾腫の有無
- 心機能障害の合併またはその既往の有無
- 肺浸潤，肺機能障害の合併またはその既往の有無

- 咽頭扁桃，口蓋扁桃部位の病巣の有無
- B型肝炎ウイルス感染の有無またはその疑い
- 感染症を合併の有無
- 重篤な骨髄機能低下または腫瘍細胞の骨髄浸潤の有無
- 降圧薬による治療の有無

2) 検査

（治療前）
一般状態の観察　　〔血圧・体温・脈拍・体重〕
血液一般検査　　　〔白血球数・白血球分画・赤血球数・血色素量・血小板数〕
血液生化学的検査　〔総蛋白・アルブミン・総ビリルビン・ALP・AST（GOT）・ALT（GPT）・LDH・BUN・クレアチニン・尿酸・電解質（Na, K, Cl, Ca, P）・CRP〕
尿検査　　　　　　〔蛋白・糖・ウロビリノーゲン・潜血〕
心機能検査　　　　〔心電図・心臓超音波検査（左室駆出率など）〕*
肺機能検査　　　　〔SpO_2, PaO_2〕*
肝炎ウイルス検査　〔HBV（HBs抗原，HBc抗体，HBs抗体）・HCVのマーカー，ウイルス量〕

（治療期間中〜治療終了後）
一般状態の観察　　〔血圧・体温・脈拍・体重〕
血液一般検査　　　〔白血球数・白血球分画・赤血球数・血色素量・血小板数〕
心機能検査　　　　〔心電図〕*
肝炎ウイルス検査　〔HBV（HBs抗原，HBc抗体，HBs抗体）・HCVのマーカー，ウイルス量〕

*心機能，肺機能障害が疑われる場合

- 脾腫を伴う患者：注入速度を減速したり，注入開始速度を維持する投与方法を考慮すること．
- 心機能障害の合併または既往のある患者：投与中または投与直後に心電図や心エコーなどによるモニタリングを行うなど，患者の状態を十分に観察すること．
- 咽頭扁桃，口蓋扁桃部位に病巣のある患者：病巣の一過性腫脹により呼吸困難をきたした症例（2例）が報告されているため，このような症状が発現した場合は，副腎皮質ホルモン剤を投与するなど，適切な処置を行うこと．
- B型肝炎ウイルス感染またはその疑いのある患者：本剤投与前に適切な処置を行うこと．また，HBV-DNA量などの検査値の確認を行うとともに，治療期間中から治療終了後にも継続してHBVマーカー，HBV-DNA量のモニタリングや肝機能検査などを行って十分患者の状態を観察するなどガイドラインに沿った対応を行うこと．

④ 使用方法は？（開始用量・用量変更）

- 適応症と用法用量は下記の通りである．

> **処方例**
>
> - CD20陽性のB細胞性非Hodgkinリンパ腫：1回量375mg/m² を1週間間隔または併用薬の投与間隔に合わせて点滴静注する．最大投与間隔は8回とする．維持療法に用いる場合は375mg/m² を8週間間隔で最大12回投与とする．
> - 免疫抑制状態下のCD20陽性のB細胞性リンパ増殖性疾患：1回量375mg/m² を1週間間隔で最大8回投与とする．
> - Wegener肉芽腫症，顕微鏡的多発血管炎・慢性特発性血小板減少性紫斑病：1回量375mg/m² を1週間間隔で4回投与とする．
> - 難治性のネフローゼ症候群：1回量375mg/m² を1週間間隔で4回投与とする．ただし，1回当たりの最大投与量は500mg/m² までとする．
> - ABO血液型不適合腎移植/肝移植における抗体関連型拒絶反応の抑制：1回量375mg/m² を点滴静注する．ただし患者の状態により適宜減量する．
> - インジウム(^{111}In)イブリツモマブ チウキセタン（遺伝子組換え）注射液およびイットリウム(^{90}Y)イブリツモマブ チウキセタン（遺伝子組換え）注射液投与の前投与：250mg/m² を1回点滴静注する．

- 本剤投与開始時に頻発して現れるinfusion reaction（発熱，悪寒，頭痛など）を軽減させるために，本剤投与の30分前に抗ヒスタミン薬，解熱鎮痛薬などの前投与を行うこと．また，副腎皮質ホルモン剤と併用しない場合は，本剤の投与に際して副腎皮質ホルモン剤の前投与を考慮すること．

⑤ 使用禁忌薬・併用薬の注意は？

- 併用注意を要する薬剤としては下記が規定されている
- 生ワクチンまたは弱毒性生ワクチン（本剤のB細胞傷害作用により発病する恐れがある）
- 不活化ワクチン（B細胞傷害作用によりワクチンに対する免疫が得られない恐れがある）
- 免疫抑制作用を有する薬剤（過度の免疫抑制作用による感染症誘発の危険性がある）

⑥ 副作用は？

- 国内臨床試験成績（CD20陽性のB細胞性非Hodgkinリンパ腫承認時）において，安全性評価症例157例中，副作用は93.6％に認められ，主な副作用は発熱（64.3％），悪寒（34.4％），瘙痒（21.7％），頭痛（21.0％），ほてり（20.4％），血圧上昇（17.8％），頻

脈（17.2％），多汗（15.9％），発疹（14.0％）などであった．臨床検査値異常は白血球減少（47.8％，2,000/μL未満の白血球減少12.1％），好中球減少（45.9％，1,000/μL未満の好中球減少18.5％），血小板減少（10.2％，5万/μL未満の血小板減少1.9％），AST（GOT）上昇10.8％であった．
- 特に注意を要する副作用として下記があげられる．

1）infusion reaction
- リツキシマブの投与に関連して，投与中から投与開始24時間以内に多く現れる副作用で，一般の点滴静注に伴う過敏症，ショックなどと類似した発熱，悪寒，瘙痒などの症状が特徴である．
- 大半は初回点滴静注開始後30分〜2時間より24時間以内に現れる．
- また，infusion reactionの発現には一定の傾向が認められ，初回投与時，特に注入速度を最初に上げたのち30〜60分の間に多く発現する．
- バイタルサイン（血圧，脈拍，呼吸数など）のモニタリングや自他覚症状の観察など，患者の状態を十分に観察すること．異常が認められた場合は直ちに投与を中止し，適切な処置（酸素吸入，昇圧薬，気管支拡張薬，副腎皮質ホルモン剤の投与など）を行うとともに，症状が回復するまで患者の状態を十分に観察すること．

2）腫瘍崩壊症候群
- 治療により腫瘍細胞の急速な崩壊が起こる結果，大量の核酸，リン酸，カリウムが細胞内より血中に放出され，致命的な電解質異常および尿酸やリン酸カルシウムの析出による重篤な腎不全が生じる病態である．初回投与後12〜24時間以内に多く現れる．血清中電解質（Na, K, Cl, Ca, P），LDH値の測定，腎機能検査（BUN，クレアチニン，尿酸）などを行い，患者の状態を十分に観察すること．異常が認められた場合は直ちに投与を中止し，適切な処置（生理食塩液，高尿酸血症治療薬などの投与，透析など）を行うとともに，症状が回復するまで患者の状態を十分に観察すること．

3）B型肝炎ウイルスによる劇症肝炎，肝炎の重症化
- B細胞性非Hodgkinリンパ腫を中心とした国内外の使用において，B型肝炎ウイルスキャリアの患者または既往感染者に本剤を投与し，劇症肝炎または肝炎の増悪，肝不全により死亡した症例が報告されている．本剤の投与に先立ってHBV感染の有無を確認し，適切な処置を行う．B型肝炎の発症または増悪が認められた場合は，抗ウイルス薬を投与する，肝臓専門医に相談するなどの対応を検討する．

4）皮膚粘膜症状
- B細胞性非Hodgkinリンパ腫を中心とした国内での市販後の使用において，皮膚粘膜症状が発現し，死亡に至ったケースが報告されている．

1. リツキシマブ

- 重篤な皮膚粘膜症状が発現した場合には，本剤による治療を中止し，速やかに皮膚科専門医に相談するなど，適切な処置を行う．

5）汎血球減少，白血球減少，好中球減少，無顆粒球症，血小板減少

- B細胞性非Hodgkinリンパ腫を中心とした国内での市販後の使用において，重篤な血球減少を発現した症例が報告されている．
- 好中球減少に関しては，本剤の最終投与から4週間以上経過して発現した症例や，国内臨床試験において，本剤の最終投与から8ヵ月後に最低値に達した症例が報告されている．また，4週間以上好中球減少が持続する症例も報告されている．
- 重篤な血球減少が認められた場合は，本剤の休薬や支持療法などの適切な処置を行うこと．
- 特に重篤な好中球減少が認められた場合においては，本剤の休薬とともにG-CSFを投与するなどの支持療法を行うこと．

6）感染症

- 本剤の投与によりB細胞の枯渇（場合により，これに伴う血清免疫グロブリン値の低下）が生じ，また，リツキシマブの副作用である白血球減少，好中球減少が発現した場合，上記防御機構が破綻し，感染症が発現しやすくなると考えられる．
- 兆候がみられた場合は投与を中止し，適切な処置を行う．

7）進行性多巣性白質脳症（PML）

- 血液系悪性腫瘍など免疫不全となる疾患への罹患，免疫を抑制する薬剤投与などが要因となり，健康人の80％が潜在的に保有しているJCウイルス（ポリオーマウイルス）の活性化により発現すると考えられる．意識障害，認知障害，麻痺症状，言語障害などの症状が現れた場合にはMRIによる画像診断および脳脊髄液検査を行うとともに，本剤の投与を中止し，適切な処置を行うこと．

8）間質性肺炎

- B細胞性非Hodgkinリンパ腫を中心とした国内での市販後の使用において，間質性肺炎が発現し，死亡に至った例が報告されている．
- 異常が認められた場合，直ちにステロイドパルス治療など適切な処置を行うこと．

⑦ インフォームドコンセントのコツは？

- 治療方法および副作用に関する説明では以下のような点にも言及するとよい

1）治療の説明

- 実際に患者に行う予定の使用方法のほか，以下のような実施上の注意点も説明する．

- 「初めて点滴する日は，2〜8時間ほどかかります.」
- 「ワクチンを接種しても期待する予防効果が得られなかったり，予防すべき感染症にかかったりする恐れがありますので，最近ワクチン接種されたり，今後接種予定がある場合は，あらかじめ教えてください.」

2) 副作用

(a) infusion reaction

- 「点滴中から投与後に過敏症状のようなものが出ることがあります.」
- 「投与中，投与後に，悪寒や発熱，皮膚反応が起こったり，息苦しさなどを感じたら，すぐに伝えてください.」
- 「吐き気や頭痛，倦怠感などが現れる場合もあります.」
- 「2回目以降の治療では少なくなる傾向にあります.」

(b) 感染症

- 「細菌，真菌，あるいはウイルスによる感染症を起こすことがあります.」
- 「発熱，咳，息苦しさなどを感じたら，すぐにご相談ください.」
- 「外から帰ったときや食事・トイレの前後は手洗いをしましょう．手の荒れにも注意し，クリームで保湿をしましょう.」
- 「外出時には人ごみを避け，マスクをしましょう．また，帰ったときにはうがいをしましょう.」
- 「本剤投与により免疫が減弱していることもあり，インフルエンザワクチンなど不活化ワクチンについては，免疫が得られず，ワクチンの効果が減弱する恐れがあります．本剤初回投与の少なくとも4週間前までにワクチンの接種を行うことが推奨されています.」
- 「白血球，好中球，リンパ球が減少すると感染症を起こしやすくなります．定期的に血液検査を行って，場合によっては投与を延期することもあります.」
- 「B型肝炎ウイルスキャリアの患者さんまたは既往感染者に，本剤を投与すると，HBVの再活性化を生じ，重症化することがあります．事前に血液検査で感染の有無を確認し，必要に応じて専門医への紹介や抗ウイルス薬による治療を行います.」

(c) 間質性肺炎

- 「風邪のような症状（息切れ，咳，発熱など）が現れたり，ひどくなったりした場合には，まれに間質性肺疾患の可能性があります.」
- 「間質性肺疾患は致死的な経過をたどることがあるので，早期診断と対処が必要になります.」

- 「息苦しい，乾いた咳が続く，発熱などの症状が認められた場合には，ただの風邪だから，今までも同じような症状があったから，と思い込まずに，すぐに連絡してください.」

⑧ 主な適応疾患に対する効果（代表的な臨床データ）

- Wegener 肉芽腫症（多発血管炎性肉芽腫症）/顕微鏡的多発血管炎，難治性のネフローゼ症候群，慢性特発性血小板減少性紫斑病について紹介する.

1) Wegener 肉芽腫症（多発血管炎性肉芽腫症）/顕微鏡的多発血管炎
(a) 海外臨床試験（RAVE 試験[5] RITUXVAS 試験[6]）
- RAVE 試験と RITUXVAS 試験は，海外で行われた，Wegener 肉芽腫症または顕微鏡的多発血管炎を対象に，リツキシマブとシクロホスファミドの非劣性を検討した多施設ランダム化二重盲検試験である．リツキシマブは 1 回量 375 mg/m^2 を 1 週間隔で 4 回点滴静注した．RAVE 試験では，完全寛解率がリツキシマブ群 64 %，シクロホスファミド群 53 %であり，RITUXVAS 試験では治療開始後 1 年での寛解率がリツキシマブ群 76 %，シクロホスファミド群 82 %であり，リツキシマブはシクロホスファミドに対して非劣性が示された．安全性については，両群は同等であった．

2) 難治性のネフローゼ症候群
(a) 国内臨床試験[7]
- ステロイドと免疫抑制薬などへ治療抵抗性の小児発症ネフローゼ症候群患者を対象に，リツキシマブの有効性と安全性を検討した多施設ランダム化二重盲検試験である．リツキシマブは 1 回量 375 mg/m^2 を 1 週間隔で 4 回点滴静注した．
- この試験において，主要評価項目である無再発期間はリツキシマブ群で 267 日，プラセボ群で 101 日と有意に高いことが示された．安全性においては B 細胞除去期間で感染症が多かった．

3) 慢性特発性血小板減少性紫斑病
(a) 海外臨床試験[8]
- 治療抵抗性の慢性特発性血小板減少性紫斑病患者（血小板数 3 万/μL 未満）を対象に，リツキシマブの有効性と安全性を検討した多施設非盲検第 2 相試験である．リツキシマブは 1 回量 375 mg/m^2 を 1 週間隔で 4 回点滴静注した．
- この試験において，主要評価項目である 1 年後の血小板反応性は，良好群（5 万/μL 以上かつ治療開始前の 2 倍以上）は 40 %であり，リツキシマブの有効性が示された．また，安全性においても大きな問題はなかった．

(b) 国内臨床試験[9]

- 治療抵抗性の慢性特発性血小板減少性紫斑病患者（血小板数3万/μl以下）を対象に，リツキシマブの有効性と安全性を検討した多施設非盲検第3相試験である．リツキシマブは1回量375mg/m^{2}を1週間隔で4回点滴静注した．
- この試験において，主要評価項目である24週後の血小板数5万/μl以上は30.8％であり，リツキシマブの有効性が示された．また，安全性においても大きな問題はなかった．

（新納宏昭）

文献

1) Igarashi T, et al：Factors affecting toxicity, response and progression-freesurvival in relapsed patients with indolent B-cell lymphoma and mantle cell lymphoma treated with rituximab：a Japanese phase II study. Ann Oncol, 13：928-943, 2002
2) Igarashi T, et al：Re-treatment of relapsed indolent B-cell lymphoma with rituximab. Int J Hematol, 73：213-221, 2001
3) Tobinai K, et al：Feasibility and pharmacokinetic study of a chimeric anti-CD20 monoclonal antibody (IDEC-C2B8, rituximab) in relapsed B-cell lymphoma. Ann Oncol, 9：527-534, 1998
4) Cohen SB, et al：Rituximab for rheumatoid arthritis refractory to anti-tumor necrosis factor therapy：Results of a multicenter, randomized, double-blind, placebo-controlled, phase III trial evaluating primary efficacy and safety at twenty-four weeks. Arthritis Rheum, 54：2793-2806, 2006
5) Stone JH, et al：Rituximab versus cyclophosphamide for ANCA-associated vasculitis. N Engl J Med, 363：221-232, 2010
6) Jones RB, et al：Rituximab versus cyclophosphamide in ANCA-associate d renal vasculitis. N Engl J Med, 363：211-220, 2010
7) Iijima K, et al：Rituximab for childhood-onset, complicated, frequently r elapsing nephrotic syndrome or steroid-dependent nephrotic syndrome：a multicenter, double-blind, radomised, placebo-controlled trial. Lancet, 384：1273-1281, 2014
8) Godeau B, et al：Rituximab efficacy and safety in adult splenectomy candidates with chronic immune thrombocytopenic purpura：results of a prospective multicenter phase 2 study. Blood, 112：999-1004, 2008
9) Miyakawa Y, et al：Efficacy and safety of rituximab in Japanese patients with relapsed chronic immune thrombocytopenia refractory to conventional therapy. Int J Hematol, 102：654-661, 2015

Ⅲ章. B. 生物学的製剤　5) 抗 BLyS 抗体

1 ベリムマブ

① 作用機序は？

- B 細胞は抗体産生能を有するだけでなく，抗原提示能やサイトカイン分泌能を有し，樹状細胞などの機能も制御する免疫担当細胞である．その B 細胞は全身性エリテマトーデス（SLE）の病態形成において中心的役割を担う．これらの知見より B 細胞を標的とした治療が考案され，B 細胞選択的除去や，その生存・活性化に寄与する因子を標的とした治療が検討されている．
- BLyS は 285 個のアミノ酸で構成される TNF リガンドスーパーファミリーに属する分子である．別名 B cell activating factor belonging to the tumor necrosing factor family (BAFF) と呼ばれ，単球・マクロファージ・樹状細胞・好中球などの骨髄系細胞表面に発現する．BLyS には 3 つの受容体が存在し（図 1），transmembrane activator and calcium-modulator and cyclophilin ligand interactor (TACI)，BLyS receptor 3 (BAFF-R,

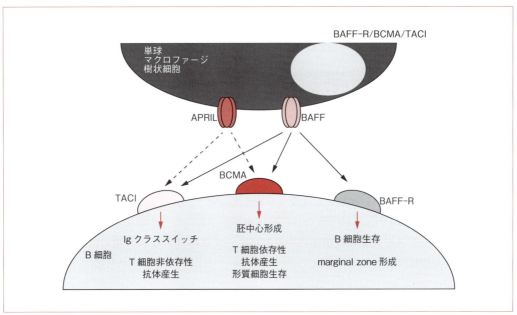

図 1：BAFF-R, BCMA, TACI とその作用
BAFF：B cell activating factor belonging to the tumor necrosing factor family, BCMA：B cell maturation antigen, TACI：transmembrane activator and calcium-molecular and cyclophilin ligand interactor

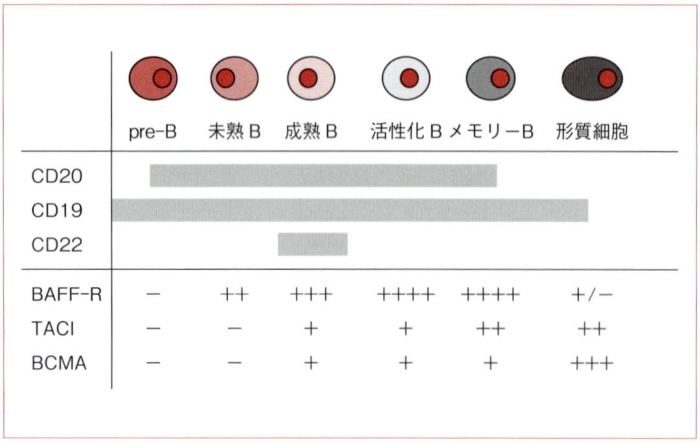

図2：B細胞の分化段階と細胞表面マーカー

	pre-B	未熟B	成熟B	活性化B	メモリーB	形質細胞
CD20						
CD19						
CD22						
BAFF-R	−	++	+++	++++	++++	+/−
TACI	−	−	+	+	++	++
BCMA	−	−	+	+	+	+++

BR3），B-cell maturation antigen（BCMA）を介してB細胞成熟や生存，免疫グロブリン産生を促進する．それぞれの発現はB細胞の成熟度によって異なる（図2）．血漿中BLyS濃度は健康成人と比較してSLE患者で高く，SLE患者ではBLyS濃度と疾患活動性スコアとの間に関連性が認められる．

- ベリムマブはBLySに対する完全ヒト型モノクローナル抗体であり，BLySがTACI，BAFF-R，BCMAに結合するのを特異的に阻害する．日本人を含む第Ⅲ相国際共同研究ではプラセボ群と比較し，52週時のSLE responder index（SRI）の評価で，ベリムマブ10mg/kg群において53.8％，プラセボ群において40.1％であり，本剤10mg/kg群ではプラセボ群に比べて統計学的に有意にSRIレスポンダー率が高かった（オッズ比1.99，95％信頼区間：1.40～2.82，p＝0.0001）．

② 用いられる主な疾患と本薬剤の位置づけは？

適応疾患：全身性エリテマトーデス（SLE）

- 既存治療で効果不十分な全身性エリテマトーデス（SLE）が適応である．
- ステロイド，免疫抑制薬などによるSLEに対する適切な治療を行っても，疾患活動性を有する場合に，本剤を上乗せして投与すること．
- 抗核抗体，抗dsDNA抗体などの自己抗体が陽性であることが確認されたSLE患者．
- 重症のループス腎炎または重症の中枢神経ループスを有するSLE患者に対する有効性および安全性は検討されていない．

③ 治療開始時の注意点は？

- 本剤の治療反応性は多くは6ヵ月以内にみられるため，同時期を超えても治療反応性が得

1. ベリムマブ

られない場合は本剤の治療計画を見直すこと．
- 本剤の 18 歳未満の患者への投与は有効性や安全性が確立していない．
- うつ病，うつ状態またはその既往を有する患者は自殺念慮または自殺企図が現れることがある．

(1) 問診
- 本剤(蛋白製剤)への過敏症，脱髄疾患，感染症，悪性腫瘍の有無および既往
- 活動性結核の有無，結核患者との接触歴，結核観戦歴・治療歴
- 妊娠の有無
- ワクチン接種

(2) 検査
- 血液検査(白血球数，リンパ球数，抗核抗体，抗 dsDNA 抗体，IgG，IgA，IgM，HBs 抗原，HBs 抗体，HBc 抗体，インターフェロンγ遊離試験)
- 胸部画像検査(胸部 X 線，胸部 CT)

④ 使用方法は？（開始用量・用量変更）

処方例
- 点滴静注用：通常，成人には 1 回 10mg/kg を初回，2 週後，4 週後に点滴静注し，以後 4 週間隔で投与する．
- 皮下注射用：通常，成人には 1 回 200mg を 1 週間の間隔で皮下注射する．

⑤ 使用禁忌薬・併用薬の注意は？

- 他の生物学的製剤またはシクロホスファミド静注薬との併用に対する安全性や有効性は現時点では検討されていない．

⑥ 副作用は？

- 第Ⅲ相国際共同試験において，本剤 10mg/kg が投与された症例 470 例中 136 例(28.9％)に臨床検査値異常を含む副作用が報告された．その主なものは，上気道感染 19 例(4.0％)，帯状疱疹 11 例(2.3％)，鼻咽頭炎，細菌性尿路感染および咳嗽 10 例(2.1％)であった．

1) 感染症
- 敗血症，結核などの重篤な感染症が現れることがあるので，患者の状態を十分に観察し，

異常が認められた場合には投与を中止するなど，適切な処置を行うこと．第Ⅲ相国際共同試験では20.0％にみられている．

(a) 結核
- 本剤の臨床試験では結核のリスク増加は示されていない．ただしかかる臨床試験は活動性結核や慢性感染症に対する治療を受けている患者は除外されており本剤による活動性結核への影響は調査されていないため十分注意する．

(b) B型肝炎およびB型肝炎ウイルス再活性化
- 本剤の臨床試験でのB型肝炎ウイルス再活性化の報告はないが，海外市販後に急性B型肝炎が報告されている．日本リウマチ学会による「B型肝炎ウイルス感染リウマチ性疾患患者への免疫抑制法に関する提言」に準拠した対応が望ましい．

(c) 進行性多巣性白質脳症
- 本剤の臨床試験での進行性多巣性白質脳症の報告はないが，海外市販後においてその発症が報告されている．患者の状態を十分観察し，意識障害，認知障害，麻痺症状などが現れた場合は，MRIなどによる画像診断および髄液検査を行うとともに本剤の投与を中止し適切な処置をする．

2）重篤な過敏症

- ショック，アナフィラキシー（血圧低下，蕁麻疹，血管浮腫，呼吸困難など）などの重篤な過敏症が現れることがある．発現率は0.6％であり，初回，もしくは2回目の投与時に頻度が高い．また，これらの症状が遅れて現れることがあり，この遅発性の反応には，発疹，悪心，疲労，筋肉痛，頭痛および顔面浮腫などを含むこともある．観察を十分に行い，異常が認められた場合には直ちに使用を中止し，適切な処置を行うこと．

⑦ インフォームドコンセントのコツは？

- 治療方法および副作用に関する説明では以下のような点にも言及するとよい．

1）治療の説明

- 「SLEに対し認可された初の生物学的製剤で，いままでのお薬とは全く違うメカニズムで薬効が現れることが期待されています．」
- 「点滴と皮下注射のどちらかを選ぶことができます．」
- 「ただし，まだ認可されたばかりで，その有効性や安全性については十分には検討されていないので，十分注意しながら治療していきます．」

2）副作用
（a）感染症

- 「細菌，真菌，ウイルスなどの感染症を併発することがあります．時に重篤化することがあります．」
- 「軽いものから重いものまで合わせると約20％程度に現れます．」
- 「発熱，咳嗽，息苦しさ，水疱など現れたらお早めにご相談ください．」
- 「また，なかには神経にトラブルを起こすウイルス感染症もごくまれに報告されていますので，意識がおかしい，手足に力が入らないなどの症状が現れましたらすぐにご相談ください．」
- 「このお薬が体に合わずに，アレルギー反応が現れることがあります．特に初回もしくは2回目にその頻度が高いです．投与したその日は息苦しさや，発疹が現れないか注意深く観察して，何か異常が現れた際にはご相談ください．」

3）死亡の可能性

- 「国際共同試験の結果によれば，本薬剤との因果関係の有無にかかわらず，0.4～1.0％の患者さんの死亡が報告されています．」

⑧ 主な適応症に対する効果（代表的な臨床データ）

（a）BLISS 52

- 本試験は13ヵ国（南米，アジア・オセアニア，欧州）が参加した第Ⅲ相国際共同試験である．この試験は18歳以上の1997年米国リウマチ学会の分類基準を満足するSLE患者で，SELENA-SLEDAI 6点以上，抗核抗体80倍以上もしくは抗dsDNA抗体30 IU/mL以上で治療としてプレドニゾロン40 mg/日以下で加療されている患者を対象とした．また中枢神経ループスや重篤なループス腎炎は除外された．すべての患者をプラセボ，ベリムマブ1 mg/kg，10 mg/kgの3群に無作為に割りつけ，0，14，28日に投与後，4週ごとに継続投与し，52週時点でのSRI-4達成率をprimary outcomeとした．プラセボ群287人，ベリムマブ1 mg/kg群288人，10 mg/kg群290に割り付けられた．それぞれの群にアジア人は37～40％含まれていた．試験開始前の平均SELENA-SLENDAIは10点前後で，BILAGカテゴリーAが1つ以上もしくはカテゴリーBが2つ以上ある患者は全体で58～59％であった．治療として平均ステロイド内服量はプレドニゾロン12～13 mg/日で免疫抑制薬併用率は42～43％であった．52週時点でのSRI-4達成率はプラセボ群（44％）と比較してベリムマブ1 mg/kg群（51％），および10 mg/kg群（58％）は有意に高かった．有害事象の発生率に3群間で差はなく，重篤な感染症はそれぞれ6％，8％，4％であった．B細胞を標的とした治療であるため治療前後でのIgG・A・M濃度はプラ

セボと比較してベリムマブ群では有意に減少した．死亡例はベリムマブ群で3名（感染症），プラセボ群で1名（敗血症後の心停止）認めた．

(b) BLISS 72

- 本試験は19ヵ国（欧米，欧州）が参加した第Ⅲ相国際共同試験である．エントリー基準やベリムマブの投与量はBLISS 52と同一である．primary outcomeもBLISS 52と同一だが，Secondary outcomeとして72週時点でのSRI-4達成率を検証している．プラセボ群275人，ベリムマブ1mg/kg群271人，10mg/kg群273に割り付けられた．アジア圏外の地域を対象としているためアジア人は2〜4％程度であった．試験開始前の臨床特徴として平均SELENA-SLEDAI値はBLISS 52とほぼ変わらないが，BILAGカテゴリーAが1つ以上もしくはカテゴリーBが2つ以上ある患者は全体で58〜68％と多く，ステロイド内服量はプレドニゾロン8.4〜9.4mg/日は少なく，免疫抑制薬併用率は56％前後と多かった．52週時点でのSRI-4達成率はプラセボ群（33％）と比較してベリムマブ10mg/kg群（43％）は有意に高かったが，1mg/kg群（40％）はプラセボ群と差は見出せなかった．また72週時点でのSRI-4達成率はプラセボ群，ベリムマブ群で有意差はなかった．これは52〜72週にかけて脱落率が多かったことや，プラセボ群でステロイド使用量が多かったことなどが影響していたと考察されている．有害事象の発生率に3群間で差はなく，重篤な感染症はプラセボ群6％，ベリムマブ1mg/kg群7％，10mg/kg群4％であった．

〈花岡洋成〉

Ⅲ章．B．生物学的製剤　6）抗RANKL抗体

1 デノスマブ

① 作用機序は？

- 破骨細胞は単球・マクロファージ系の前駆細胞から分化し，骨吸収において中心的な役割を担う細胞である．前駆細胞から破骨細胞の分化過程には，マクロファージコロニー刺激因子（macrophage colony-stimulating factor：M-CSF）とともにTNFファミリーに属する膜結合型サイトカインRANKL（receptor activator of nuclear factor kappa B ligand）が必須である．
- RANKLは破骨細胞前駆細胞に存在する受容体RANKに結合して細胞に作用する．また生理的なRANKL阻害分子osteoprotegerin（OPG）は，RANKに対して競合的にRANKLと結合することで破骨細胞分化を抑制する．
- 生理的骨吸収のみならず，関節リウマチ（RA）骨破壊においても破骨細胞が重要な役割を果たす．RANKLは生理的な骨吸収において重要な因子であるが，**RA骨破壊に関与する破骨細胞の形成にもRANKLが必要不可欠である**．
- RA炎症関節におけるRANKL産生細胞は，滑膜線維芽細胞，T細胞，骨芽細胞などであり，RANKLの誘導には，TNF-αやIL-6などの炎症性サイトカインやグルココルチコイドなどが関与する．
- 最近では初期RAの血中RANKL/OPG比が将来的な骨関節破壊の予測因子であるとの報告もある．
- デノスマブ（プラリア®）は遺伝子組換え抗RANKLヒトIgG2モノクローナル抗体であり，骨粗鬆症の治療薬であるとともに，RAに伴う骨びらんの治療薬として用いられる．
- 国内外臨床試験において，0.4％で本剤に対する結合抗体が認められたが，中和抗体の産生は認められなかった．
- 健康な成人，低骨密度または骨粗鬆症の閉経後女性およびがん患者に本剤を皮下投与したときの絶対バイオアベイラビリティは約62％であった．
- 日本人閉経後女性の骨粗鬆症患者に本剤60 mgを6ヵ月に1回，計2回皮下投与したとき，血清中デノスマブ濃度に累積は認められなかった．

② 用いられる主な疾患と本薬剤の位置づけは？

適応疾患：① 骨粗鬆症，② 関節リウマチに伴う骨びらんの進行抑制

- 骨粗鬆症患者の骨密度を増加させ，椎体，非椎体，大腿骨近位部骨折の抑制作用を有する．
- 「骨粗鬆症の予防と治療ガイドライン2015年版」の有効性の評価において，すべての項目でAランクとなっており，ビスホスホネート製剤などと並んで骨粗鬆症治療の第一選択薬となっている．
- RAに伴う骨びらんの進行抑制という適応症を有し，**メトトレキサート(MTX)などの抗炎症作用を有する抗リウマチ薬による適切な治療を行っても，画像検査で骨びらんの進行が認められる場合に使用する**．
- 臨床試験(投与期間：1年間)において，骨びらんの進行を抑制する効果は認められているが，関節症状または身体機能を改善する効果，関節裂隙の狭小化を抑制する効果は認められておらず，本剤が抗リウマチ薬の補助的な位置づけの薬剤であることを十分に理解したうえで，適応患者を選択すること．

③ 治療開始時の注意点は？

- 以下の問診や検査を通して，使用禁忌もしくは慎重投与に該当しないかの検討を十分に行う．特に他の骨粗鬆症治療薬との重複には注意が必要である．

1) 問診

- 本剤以外の骨粗鬆症治療薬使用の有無
- 顎骨壊死・顎骨骨髄炎，および歯科治療などそのリスク因子の有無
- 痙攣，しびれ，失見当識など低カルシウム血症を疑わせる症状の有無
- 妊娠の有無，挙児希望

2) 検査

- 血液検査(血清補正カルシウム値，腎機能検査)
- 添付文書の記載通り，本剤投与によって低カルシウム血症が現れることがあるため，低カルシウム血症を起こすおそれのある患者，重度の腎機能障害のある患者は慎重投与となっており，本剤投与開始前に血清補正カルシウム値を確認し，低カルシウム血症のある患者は，本剤投与前に低カルシウム血症を治療する必要がある．
- 治療効果判定を目的とした骨代謝マーカー測定
- 単純X線やエコー，CT，MRI検査による骨びらんの有無検索

④ 使用方法は？（開始用量・用量変更）

- RA 患者に対して他の抗リウマチ薬の使用，非使用にかかわらずに使用可能．ただし疾患活動性を制御する効果はないため，何らかの抗リウマチ薬との併用が必要．
- 生物学的製剤使用患者に対して相加的，相乗的な効果を示すかどうかについては不明．

> **処方例**
> - 骨粗鬆症治療の目的で使用する場合には 6 ヵ月に 1 回，デノスマブとして 60 mg を皮下注射．
> - RA に伴う骨びらんの進行抑制目的で使用する場合には，6 ヵ月に 1 回の投与においても骨びらんの進行が認められる場合には，3 ヵ月に 1 回，皮下投与することができる．

- 低カルシウム血症の予防のため，血清補正カルシウム値が高値でない限り，毎日カルシウムおよびビタミン D の経口補充のもとに本剤を投与する．ただし，腎機能障害患者や，すでに活性型ビタミン D を使用している患者においては，適宜，活性型ビタミン D を使用するとともに，カルシウムについては投与の必要性を判断し，投与量を調整する．
- 投与開始後早期およびその後も定期的に血清カルシウム値を測定し，血清補正カルシウム値の変動や，痙攣，しびれ，失見当識などの症状に注意する．

> **実際の処方例**
> - 単純 X 線像で骨びらんを認める罹病期間 2 年の RA 患者に対して，メトトレキサートに加えてデノスマブを 6 ヵ月ごとに 60 mg 皮下注射．低カルシウム血症予防のため，内服薬として沈降炭酸カルシウム/コレカルシフェロール/炭酸マグネシウム配合錠（デノタス® チュアブル）1 日 2 錠併用．1 年後の単純 X 線像で骨びらんの進行がみられたため，デノスマブの頻度を 3 ヵ月ごとに変更．

⑤ 使用禁忌薬・併用薬の注意は？

- 使用禁忌は本剤の成分に対し過敏症の既往歴のある患者，低カルシウム血症の患者，妊婦または妊娠している可能性のある婦人である．低カルシウム血症の患者に対してはその治療を行った後に投与する．妊娠可能な婦人に対しては，適切な避妊を行うよう指導する．
- カルシウム製剤やビタミン D 製剤を除くと他の骨粗鬆症治療薬との併用は原則として不可．
- 骨粗鬆症患者においては，本剤治療中止後，骨吸収が一過性に亢進し，多発性椎体骨折が現れることがあるので，投与を中止する場合には，本剤治療中止後に骨吸収抑制薬の使用を考慮する．

⑥ 副作用は？

- 骨粗鬆症患者を対象とした国内第Ⅲ相臨床試験において，総症例 881 例中 159 例 (18.0％) に副作用（臨床検査値異常を含む）が認められた．主なものは，低カルシウム血症 7 例 (0.8％)，背部痛 7 例 (0.8％)，γ-GTP 上昇 7 例 (0.8％)，高血圧 7 例 (0.8％)，湿疹 6 例 (0.7％)，関節痛 5 例 (0.6％)であった［承認時］．
- 重大な副作用のうち，低カルシウム血症と顎骨壊死には特に注意が必要である．
- 低カルシウム血症は腎機能障害患者に生じやすいため，投与前に血清補正カルシウム値の測定とともに腎機能を確認する必要がある．低カルシウム血症の発現を防止するためには，カルシウムおよびビタミン D の経口補充のもとに定期的に血清補正カルシウム値をモニタリングしたうえで本剤を投与することが推奨されている．そのための薬剤としてカルシウム／天然型ビタミン D_3 ／マグネシウム配合剤が発売されているが，腎機能障害患者やすでに活性型ビタミン D 製剤を使用している患者においては，適宜活性型ビタミン D を使用するとともに，必要に応じてカルシウム投与量を調整する．
- 顎骨壊死・顎骨骨髄炎は，閉経後骨粗鬆症患者に対する海外第Ⅲ相骨折評価試験 (FREEDOM) の延長試験において，6 年間で 2,343 例中 6 例の報告がある．顎骨壊死の発生予防のためには，デノスマブの使用を考慮する症例では，あらかじめ歯科衛生状況を検討したうえで使用することが望ましく，口腔内を清潔に保ち，定期的な歯科検査を受けることが重要である．リスク因子としては，悪性腫瘍，化学療法，血管新生阻害薬，コルチコステロイド治療，放射線療法，口腔の不衛生，歯科処置の既往などが知られている．
- 非定型大腿骨折については，数例の症例報告がある．
- 骨粗鬆症患者において，本剤治療中止後，骨吸収が一過性に亢進し，多発性椎体骨折が現れることがあるので，投与を中止する場合には，本剤治療中止後に骨吸収抑制薬の使用を考慮する．ただし骨粗鬆症の存在しない RA 患者に対して短期間使用する場合には，中止後の骨吸収抑制薬投与は不要と考えられる．
- その他の副作用としてアナフィラキシー，治療中止後の多発性椎体骨折，重篤な皮膚感染症などがある．

⑦ インフォームドコンセントのコツは？

1）治療の説明

(a) 骨粗鬆症治療目的に使用する場合

- 「6 ヵ月ごとの投与で，骨密度を高めて骨折の発生を抑制することが示されています．」

(b) RA 骨びらん進行抑制目的に使用する場合

- 「関節リウマチ患者において骨びらんの進行を抑制することが示されています．」

- 「6ヵ月ごとの投与によっても骨びらんの進行が認められる場合には，投与頻度を3ヵ月ごとに増やす可能性があります．」
- 「炎症や軟骨破壊の進行には有効性が示されていないため，何らかの抗リウマチ薬との併用が必要です．」

2）副作用

- 「低カルシウム血症を示すことがあります．」（骨粗鬆症，RA）
- 「顎骨壊死・顎骨骨髄炎のリスクが高まるため，口腔内を清潔に保ち，定期的な歯科検査を受けてください」（骨粗鬆症，RA）
- 「大腿骨転子下骨折や大腿骨骨幹部骨折のリスクを上げる可能性があります」（骨粗鬆症）
- 「使用中止後に骨吸収が一過性に亢進して，多発性椎体骨折を起こすことがあるので，自己判断で中止せず，必ず医師に相談してください．」（骨粗鬆症）

⑧ 主な適応疾患に対する効果（代表的な臨床データ）

1）臨床試験成績

（a）骨粗鬆症：海外試験[1]

- FREEDOM試験は閉経後骨粗鬆症患者7,868例を対象とした骨折予防試験である．デノスマブ60 mg投与群はプラセボ群と比較して投与開始36ヵ月後の新規椎体骨折を68％，大腿骨近位部骨折を40％，非椎体骨折を20％抑制した．その後本試験は延長された結果が報告され，10年間投与を受けた群において同様の骨折発生率の抑制が報告された．さらにこれらの骨折抑制効果は，年齢，体格指数，大腿骨頸部BMD，既存椎体骨折，クレアチニンクリアランス，居住地域，人種，他骨粗鬆症薬治療歴に影響されないことがサブ解析によって示された．また有害事象については悪性腫瘍，感染症，心血管系疾患，骨折治癒遅延，高カルシウム血症のリスク増加はみられず，顎骨壊死の発生はなかった．

（b）骨粗鬆症：国内試験[2]

- 原発性骨粗鬆症患者を対象とした2年間の第Ⅲ相二重盲検試験において，デノスマブ群［472例（女性449例，男性23例）］およびプラセボ群［480例（女性456例，男性24例）］の椎体骨折発生率（累積）はそれぞれ3.6％，10.3％であり（相対リスク減少率66％），プラセボ群に対して有意な骨折抑制効果が確認された（p＝0.0001）．
- さらに1年間延長して実施された継続試験において，3年間投与によるデノスマブ群（472例）の椎体骨折発生率（累積）は，3.8％であった．3年間投与時の1年ごとの椎体骨折粗発生率は1年目1.9％，2年目1.6％，3年目0.3％であった．なお，本試験では，すべての患者に対して，治験期間中に毎日少なくとも600 mgのカルシウムおよび400 IUの天然型ビタミンDが補充された．

(c) RA：海外試験[3]

- 海外第Ⅱ相試験では，227名のMTX投与中の活動性RA症例に対して，プラセボ投与，あるいは6ヵ月に1度デノスマブ60mgまたは180mgの皮下注を行った．
- デノスマブは疾患活動性の制御には効果がなかったが，骨びらんスコアは60mg群で75％，180mg群で86％の有意な改善を示した．一方関節裂隙狭小化スコアには変化がみられなかった．
- デノスマブは腰椎および大腿骨近位部の骨密度を有意に改善させた．

(d) RA：国内試験[4,5]

- 国内第Ⅱ相試験では，MTX治療中のRA患者350例を対象にプラセボ，またはデノスマブ60mgを6ヵ月ごと(Q6M)，3ヵ月ごと(Q3M)，2ヵ月ごと(Q2M)に投与した．1年後の骨びらんスコアの変化は，プラセボ群0.99，デノスマブQ6M群で0.27，Q3M群で0.14，Q2M群で0.09，といずれも有意に進行を抑制した．デノスマブは疾患活動性の制御には効果がなく，関節裂隙狭小化スコアにも変化がなかった[4]．デノスマブは骨代謝マーカーであるCTX-I，P1NPを有意に抑制し，腰椎と大腿骨近位部の骨密度を有意に改善した．
- 国内第Ⅲ相試験では679名のcsDMARD使用中のRA患者に対してプラセボ，あるいはデノスマブ60mgを6ヵ月ごと(Q6M)，3ヵ月ごと(Q3M)に投与した．1年後の骨びらんスコアの変化は，プラセボ群0.98，デノスマブQ3M群で0.22，Q6M群で0.51といずれも有意に進行を抑制した．また非進行患者(mTSS変化<0.5)がプラセボ群64.2％，デノスマブQ3M群で78.1％，Q6M群で75.6％と有意に改善した[5]．

2) 治療反応予測性

- 骨粗鬆症に対して投与する場合は，投与後の骨代謝マーカー抑制が治療効果判定に有効である．骨密度上昇は投与6ヵ月後から認められ，骨折予防効果と相関することが報告されている．
- RA骨びらん抑制効果について，治療効果を予測する因子は知られていないが，骨代謝マーカー低下はRANKL抑制効果を示しているため，治療効果の判定に有用である可能性がある．

（田中　栄）

文　献

1) Cummings SR, et al：Denosumab for prevention of fractures in postmenopausal women with osteoporosis. N Engl J Med, 361：756-765, 2009
2) Nakamura T, et al：Clinical Trials Express：fracture risk reduction with denosumab in Japanese postmenopausal women and men with osteoporosis：denosumab fracture intervention randomized placebo controlled trial(DIRECT). J Clin Endocrinol Metab, 99：2599-2607, 2014
3) Cohen SB, et al：Denosumab treatment effects on structural damage, bone mineral density, and bone turnover in rheumatoid arthritis：a twelve-month, multicenter, randomized, double-blind, place-

bo-controlled, phase Ⅱ clinical trial. Arthritis Rheum, 58：1299-1309, 2008
4) Takeuchi T, et al：Effect of denosumab on Japanese patients with rheumatoid arthritis：a dose-response study of AMG 162 (Denosumab) in patients with RheumatoId arthritis on methotrexate to Validate inhibitory effect on bone Erosion (DRIVE) -a 12-month, multicentre, randomised, double-blind, placebo-controlled, phase Ⅱ clinical trial. Ann Rheum Dis, 75：983-990, 2016
5) Takeuchi T, et al：Effects of denosumab, a subcutaneous RANKL inhibitor, on the progression of structural damage in Japanese patients with rheumatoid arthritis treated with cs DMARDs：Results from the 12-month double blind phase 3, DESIRABLE study. Ann Rheum Dis, 76：841, 2017

Ⅲ章. C. 免疫抑制薬　1) アルキル化剤

1 シクロホスファミド

① 作用機序は？

- シクロホスファミド（エンドキサン®）はわが国において最も古くから用いられている免疫抑制薬の一つであり，日本での発売は1962年である．マスタードガスは世界大戦において化学兵器として使用されて，そのリンパ球増殖抑制効果が抗癌剤へと応用された．シクロホスファミドは抗癌剤ナイトロジェンマスタード系のアルキル化薬としてドイツで開発され，同じく日本で開発されたナイトロジェンマスタード誘導体・ナイトロミンに代わって広く抗癌剤・免疫抑制薬として用いられることになった．
- のちに多くの免疫抑制薬が登場するが，シクロホスファミドはその使用経験の豊富さと，長期間にわたる使用での臨床データの蓄積により未だに免疫抑制薬として中心的役割を果たしている．
- シクロホスファミドはプロドラッグであり，肝代謝酵素であるチトクロームP-450（主にCYP2B6）で代謝されて活性型となり，一部がホスファミドマスタードとなる．これがDNAをアルキル化して架橋形成によってDNA複製を阻害することにより，抗腫瘍効果や免疫抑制効果を発揮する．細胞周期非特異的であることから，分裂細胞にも休止細胞にもともに作用しうる．免疫抑制薬としては，臓器移植後の拒絶反応を抑えるために用いられたり，自己免疫疾患においては主にB細胞の増殖を抑制することにより抗体産生の抑制などの免疫抑制効果を発現する．

② 用いられる主な疾患と本薬剤の位置づけは？

適応疾患：① 全身性エリテマトーデス（SLE），② 全身性血管炎（中小型・大型），③ 多発性筋炎/皮膚筋炎（PM/DM），④ 強皮症（SSc），⑤ 混合性結合組織病（MCTD），⑥ 血管炎を伴う難治性リウマチ性疾患

- 上記疾患のうち強皮症を除く疾患においては，メインの治療薬はグルココルチコイドであり，病勢が強くステロイド単独では病勢が抑え切れない重症例，あるいはステロイド治療単独では再燃率が高いことが明らかな場合に主に用いられる．したがって，通常はプレドニゾロン1mg/kg BWの高用量もしくはメチルプレドニゾロン1,000mg/日×3日のステロイドパルス療法を施行したのち治療効果を判定し，不十分と判断された場合に用いる．

しかしSLEや中小型血管炎などで肺胞出血や急速進行性糸球体腎炎（RPGN）を伴うような極めて重篤な症例の場合，PM/DMで間質性肺炎が急激に進行しているような場合には，ステロイドの効果判定を待たずに速やかにシクロホスファミドを使用すべきである．

- SLEの重要臓器病変を伴わない軽症例においては，シクロホスファミドよりは副作用の少ないミコフェノール酸モフェチル（MMF）など，またANCA関連血管炎の軽症例においてはメトトレキサート（MTX）やアザチオプリン（AZA）など他の免疫抑制薬，重症例においてはリツキシマブ（RTX）など他の治療法の選択肢が増えてきており，副作用などを考え徐々にシクロホスファミドの使用量は今後減少してくるものと思われる．
- SScにおいては，合併症として間質性肺炎・肺高血圧症などがある．SScによる間質性肺炎に対して2009年のヨーロッパリウマチ学会（EULAR）recommendationにおいてはシクロホスファミドが推奨されているが，エビデンスとして確立はされていない．強皮症の皮膚硬化に対しては，長く対処法はないとされてきたが，特に急速に進む高度の皮膚硬化に対しては近年強力な免疫抑制療法により軽快がみられたという症例報告が散見される．その場合は，むしろシクロホスファミド静脈注射投与治療（IVCY）施行後，下記の総投与量の限界までシクロホスファミド経口投与治療（POCY）の投与を続けると徐々に皮膚硬化が改善するという症例がある．

③ 治療開始時の注意点は？

- シクロホスファミドには催奇形性の報告があり妊娠可能年齢の男女は適切な避妊をすべきである．性腺機能障害の副作用があるが若い女性で投与期間が6ヵ月以内でかつ総投与積算量も多くなければ，特にその後不妊になる可能性は低い．たとえシクロホスファミドの投与により無月経になったとしても，投与をやめれば月経が正常化し胎児に先天奇形なく挙児できると考えられるが，胎児の先天奇形を避けるためシクロホスファミド治療終了後1，2回の月経を経てから妊娠することが推奨される．
- 他の免疫抑制薬と同様に，投与開始前にはB型肝炎ウイルス（HBV）のスクリーニングをすることが，日本肝臓学会およびリウマチ学会からのガイドラインで推奨されている．HBVキャリアは核酸アナログ製剤を投与しながらシクロホスファミドの投与を行う必要があり，またHBcAb陽性の既感染者でも，シクロホスファミドの投与中はHBV-DNAの定量を少なくとも3ヵ月に一度は行い，20IU/mL（1.3Log IU/mL）以上のウイルスが検出された場合もやはり核酸アナログ製剤を並行投与することが求められている．これは本薬の投与によるB型劇症肝炎による死亡を予防するためのものである．
- B型肝炎ウイルス検査の他にも，β-Dグルカン，C型肝炎ウイルス（HCV）抗体，胸部X線検査，結核菌IFNα遊離試験などを行い，感染症のrule outを行う必要がある．もし結核感染が疑われたら，抗結核薬を併用しながらの投与も検討する．
- 肝障害のある患者，腎障害のある患者には慎重投与となっており，肝障害がある場合は投与中血清ASTやビリルビン値のモニタリングを厳重に行うこと，腎障害がある場合は後

述の投与量の調節を行うことが必要である．また高齢の患者に投与する際も同様の投与量の調節を考慮する．白血球減少がある患者，膀胱癌の既往がある患者，過去のシクロホスファミドの投与で出血性膀胱炎の既往がある患者においても慎重に投与する必要がある．

④ 使用方法は？（開始用量・容量変更）

- わが国で難治性リウマチ性疾患に対して保険適用として承認された添付文書上の用法用量は以下の通りである．

  経口：1日50～100mgを経口投与する．年齢，症状により適宜増減する．
  点滴：1日1回500～1,000mg/m^2（体表面積）を静脈内投与する．原則として投与間隔を4週間とする．年齢，症状により適宜増減する．

処方例

- シクロホスファミド750mgを2時間かけて点滴静注する．以後750mgを4週間ごとに3回または6回点滴静注する．

- 厚生労働省の「ANCA関連血管炎診療ガイドライン（2017）」によると，ANCA関連血管炎の寛解導入治療においては，ステロイド単独よりもステロイド＋IVCYもしくはPOCYを提案するとされ，特にIVCYとPOCYとではIVCYを提案する，とされた[1]．またRTXとの比較においても，日本でのRTXの使用経験の少なさを踏まえ，よりIVCYを提案するとされた．重篤な腎障害を伴う症例では，ステロイド＋POCY＋血漿交換が提案され，寛解維持療法としてはシクロホスファミドではなくAZAが提案された．一方，英国リウマチ学会（BSR）のガイドラインやEULARのrecommendationでは，IVCYは15mg/kg（最大で1.2～1.5g）が標準投与量となり，当初3回は2週おき，以後は3週ごとに3～6ヵ月間の投与が推奨されている．POCYとIVCYでは寛解率に差がないのに副作用発現率はPOCYで多いと報告されていることから，IVCYが推奨されている．
- POCYとIVCYとでは，効果と副作用の違いについていくつかの報告があり，結論として効果としてはほぼ同等でありながら，IVCYの方が後述する不妊や二次性悪性腫瘍の発生は少ないとされ，最近はIVCYが主流である．POCYでは投与積算量としてどうしても月に1,500mg以上，多ければその2倍の投与量になるのに比べ，IVCYでは多くても月あたりの投与量は1,500mg程度までに抑えられることが多いからである．
- SLEで，ループス腎炎を伴ったり，肺胞出血，中枢神経ループスなど重要臓器病変を伴った時などの重症例の寛解導入治療においては，1990年代までにIVCYが標準治療として確立されたが，高用量投与に伴う卵巣機能不全や発癌性などが問題となり，ループス腎炎治療においては低用量のプロトコール（500mg/m^2×6回，2週間おき）でも同様の効果が得られたという報告以来[2]，副作用を防ぐ意味もあり低用量プロトコールが主流になっている．アメ

1. シクロホスファミド

リカリウマチ学会（ACR）とEULARの合同recommendation（2012）ではループス腎炎のIII型，IV型に対する寛解導入療法は，ステロイドに加えIVCYもしくはMMFのいずれかの免疫抑制薬の併用，と並列で推奨している．上記の重要臓器病変を合併している場合を除いては，今後シクロホスファミドが選択されにくくなると考えられ，特に妊娠可能年齢の女性に対する治療としてはIVCYよりもMMFなどの経口免疫抑制薬が選択される傾向にある．

- 積算投与量の関係から，SLEやANCA関連血管炎などでは，寛解導入治療としてIVCY 500〜1,000 mg/m² の投与を病状に応じて4週おきに3〜6回続けたのち，MTX，MMF，タクロリムス（TAC），AZAなど他の免疫抑制薬を用いて寛解維持を行うというのが主流である．

- 病状などにより初期投与量を決めたら，1回目の投与後約10日前後にみられる白血球減少のボトム値をみながら次回以降の投与量を増減することが望ましい．白血球数の最低値（nadir）が3,000/mm³ 未満になった場合は，次回投与は約1〜2割程度投与量を減量する．逆に白血球数の減少が全くみられなかった場合には投与量が少なすぎる可能性を考慮して，次回の増量を検討する．ただし，感染症を併発した場合には白血球数に影響が出るため，それを考慮に入れることが重要である．

- シクロホスファミドは腎排泄のため腎機能低下がある患者に使用する場合には，減量が必要である．また高齢者においては，易感染性や加齢に伴う肝・腎機能低下があり，やはり減量が望ましい．BSRとEULARのrecommendationによる年齢と腎機能によるIVCYの容量調節について**表1**に示す[3]．これは年齢と腎機能の両方を勘案し，腎機能は血清クレアチニン値が1.7 mg/dL以上の場合と，3.4 mg/dL以上との場合に分け，年齢は60歳未満，60歳以上70歳未満，70歳以上とで分けることにより投与量を減らしていくプロトコールである．しかし，個々の患者のもともとの病勢との兼ね合いもあり，また同じ年齢でも個々の患者により老化・衰弱の度合いはまちまちであり，それらを無視して一概に年齢だけで区切るのも問題があることも事実である．実際の患者の投与量についてはこれらすべてを勘案してどれくらい減量するかを検討する．なお，シクロホスファミドは血液透析により除去されるので，透析患者では投与量を50％に減量したり，あるいは投与間隔を空けるなどの工夫が必要であるが，決まった方法はない．

- 小児患者ではシクロホスファミドはステロイド抵抗性のネフローゼ症候群に使われることが多く，小児膠原病で使用する場合はかなりまれである．成人と同様に性腺機能障害が出るの

表1：BSRのAAV診療ガイドラインにおける年齢と腎障害によるIVCYの用量調節

年齢	血清クレアチニン 1.7〜3.4 mg/dL	血清クレアチニン 3.4〜5.7 mg/dL
60歳未満	15 mg/kg/回	12.5 mg/kg/回
60歳以上70歳未満	12.5 mg/kg/回	10 mg/kg/回
70歳以上	10 mg/kg/回	7.5 mg/kg/回

（文献3より引用改変）

で，男児精巣萎縮は特に注意が必要なため，総投与量を 200 mg/kg 以内に収めることが求められる．同時に LH, FSH, テストステロン, 二次性徴なども定期検査していく必要がある．

⑤ 使用禁忌・併用薬の注意点は？

- 添付文書上の併用禁忌は，成人 T 細胞白血病などに用いるペントスタチンを投与中の患者, 本薬に対して重篤な過敏症の既往のある患者，重症感染症を合併している患者となっている．ペントスタチンとの併用で心毒性が発現し死亡例が報告されているが，リウマチ性疾患治療の際に問題になることはまずない．重症化した場合に用いることが多い本薬は，感染症を併発していても使用せざるを得ないケースをしばしば経験する．その際には感染症増悪のリスクを上回るベネフィットがあると判断される場合にのみ使用する．

⑥ 副作用は？

- 短期的な副作用としては，骨髄抑制，出血性膀胱炎，悪心嘔吐，感染症，口内炎，間質性肺炎，SIADH などがある．悪心嘔吐対策にはメトクロプラミド（プリンペラン®）や，症状が強い場合にはグラニセトロン（カイトリル®）などを用いる．出血性膀胱炎は補液や飲水量の増大によって予防可能である．しかしもし出現した場合には，次回以降のシクロホスファミド投与時に，チオール系薬剤のウロミテキサン（メスナ®）を投与することもある．ウロミテキサンはシクロホスファミドの代謝産物で出血性膀胱炎の原因となるアクロレインと結合し毒性を弱める．
- 長期的な副作用としては，総投与量によって性腺機能障害による不妊や，二次性の悪性腫瘍がある．多発血管炎性肉芽腫症（GPA）の患者を対象にしたコホート研究の結果，総投与量が 36 g を超えると急性骨髄性白血病や膀胱癌のリスクが著しく増えることが示されている[4]．また，BSR の「ANCA 関連血管炎治療ガイドライン」においては総投与量は 25 g を超えないようにとしている[3]．これらより，少なくとも長期にわたる治療で総投与量が 25 g を超えてくる場合には，シクロホスファミドを投与するにあたってはそれに伴う発癌リスクを上回るベネフィットがあることを確認する必要がある．

⑦ インフォームドコンセントのコツは？

- 副作用

  - 「この薬の投与によって，不妊になる可能性があります．通常は 6 ヵ月以内の投与であれば，投与をやめてから 3 ヵ月程度で妊娠可能になりますが，保証の限りではありません．」
  - 「その点について，パートナーとよく相談して下さい．」

- 「この薬の投与によって，出血性膀胱炎になり，血尿が出ることがあります．そのような症状が出たらすぐに知らせて下さい．」
- 「この薬の継続投与により総投与量がある一定以上になると，白血病や膀胱癌などの発癌のリスクが高まることがわかっています．必要最小限の使用量にはしますが，発癌の可能性があることをご承知おき下さい．」

⑧ 主な適応疾患に対する効果（代表的な臨床データ）

（a）グルココルチコイド（GC）＋POCY と GC＋IVCY のランダム化比較試験（RCT）

- ANCA関連血管炎患者を対象とした3件のRCT（199名）およびこのうち1件の長期成績の報告があるが，GC＋IVCYはGC＋POCYと比べて死亡率，重篤合併症発現，重篤感染症合併に関しては優れていた．しかし，非再燃率ではGC＋POCYより劣っていた[1]．

（駒形嘉紀）

文　献

1) 厚生労働科学研究費補助金難治性疾患等政策研究事業 難治性血管炎に関する調査研究班 有村義宏ほか編：ANCA関連血管炎診療ガイドライン2017，診断と治療社，2017
2) Houssiau FA et al：Immunosuppressive therapy in lupus nephritis：the Euro-Lupus Nephritis Trial, a randomized trial of low-dose versus high-dose intravenous cyclophosphamide. Arthritis Rheum, 46：2121-2131, 2002
3) Ntatsaki E, et al：BSR and BHPR guideline for the management of adults with ANCA-associated vasculitis. Rheumatology (Oxford), 53：2306-2309, 2014
4) Faurschou M, et al：Malignancies in Wegener's granulomatosis：incidence and relation to cyclophosphamide therapy in a cohort of 293 patients. J Rheumatol, 35：100-105, 2008

III章．C．免疫抑制薬　2）抗生物質

1 シクロスポリン

① 作用機序は？

- シクロスポリンは，ノルウェーの土壌に含まれていた真菌の一種である *Tolypocladium inflatum* Gams の代謝産物として 1970 年に発見された 11 アミノ酸からなる疎水性の環状ポリペプチドである．多くのアイソフォームが存在するが，天然に最も多いシクロスポリン A が臨床で使用される．
- シクロスポリン製剤（サンディミュン®，ネオーラル®）は選択的なカルシニューリン阻害薬であり，細胞内結合蛋白であるイムノフィリンと複合体を形成し，セリン/スレオニンホスファターゼのカルシニューリンに結合することでその酵素活性を阻害する．T 細胞の細胞質内に存在する転写因子 NFAT はカルシニューリンにより脱リン酸化されると核内へ移行して転写調節作用を示すが，シクロスポリンはこれを阻害することで，T 細胞による IL-2 などのサイトカイン産生を抑制して T 細胞依存性の免疫応答を抑制する．
- この免疫抑制作用のほかに，シクロスポリンは多剤耐性の原因となるリンパ球表面に発現する P 糖蛋白質への拮抗阻害作用を示し，ステロイド抵抗性を改善させる効果も報告されている．この作用は免疫抑制作用よりも低用量で可能である．

② 用いられる主な疾患と本薬剤の位置づけは？

> 適応疾患：① 臓器（腎・肝・心・肺・膵・小腸）移植における拒絶反応，② 骨髄移植の拒絶反応および移植片対宿主病の抑制，③ Behçet 病（眼症状のある場合）およびその他の非感染性ぶどう膜炎（既存治療で効果不十分であり，視力低下のおそれのある活動性の中間部または後部の非感染性ぶどう膜炎に限る），④ 尋常性乾癬（皮疹が全身の 30％以上に及ぶものあるいは難治性の場合），膿疱性乾癬，乾癬性紅皮症，乾癬性関節炎，⑤ 再生不良性貧血・赤芽球癆，⑥ ネフローゼ症候群（頻回再発型あるいはステロイドに抵抗性を示す場合），⑦ 全身型重症筋無力症（胸腺摘出後の治療において，ステロイド薬の投与が効果不十分，または副作用により困難な場合），⑧ アトピー性皮膚炎（既存治療で十分な効果が得られない患者）で保険適応を取得している．

- シクロスポリンは臓器移植の拒絶反応をコントロールする薬として臨床応用されている．リウマチ・膠原病疾患領域においては，急性間質性肺炎，マクロファージ活性化症候群な

1. シクロスポリン

どのステロイド抵抗性難治性病態の治療に広く使用されてきたが，保険適応となっている疾患は少ない．
- Behçet病と乾癬以外に，関節リウマチ（RA），全身性エリテマトーデス，多発性筋炎・皮膚筋炎などに対してもシクロスポリンの有効性が報告されるが，本邦では，同じカルシニューリン阻害薬でこれらの疾患に保険適応があるタクロリムスが使用される．

③ 治療開始時の注意点は？

- シクロスポリンには併用禁忌，併用注意の薬剤が多く，多剤の併用には細心の注意を払う．
- サンディミュン®は，その作用に疎水性シクロスポリンAを胆汁酸によって乳化する必要があり，食事内容や服用時間，胆汁酸の分泌量の影響により吸収率が不安定である．ネオーラル®は，界面活性剤などを配合したマイクロエマルジョン化されており，吸収効率が比較的安定である．このため，ネオーラル®からサンディミュン®への切り換えは，血中濃度が低下して用量不足になる恐れがあるため推奨されていない．
- シクロスポリンは胎盤通過性があるが，アルキル化薬や葉酸代謝拮抗薬のようにDNA傷害を介した細胞増殖抑制作用を持たないため，生殖細胞への影響は少ないとされる．しかし，早産，低出生体重児の増加などが報告されており，添付文書上は妊婦・授乳婦には投与禁忌である．

④ 使用方法は？（開始用量・用量変更）

- 疾患により開始用量が異なる．

> **処方例**
> - 眼Behçet病では，1日量5mg/kgを分2で開始し，以後，1ヵ月ごとに1日1〜2mg/kgずつ減量または増量し，維持量は1日3〜5mg/kg（増減）．
> - 乾癬では，1日量5mg/kgを分2で開始し，効果がみられた場合は1ヵ月ごとに1日1mg/kgずつ減量し，維持量は1日3〜5mg/kgとする（血中濃度を参照し適宜増減）．

- シクロスポリンの血中濃度は病態や食事内容，併用薬などの要因で変動し，吸収効率にも個人差があるため，血中濃度の高い場合の副作用および血中濃度の低い場合の効果減弱などを防ぐため，**定期的に血中濃度を測定し，トラフ値を参考にして投与量を調節することが必要**である．
- トラフ値の測定では，薬剤を1日2回で投与し，次回の薬剤服用前に採血するとよい．具体的には，薬剤を朝服用せずに来院，採血後に薬剤を服用するという方法が考えられる．
- 定常状態について，薬剤の投与開始後どの程度で定常状態に達するか明確になっていないが，一般的な目安は3〜5日といわれる．測定時期については，治療のガイドラインで投

- 与開始から1ヵ月は2週間に1回，その後は月に1回程度測定することが推奨されている．
- トラフ値の至適濃度は疾患により異なるが，開始当初は血中トラフ値を100〜200 ng/mL程度に，維持期においては150 ng/mLを超えないことが望ましい（トラフ値が150 ng/mLを超過すると腎障害の発症率が高まる）．

⑤ 使用禁忌薬・併用薬の注意は？

- ネオーラル®は上部消化管で吸収され，代謝酵素チトクロームP450 3A4（CYP3A4）により肝臓で代謝される．CYP3A4およびP糖蛋白の阻害作用を有するため，これらの酵素，輸送蛋白質に影響する医薬品・食品と併用する場合に相互作用が生じることから，本剤との併用禁忌，併用注意の薬剤が多く細心の注意を要する．
- マクロライド系抗生物質，アゾール系抗真菌薬，カルシウムチャネル拮抗薬，グレープフルーツジュースはシクロスポリンの血中濃度を高め，カルバマゼピン，フェノバルビタール，フェニトインなどの抗てんかん薬やリファンピシンなどはシクロスポリンの血中濃度を低下させるため投与時には慎重なモニタリングが必要である．
- タクロリムス（外用薬を除く），ピタバスタチン，ロスバスタチン，ボセンタン，アリスキレン，アスナプレビル，バニオウレビル，グラゾプレビル，生ワクチンを投与中の患者には投与禁忌である．
- シクロスポリンのP糖蛋白質の阻害作用によりコルヒチンの血中濃度が上昇することがあり，肝臓または腎臓に障害のある患者でコルヒチンを服用中の患者には投与禁忌である．
- シクロスポリンはBehçet病のさまざまな病態に有効であるものの，臨床試験で神経毒性が示されており，神経Behçet病の症例には原則投与しない．本剤投与中のBehçet病の症例に精神症状や神経症状がみられた際は，原因精査とともに本剤の中止を考慮する．

⑥ 副作用は？

- 腎機能障害，高血圧や血管障害などの副作用に特に注意を要する．いずれも，用量依存性，可逆的のことが多く，トラフ値による血中濃度のモニタリングが大切である．

1) 腎機能障害

- 腎血管収縮による腎血流量低下により高頻度に認める副作用である．糸球体濾過率（GFR）<50では可能な限り投与を控えるべきである．

2) 高血圧

- 降圧薬で対応困難な際は減量を行う．高血圧性脳症，可逆性後白質脳症症候群などの重篤な副作用を合併することがあり注意が必要である．

3）血管障害

- 血管内皮障害により，まれに血栓性微小血管障害（TMA）を発症することがある．

4）感染症

- 他の免疫抑制薬との併用の際は，過度の免疫抑制により，感染症のリスクが上昇する．特に，ニューモシスチス肺炎やサイトメガロウイルス感染症などの日和見感染症に注意する．

5）その他

- 多毛，高カリウム血症，低マグネシウム血症，肝障害，振戦，知覚障害，歯肉腫脹，頭痛，脂質異常，嘔気，腹痛，下痢などの消化器症状がある．

⑦ インフォームドコンセントのコツは？

- 治療法や副作用についての説明では以下のポイントに言及するとよい．

1）治療の説明

- 「免疫にかかわるTリンパ球に作用し，異常な免疫反応を抑える薬です．」
- 「薬の効果を最大限に効かせ，かつ副作用を最小限に抑えるためには，患者さんひとりひとりに最も適した服用量を決める必要があります．定期的に採血を行って，血中濃度（血液中に含まれる薬の量）を測定して，服用量を調節します．」
- 「食事の内容，他の薬との飲み合わせで薬の効果が弱くなったり，効きすぎてしまう場合があります．副作用などを起こしやすくする原因にもなるので，現在服用している薬剤は必ず主治医に相談してください．他の医療機関を受診する際も，本剤を服用していることを伝えてください．」
- 「グレープフルーツジュースを飲むと薬の作用が強く出ることが知られているので，避けてください．」
- 「セイヨウオトギリソウ（セント・ジョーンズ・ワート）を含む健康食品と一緒に服用すると，薬の作用が弱くなることが知られているので，飲食は控えてください．」

2）副作用

- 「尿の量が少ない，むくみなどの症状が現れたら，腎臓の障害が疑われるので早めに連絡してください．」
- 「血圧が上昇することがあるので，定期的に血圧を測定します．ご自分でも定期的に家庭血圧を測定しましょう．」

- 「細菌，真菌，ウイルスなどの感染症にかかりやすくなることがあります．まめに手洗いやうがいを行い感染予防に心がけてください．」
- 「感染症は時に重症化しますので，早期発見が大切です．発熱，倦怠感など普段にはない体調変化がある際は早めに相談してください．」
- 「そのほか，多毛，手のふるえ，知覚過敏（しびれ感），めまい，歯ぐきの腫れ，頭痛，吐き気，腹痛，食欲不振，下痢などの症状が続く場合は主治医や薬剤師にご相談ください．」

⑧ 主な適応疾患に対する効果（代表的な臨床データ）

(a) Behçet 病

- 活動性眼病変を有する完全型または不全型 Behçet 病への新規投与例（17例）を対象とした国内多施設オープン試験が実施された．本試験では，シクロスポリン初期投与量を 5.0 mg/kg/日として（投与量は臨床症状などに応じて適宜調節），16週間投与された．有効性について，投与前より眼発作頻度の減少を 78.6％（14例中11例）に，視力の改善を 71.4％（罹患眼28眼中20眼）に認め，最終全般改善度で，「改善」以上を 81.3％（16例中13例）に認めた．安全性について，52.9％（17例中9例）に有害事象が発現した．そのうちシクロスポリン投与との関連を否定できない有害事象は 29.4％（5例/12件）で，下痢が2件，腹痛，悪心，食欲不振，食物摂取不可，胃痛，腸管型 Behçet 病，神経型 Behçet 病，指のしびれ，血圧上昇が各1件であった．その他，Behçet 病における血管，皮膚などの病変でも有効とする報告は多い．

(b) 乾　癬

- 皮膚病変，関節病変で有効性が報告される．尋常性乾癬（皮疹が全身の30％以上または PASI スコアが20以上），膿疱性乾癬，乾癬性紅皮症，乾癬性関節炎（皮疹が全身の30％以上）の患者への新規投与例を対象とした国内多施設オープン試験が実施された．シクロスポリンの初期投与量あるいは最大投与量を 5.0 mg/kg/日とし，1日2回に分けて12週間経口投与され，維持投与量は 3.0 mg/kg/日を標準とし，症状，副作用，血中濃度トラフ値に応じて適宜調整された．有効性解析対象の16例において，PASI スコアの平均は，治療開始時に 25.5 であったが，2週後に 12.7，12週後には 2.6 へ減少し，全般改善度は全例が著明改善と判断された．安全性評価解析対象20例において，50.0％（10例）に有害事象が発現し，そのうち副作用とされたのは 40.0％（8例）であった．主な副作用は，高血圧4例であり，1例に中等度の帯状疱疹が発現し，投与が中止された．重篤な有害事象は認められなかった．関節病変については，乾癬性関節炎に対する欧州リウマチ学会の治療リコメンデーションにおいて，メトトレキサートが使用できない症例ではスルファサラジン，レフルノミドに次いでシクロスポリンが推奨されている．

(c) ネフローゼ症候群

- 頻回再発型のネフローゼ症候群の新規投与例を対象とした国内多施設オープン試験では，成人 1.5 mg/kg/日，小児 2.5 mg/kg/日を 1 日 2 回に分けて投与された．再発回数改善度を検討した結果，「改善」以上は成人 1/5 例，小児 7/8 例，ステロイド使用状況における「改善」を 61.5％（13 例中 8 例），最終全般改善度において「改善」以上を 69.2％（13 例中 9 例）に認めた．ステロイド抵抗性ネフローゼ症候群の新規投与例を対象とした国内多施設オープン試験では，成人 3 mg/kg/日，小児 5 mg/kg/日を 1 日 2 回に分けて投与された．尿蛋白改善度を検討した結果，「改善」以上は成人 3/5 例，小児 4/7 例，最終全般改善度において「改善」以上を 75.0％（12 例中 9 例）に認めた．

（中山田 真吾）

Ⅲ章. C. 免疫抑制薬　2) 抗生物質

2 タクロリムス

① 作用機序は？

- 1984年に藤沢薬品工業（現アステラス製薬）の研究により筑波山の土壌細菌（ストレプトマイセス・ツクバエンシス）より分離された．
- タクロリムス（プログラフ®）は，23員環マクロライド・マクロラクタム構造を持つ免疫抑制薬の一種．
- T細胞の活性化段階に働く細胞内分子カルシニューリンの活性化を阻害し，転写因子NFAT (nuclear factor of activated T-cells) の核内移行を制御する．
- FKBP (FK506 binding protein) と複合体を形成し，カルシニューリン阻害効果を発揮し，それにより，IL-2などT細胞が媒介する各種サイトカインを抑制し，免疫抑制効果を発揮する．

② 用いられる主な疾患と本薬剤の位置づけは？

適応疾患：
プログラフ錠®
1. 腎・肝・心・肺・膵・小腸移植における拒絶反応の抑制．
2. 骨髄移植における拒絶反応および移植片対宿主病（GVHD）の抑制．
3. 重症筋無力症
4. 関節リウマチ（RA）（既存治療で効果不十分な場合に限る）
5. ループス腎炎（ステロイドの投与効果不十分，または副作用で困難な場合）
6. 難治性（ステロイド抵抗性，ステロイド依存性）の活動期潰瘍性大腸炎．
7. 多発性筋炎・皮膚筋炎に合併する間質性肺炎．

プログラフ注射液®，グラセプター®（徐放製剤，1日1回投与）
1. 腎・肝・心・肺・膵・小腸移植における拒絶反応の抑制．
2. 骨髄移植における拒絶反応および移植片対宿主病（GVHD）の抑制．

タクロリムス錠®（後発品）
1. 腎・肝・心・肺・膵・小腸移植における拒絶反応の抑制．
2. 骨髄移植における拒絶反応および移植片対宿主病（GVHD）の抑制．

3. 重症筋無力症
4. RA（既存治療で効果不十分な場合に限る）
5. 難治性（ステロイド抵抗性，ステロイド依存性）の活動期潰瘍性大腸炎．

プロトピック軟膏®
1. アトピー性皮膚炎

③ 治療開始時の注意点は？

- 副作用として，用量依存的な腎血管収縮作用によると考えられる腎機能障害や高血圧がみられることがあり，注意が必要である．
- 糖尿病を増悪させる可能性があり，HbA1cをモニターする
- 免疫抑制薬であるので胸部X線やB型肝炎（HBs抗原，HBs抗体，HBc抗体）を含めた感染症のスクリーニング検査を行う．
- 一般的に細胞毒性の骨髄抑制はみられない．

④ 使用方法は？（開始用量・用量変更）

処方例

- 重症筋無力症，全身性エリテマトーデスでは，成人で3mgを1日1回夕食後に経口投与する．
- RAでも3mgを1日1回夕食後投与するが，高齢者では1.5mgを1日1回夕食後で開始し，症状により1日1回3mgに増量する．メトトレキサート（MTX）との併用も可能である．
- 筋炎に合併する間質性肺炎に対しては1回0.0375mg/kgを1日2回，潰瘍性大腸炎では初期に1回0.025mg/kgを1日2回で開始し，以降トラフ値5〜10ng/mLを目指す．

⑤ 使用禁忌・併用薬の注意は？

- 表1にタクロリムスの使用禁忌を示す．

表1：タクロリムスの禁忌

①	本剤の成分に対して過敏症の既往歴のある患者
②	妊婦，妊娠している可能性のある婦人
③	併用禁忌薬剤：シクロスポリン，ボセンタン，K保持性利尿薬，生ワクチン投与

表2：タクロリムスの作用が強くなることがある薬剤

①	抗生物質製剤：エリスロマイシン，ジョサマイシン，クラリスロマイシン
②	アゾール系抗真菌薬：イトラコナゾール，フルコナゾール，ボリコナゾール など
③	高血圧治療薬（カルシウム拮抗薬）：ニフェジピン，ニルバジピン，ニカルジピン，ジルチアゼム など
④	抗ウイルス薬（プロテアーゼ阻害薬）：リトナビル，サキナビル，ネルフィナビル，テラプレビル，グラゾプレビル，オムビタスビル・パリタプレビル・リトナビル
⑤	その他：ブロモクリプチン，ダナゾール，エチニルエストラジオール，オメプラゾール，ランソプラゾール，トフィソパム，アミオダロン

表3：プログラフの作用が弱くなることがあるもの

①	抗てんかん薬	カルバマゼピン，フェノバルビタール，フェニトイン
②	抗生物質製剤	リファンピシン，リファブチン

- 肝代謝であるが，CYP3A4で代謝される他の薬物との併用により，血中濃度が増加するため，臨床での多剤併用には注意が必要である．**表2，3**に作用に関連する薬剤をまとめる．

⑥ 副作用は？

- 腎機能障害，高血圧，高血糖，肝障害，高K血症には注意が必要である．
- また，間質性肺炎合併RA患者では間質性肺炎が悪化する可能性があるため，観察を十分に行い，発熱，咳嗽，呼吸困難などの呼吸器症状が認められた場合には，投与を中止するとともに適切な処置を行う．
- RA領域における使用成績調査では血中タクロリムス濃度が10 ng/mLを超えていた患者で副作用の発現が高く，濃度のモニタリングが副作用予防に有用と考えられている．
- 筋炎合併間質性肺炎に対してのタクロリムス投薬の際には，バクタなどのニューモシスチス肺炎予防措置を考慮する．
- また，中枢神経障害が現れることがあるので，痙攣や意識障害，視覚障害など症状が現れた場合にはCTやMRIによる画像診断を行うとともに，血圧のコントロールなど適切な処置を行うことが重要である．
- 免疫抑制薬であるので，細菌，真菌，あるいはウイルスにより重篤な感染症を併発することがある．生ワクチンは禁忌であるが，感染予防のための不活化ワクチンは積極的に行うことが推奨される．

⑦ インフォームドコンセントのコツは？

1) 全疾患共通

- 「血中濃度が測定でき，個人に適切な投与量がある程度わかります．有効性や副作用

も濃度依存的に変化しますので，相談しながら投与量を調整していきましょう.」
- 「他のお薬を内服されている場合には，相互作用がある可能性がありますので，主治医に伝えてください（**表2**）.」
- 「グレープフルーツ（ジュース），ブンタン，ハッサクなどと一緒に服用するとこのお薬の作用が強くなることがありますので避けてください.」
- 「セイヨウオトギリソウ（セント・ジョーンズ・ワート）を含む健康食品と一緒に服用すると，お薬の作用が弱くなることがありますので避けてください.」
- 「糖尿病，腎機能，血圧が悪化する可能性がありますので，定期的な通院と採血をお願いします.」
- 「妊娠または授乳中の場合は必ず主治医にお伝えください.」
- 「免疫抑制薬であるので，重篤な感染症を併発することがあります．感染予防のための手洗い，うがいや，インフルエンザなどの不活化ワクチンは積極的に行いましょう.」
- 「予防接種を受ける予定のある場合は必ず主治医にご相談ください（生ワクチン禁忌）.」

2）関節リウマチ

- 「まれに間質性肺炎が悪化する可能性があるため，咳嗽（特に乾いた咳），呼吸困難などの呼吸器症状が認められた場合には早めにご来院ください.」

3）多発性筋炎

- 「ニューモシスチス肺炎予防措置が必要となることがあります.」

⑧ 主な適応疾患に対する効果（代表的な臨床データ）

- RAでは用量依存性に有効性は増加し，1日3mgでは有効性が示されている．しかし，画像的関節破壊抑制効果に関してのエビデンスはない．内服量と有効性，有害事象発生頻度は関連するが，血中濃度に関するエビデンスはない[1]．
- ループス腎炎ではコクランレビューがあり，14 RCTより，ステロイド単独と比較して，腎反応性は高くみられた（TAC；OR 4.20，95% CI 1.29～13.68）が，帯状疱疹感染リスクは高かった[2]．
- 筋炎に合併する間質性肺炎においては，筋力，肺機能とも改善を認め，安全性も高いと考えられるが，質の高いRCTが今後求められる[3]．

（松本　功）

文　献
1) 一般社団法人日本リウマチ学会：関節リウマチ診療ガイドライン 2014, 137, 2014
2) Singh JA, et al：Treatments for lupus nephritis：a systematic review and network metaanalysis. J Rheumatol, 43：1801-1815, 2016
3) Ge Y, et al：The efficacy of tacrolimus in patients with refractory dermatomyositis/polymyositis：a systematic review. Clin Rheumatol, 34：2097-2103, 2015

Ⅲ章. C. 免疫抑制薬　3）代謝拮抗薬

1 アザチオプリン

① 作用機序は？

- アザチオプリン（イムラン®，アザニン®）はプリン代謝拮抗薬の一種である．
- アザチオプリンは 6-メルカプトプリン（6-mercaptopurine：6-MP）のプロドラッグであり，生体内で 6-MP に変換されてプリン体の *de novo* 合成やサルベージ経路を抑制し，DNA 合成に必要なプリンヌクレオチドの供給を阻害する．また，6-MP が細胞内で活性代謝産物である 6-チオグアニンヌクレオチド（6-thioguanine nucleotide：6-TGN）に変換されると，6-TGN が DNA や RNA に組み込まれる．これらの機序によって，細胞毒性や細胞増殖抑制作用を示す．
- 6-MP はチオプリンメチルトランスフェラーゼ（thiopurine methyltransferase：TPMT）やキサンチンオキシゲダーゼなどによって代謝される．TPMT などの代謝酵素には遺伝子多型があり酵素活性が異なるが，この酵素活性がアザチオプリンの副作用の発現に重要と考えられている．また，欧米人と日本人とではアザチオプリンの代謝酵素の多型頻度が異なる．
- 薬物代謝酵素などの遺伝子多型により，薬効や副作用に個体差が生じることがわかってきたが，日常臨床において TPMT などの酵素活性を測定することは困難である．

② 用いられる主な疾患と本薬剤の位置づけは？

適応疾患：① 臓器移植（拒絶反応の抑制），② 炎症性腸疾患，③ リウマチ性疾患

- 治療抵抗性のリウマチ性疾患，および難治性リウマチ性疾患に対して用いられる．
  1) 全身性血管炎（顕微鏡的多発血管炎などの ANCA 関連血管炎，結節性多発動脈炎，大動脈炎症候群など）
  2) 全身性エリテマトーデス，ループス腎炎
  3) その他（多発筋炎・皮膚筋炎，強皮症，混合性結合織病など）
- 難治性リウマチ性疾患に対する使用が 2010 年 10 月に公知申請を経て保険適用となり，2011 年 5 月に薬事承認された．
- 寛解導入療法あるいは維持療法として，ステロイドと併用または単独で用いられる．
- 全身性血管炎や全身性エリテマトーデスでは寛解維持目的で用いられる場合が多い．

③ 治療開始の注意点は？

- 本薬の使用前にはその適応だけではなく，以下の問診や検査を通して，使用禁忌もしくは慎重投与に該当しないかの検討を十分に行う．結核や肝炎ウイルスのスクリーニングも大切である．

1）問診

- 本薬の成分またはメルカプトプリンへの過敏症，感染症，悪性腫瘍の有無および既往
- 高尿酸血症や痛風の有無および既往，これに対する薬物治療の有無と薬剤
- 活動性結核の有無，結核患者（家族・職場）との接触歴，結核感染歴・結核治療歴
- 妊娠の有無，挙児希望
- ワクチン接種歴

2）検査

- 血液検査（血球数・KL-6・βDグルカン・HBs抗原・HBs抗体・HBc抗体・HBV-DNA定量（上記抗体陽性患者→「免疫抑制・化学療法により発症するB型肝炎対策ガイドライン（改訂版）」を参照）・HCV抗体）
- 胸部画像検査
- インターフェロン-γ遊離試験やツベルクリン反応検査
- 表1のような患者には，原則として本薬の開始前に適切な抗結核薬を投与する．

表1：アザチオプリン開始前に抗結核薬を投与すべき患者

①	胸部画像検査で陳旧性結核に合致するか推定される陰影を有する患者
②	結核の治療歴（肺外結核を含む）を有する患者
③	インターフェロン-γ遊離試験やツベルクリン反応検査などの検査により，既感染が強く疑われる患者
④	結核患者との濃厚接触歴を有する患者

- B型肝炎ウイルスのチェックでは，HBs抗原のほかHBs抗体やHBc抗体の測定も行い，既感染の確認も必要である．既感染者では，免疫抑制剤開始後はHBV-DNA定量を定期的に行っていく．B型肝炎ウイルスキャリアでは消化器内科受診とともに抗ウイルス薬内服下での治療を行う．
- 早産および低出生体重児の出産の報告，動物実験での催奇形性作用の報告などから，添付文書では妊婦や妊娠の可能性のある患者への本薬投与は禁忌とされている．しかし臓器移植や炎症性腸疾患，全身性エリテマトーデスなどのこれまでの報告をまとめると，ヒトにおける催奇形性リスクは一般の場合と大きな差はないと考えられる．また6-MPの母乳への移行量は非常に少ないかほとんど検出されず，母乳栄養も可能と考えられるが，血球減少などの症状がないか児の状態をよく確認する．最近の日本産婦人科学会のガイドライ

ンやEULARの指針[1]では治療上必要な状況であれば妊婦への使用が容認されている．

④ 使用方法は？（開始用量・用量変更）

- 耐容量や有効量は患者によって異なる．また重篤な副作用が起こることがあるので，投与初期は1～2週間ごとを目安に臨床検査（血球数，肝機能，腎機能）や患者の状態観察などのモニタリングを十分に行い，投与量を増減する．
- 治療効果が認められた場合は，効果を維持できる最低用量まで維持量を減量することが推奨されている．維持量投与下でも4～8週ごとを目安に臨床検査モニタリングを継続する．
- 全身性血管炎を含む難治性リウマチ性疾患の場合は通常，1日量として1～2mg/kgを投与する（1日量として3mg/kgを超えない）．

> **処方例**
> ・アザチオプリンを1回50mg，1日1回，朝食後に経口投与する．

⑤ 使用禁忌薬・併用薬の注意は？

- 生ワクチン接種時の使用は禁忌である．
- フェブキソスタット，トピロキソスタットの併用は禁忌，アロプリノールの併用は慎重投与となっている．アロプリノールは本薬の代謝酵素であるキサンチンオキシゲダーゼを阻害し，6-MPの血中濃度が上昇することがわかっており，骨髄抑制などの副作用を増強する可能性がある．フェブキソスタット，トピロキソスタットも同代謝酵素の阻害作用をもつことから同様の可能性がある．添付文書ではアロプリノール併用時は本薬を通常投与量の1/3～1/4に減量するよう記載されている．
- そのほか不活化ワクチン，ワルファリン，メトトレキサートとの併用や，骨髄機能抑制作用の報告があるペニシラミンやカプトプリル，エナラプリル，アミノサリチル酸誘導体，メサラジン，サラゾスルファピリジンなどとの併用にも注意が必要である．

⑥ 副作用は？

- 代表的なものとして消化管症状，肝機能障害，骨髄抑制があり，このほか皮疹，脱毛，発熱，膵炎などがある．ほかの免疫抑制剤と同様に，感染症や悪性腫瘍の発現にも注意を要す．患者観察および臨床検査モニタリングを行いながら，異常が認められた場合は減量・休薬などの適切な処置を行うこと．

1．アザチオプリン

1）消化管症状
- 多い副作用として嘔気，下痢などの消化管症状があげられるが，発現頻度の報告はさまざまである．症状の重篤度に応じて本薬の減量または休薬・中止を行う．
- 投与初期にみられる食欲不振や嘔気では，食後投与にすることで症状が軽減することがある．

2）肝機能障害
- 本薬の主代謝酵素であるTPMTによるメチル化代謝産物の蓄積が進むと肝毒性が高まる可能性がある．肝機能異常は数〜30％程度に認められるが重篤なものは少なく，本薬の減量や中止により改善することが多い．

3）骨髄抑制
- TPMTの活性が低下している症例では重篤な骨髄抑制が起こりやすいとされる．数〜30％程度に認められるとの報告がある．全身性エリテマトーデスなどでは疾患による血球減少がベースにみられる場合があり，リウマチ性疾患における本薬投与では特に注意が必要である．重篤度に応じて減量または中止する．白血球数3,000/mm^{3}以下の患者には投与禁忌である．

⑦ インフォームドコンセントのコツは？

- 本薬開始にあたって患者に説明を行う際には以下のような点にも言及するとよい．

1）副作用
- 「場合によってお薬を減量したり休薬したりしたほうがよいことがありますので，体調の変化などがあればお早めにご相談ください．」
- 「血液検査値に異常をきたす場合がありますので，定期的に検査を行いながら副作用のチェックを行っていきます．」

2）妊娠に関連して
- 「妊娠を考えられている場合はあらかじめお申し出ください．病気の状態が落ち着いていることが大切です．」
- 「添付文書では妊娠中または妊娠を考える場合の使用はできないとありますが，最近ではガイドラインなどでも使用を認める記載が増えています．もともと健康な女性でも，妊娠・出産にあたっては一定の割合で流早産や奇形は生じ得ます．お薬の使用の安全性などについては，妊娠と薬の情報センターへ問い合わせることもできます．」

- ●感染症

  - 「細菌，真菌，あるいはウイルスによる感染症（肺炎や尿路感染症，単純疱疹，帯状疱疹など）を併発することがあります．時に重症化することがあります．」
  - 「発症頻度は合併症，年齢，ステロイドなどの併用薬によって異なります．」
  - 「発熱，咳，息苦しさなど体調変化がある際にはお早めにご相談ください．緊急連絡先は〇〇〇です．」
  - 「感染症予防のため手洗い，うがいといった一般的な予防をお願いします．また風邪やインフルエンザの流行中などは適宜マスクの着用もしましょう．」
  - 「肺炎球菌ワクチン，インフルエンザワクチンの接種が有効です．」
  - 「このお薬の使用中の生ワクチン接種はワクチンウイルスの感染を増強あるいは持続させる可能性があるため，接種を避けてください．」
  - 「結核の既往がある場合や結核菌が体内に潜んでいる状態では，免疫抑制療法開始後に結核を発症することがあります．発症するリスクが高い場合は予防薬の投与を行うことがあります．」
  - 「B型肝炎ウイルス感染の既往がある場合やキャリアである場合には，免疫抑制療法開始後にウイルスの再活性化を生じ，ときに重症化することがあります．事前に血液検査でチェックを行い，必要に応じて消化器内科への紹介や抗ウイルス薬による治療を行います．」

- ●消化管症状

  - 「食欲不振や吐き気，下痢を生じる場合がときどきあります．症状が続いたり生活に支障をきたしたりする場合には，お早めにご相談ください．」

- ●肝機能障害

  - 「血液検査で肝機能異常を認める場合があります．異常が出た場合はお薬を減量したり中止したりする場合があります．早めに対処できるよう，定期的に検査を行います．」

- ●骨髄抑制

  - 「血液検査で白血球数や血小板数の低下，貧血を認める場合があります．これら血液の細胞が減るとそれぞれのもつ働きが低下し，感染症や出血傾向を生じやすくなることがあります．異常が出た場合はお薬を減量したり中止したりする場合があります．早めに対処できるよう，定期的に検査を行います．立ちくらみや動悸のような貧血を疑う症状があれば，お早めにご相談ください．」

- ●その他（皮疹・脱毛）

  - 「発疹やかゆみなど，皮膚の異常にお気づきの場合はご相談ください．」

> ・「頻度は高くありませんが脱毛をきたす場合がありますので，お気づきの場合はお知らせください．」

⑧ 主な適応疾患に対する効果（代表的な臨床データ）

● 臨床試験成績

A．ANCA関連血管炎

(a) 維持療法におけるシクロホスファミドとの比較試験

● 欧州の多施設で行われたANCA関連血管炎で経口シクロホスファミド＋プレドニゾロンによる寛解導入療法により寛解に至った患者を対象とした無作為化比較試験である．寛解到達後にアザチオプリン投与群（1 mg/kg/日）とシクロホスファミド投与群（1.5 mg/kg/日）に割り付け，12ヵ月時までプレドニゾロン10 mg/日を併用し，以降両群ともアザチオプリン（1.5 mg/kg/日）＋プレドニゾロン7.5 mg/日に移行し18ヵ月時まで追跡．158例中144例が寛解達成し，アザチオプリン群71例・シクロホスファミド群73例に振り分け解析している．再燃はアザチオプリン群で11例（15.5％），シクロホスファミド群で10例（13.7％）にみられた（p＝0.65）．重篤な有害事象は寛解維持期にアザチオプリン群で11％，シクロホスファミド群で10％にみられた（p＝0.94）[2]．本研究により維持療法期のアザチオプリンとシクロホスファミドでの有効性に差がないことがわかり，アザチオプリンを用いる例が多くなった．

(b) MAINRITSAN試験

● 欧州で行われた新規または再燃のANCA関連血管炎に対しステロイド＋シクロホスファミドパルス療法にて完全寛解が得られた患者を対象に行われた無作為化比較試験である．寛解達成後ステロイド併用下（漸減し18ヵ月時まで低用量維持，以降は中止も可）でリツキシマブ投与群（登録後0・14日時，6・12・18ヵ月時に500 mg）とアザチオプリン投与群（登録～12・～18・～22ヵ月時まで2→1.5→1 mg/kg/日）に振り分け（試験登録），28ヵ月時まで追跡し解析している．アザチオプリン群58例・リツキシマブ群57例の解析において，28ヵ月時の重症再燃（主要エンドポイント）は前者で17例（29％），後者で3例（5％）にみられた（ハザード比6.61，95％信頼区間1.56～27.96，p＝0.002）．重篤な有害事象の発現頻度は2群で同程度であった[3]．

B．全身性エリテマトーデス

(a) MAINTAIN Nephritis Trial

● 欧州の多施設で増殖性ループス腎炎患者105例を対象に行われた，維持療法における薬剤の有効性を検討した無作為化比較試験である．メチルプレドニゾロンパルス療法後に経口グルココルチコイド＋シクロホスファミドパルス療法（隔週・6回）を行ったのちアザチオプリン投与群（2 mg/kg/日）とミコフェノール酸モフェチル投与群（2 g/日）に振り分け，少なくとも3年追跡し解析している．腎フレア（フレアまでの時間が主要エンドポイント）

はアザチオプリン群で25％，ミコフェノール酸モフェチル群で19％に認めた．フレアや腎寛解到達までの時間に有意差はなかった．24時間蛋白尿や血清クレアチニン，アルブミン，C3などの血清学的パラメーター，疾患活動性は両群で同様に改善がみられた．有害事象についてはアザチオプリン群でより高頻度に血球減少がみられたが(p＝0.03)，これを除いて差はなかった[4]．

（森下美智子・佐田憲映）

文　献

1) Götestam Skorpen C, et al：The EULAR points to consider for use of antirheumatic drugs before pregnancy, and during pregnancy and lactation. Ann Rheum Dis, 75：795-810, 2016
2) Jayne D, et al：A randomized trial of maintenance therapy for vasculitis associated with antineutrophil cytoplasmic autoantibodies. N Engl J Med, 349：36-44, 2003
3) Guillevin L, et al：Rituximab versus azathioprine for maintenance in ANCA-associated vasculitis. N Engl J Med, 371：1771-1780, 2014
4) Houssiau FA, et al：Azathioprine versus mycophenolate mofetil for long-term immunosuppression in lupus nephritis：results from the MAINTAIN Nephritis Trial. Ann Rheum Dis, 69：2083-2089, 2010

Ⅲ章. C. 免疫抑制薬　3) 代謝拮抗薬

2 ミコフェノール酸モフェチル

① 作用機序は？

- ミコフェノール酸モフェチル（mycophenolate mofetil：MMF，セルセプト™）はミコフェノール酸（mycophenolate acid：MPA）のプロドラッグであり，生体内で速やかに活性体のMPAに加水分解され腸管から吸収され，その後腸肝循環する．
- MPAの作用機序はプリン合成経路の阻害である．MPAはプリン合成経路のうちde novo経路の律速酵素であるイノシトール1リン酸脱水素酵素（inosine-5'-monophosphate dehydrogenase）を非競合的，可逆的，かつ特異的に阻害することでDNA合成を阻害する．多くの細胞が核酸合成をde novo, salvage両系を用いて行うのに対し，T，Bリンパ球はde novo経路のみに依存しているため，MPAによって増殖を停止する．また，de novo経路しか阻害しないことが他の臓器障害を起こしにくく副作用が少ない要因の一つと考えられる．
- MMFは臓器移植後の拒絶反応に対して優れた治療効果を示してきたが，2000年にびまん性増殖性ループス腎炎患者に対し，ステロイド併用でMMFがシクロホスファミド（cyclophosphamide：CY）と同等に有効であることを報告して以降，ループス腎炎における寛解導入療法・維持療法いずれにも有効であることが報告されてきた．

② 用いられる主な疾患と本薬剤の位置づけは？

適応疾患：ループス腎炎

- 本邦では，「腎移植後の難治性拒絶反応の治療」「腎移植，心移植，肝移植，胚移植，膵移植における拒絶反応の抑制」および「ループス腎炎」であるが，臓器移植に関しては他書に譲る．
- 「ループス腎炎に対しては，診療ガイドラインなどの最新の情報を参考に，本剤の投与が適切と判断される患者に投与すること」との注意喚起がなされている．
- 海外では関節リウマチ（RA）や全身性エリテマトーデス（SLE）をはじめとした膠原病に対する適応はないが，臨床研究や実地診療ではループス腎炎をはじめとしてSLEにおける他の臓器障害，また強皮症の皮膚硬化や間質性肺炎に対しても用いられている．

③ 治療開始時の注意点は？

- 免疫抑制薬使用前には，適応症のみならず以下の問診・検査を行い禁忌症例・慎重投与例に該当しないかどうかの検討を行う．特に，妊娠に関する情報や，活動性感染症の有無に関するスクリーニングが重要である．

1）問診
- 本剤の成分に対する過敏症の有無
- 妊娠中かどうか，挙児希望の有無
- 感染症の有無，感染症患者との接触歴
- 併用注意薬の内服（他項・添付文書などを参照）
- ワクチン摂取歴（生ワクチンは併用禁忌）
- 基礎疾患（SLE）による合併症の有無および活動性

2）検査
- 感染症のスクリーニング（胸部X線，必要に応じてCT，βDグルカン，HBs抗原，HBc抗体，HBs抗体，HBV-DNA，HCV抗体，インターフェロンγ遊離試験などの潜在性結核スクリーニング）
- 血液検査（CBC，リンパ球数，血清総蛋白，アルブミン，肝機能，腎機能検査，CRP，補体，抗DNA抗体，補体），尿検査（一般，尿蛋白定量，沈渣）
- SLEの活動性および臓器合併症・臓器障害の評価

④ 使用方法は？（開始用量・用量変更）

- ループス腎炎の寛解導入治療にあたっては，副腎皮質ステロイドとの併用で用いられる．

> **処方例**
>
> - 成人では，MMF 250〜1,000 mgを1日2回12時間ごとに食後経口投与する．治療効果，副作用によって適宜増減するが，1日3,000 mgを上限とする．なお，アジア人においては寛解導入期における推奨目標量は1,500〜2,000 mg/日が適正とされる[1,2]．
> - ループス腎炎寛解導入後の維持期においてはMMFを減量するが，最初の1年は1,500 mg/日未満には減量せず，2年間は1,000 mg/日未満にしないことが推奨される．
> - ループス腎炎寛解維持期において使用すべき薬剤はMMFまたはアザチオプリンを少なくとも3年間投与することが推奨される[3]．
> - ループス腎炎寛解維持期に患者が挙児を希望し，妊娠・出産が可能と判断された場合は，MMFを受胎の3ヵ月以上前にアザチオプリンなどに切り替える．

⑤ 使用禁忌薬・併用薬の注意は？

- 併用禁忌：麻疹・風疹・ポリオなどの生ワクチン
- 併用注意：
  - MMFの作用を増強するもの：アザチオプリン(骨髄抑制の可能性)，アシクロビル，バラシクロビル，ガンシクロビル，バルガンシクロビル(両者の血中濃度が上昇)
  - MMFの作用を減弱させるもの：シクロスポリン(腸肝循環の阻害による)，コレスチラミンおよびコレスチミド(腸肝循環に影響)，マグネシウムおよびアルミニウム含有剤(吸収減弱)，ランソプラゾール，セベラマー，シプロキサシン，アモキシシリン，リファンピシン(MMFの作用減弱)
- タクロリムスとの併用が行われることがあるが，重症感染症に罹患するリスクが上昇する可能性があり十分に注意する．

⑥ 副作用は？

- MMFには耳介，眼，顔面，手指，心臓，食道，神経系などに対する強い催奇形性および高い流産率が報告されており，妊婦・妊娠している可能性のある患者には投与禁忌である．
- 本邦における市販後調査の結果から，最も多かった副作用は下痢であった．続いて，帯状疱疹，サイトメガロウイルス感染といったウイルス感染症がみられた．続いて，白血球減少・汎血球減少・貧血などの造血障害を認めた．悪心・腹痛なども少数例でみられた．
- 下痢・血球減少については用量依存性があり，MMFの用量調整である程度対応できることが多い．帯状疱疹は早期発見・治療で対応する．サイトメガロウイルスについては，抗原血症にとどまる場合と実際に感染症の発症にまで至る場合がある．患者の全身症状・検査データなどを考慮し，治療適応を決定する．
- 増殖性ループス腎炎の寛解導入に用いられてきたシクロホスファミドと比較すると，卵巣機能障害や骨髄抑制，脱毛などをほとんど認めず，重篤な感染症も少なかった．

⑦ インフォームドコンセントのコツは？

1) 治療の説明

- 「ループス腎炎の初期治療として，ステロイドとの併用でセルセプトを使います．1日8カプセル程度を目指してお薬を使って，副作用と効果をみながら量を調整します．」
- 「いったん病状が良くなったら，セルセプトの量を減らしながら3年間を目処に治療をつづけましょう．」
- 「12時間間隔で1日2回内服する必要がありますが，多少のずれは大丈夫です．」
- 「内服中は決して妊娠しないよう，避妊を確実にしてください．」

- 「子供の手の届かないところに保管してください.」

2) 副作用

- 「感染症には注意が必要で,特に帯状疱疹やサイトメガロウイルスといったウイルス感染,また肺炎などにかかる可能性があります.」
- 「ぴりぴりとした痛みを伴う赤紫色の皮疹が出てきたら,すぐに当科または皮膚科を受診してください.帯状疱疹であった場合には,治療が遅れると重症になったり痛みが残ったりすることがあります.」
- 「発熱・咳などの症状が出た際には,早めにご相談ください.」
- 「下痢を起こすことがありますので,その際には早めにご相談ください.」
- 「血球が減る場合がありますので,定期的に血液検査を行います.」

⑧ 主な適応疾患に対する効果(代表的な臨床データ)

- 増殖性ループス腎炎,つまりWHO分類またはISN/RPS分類によるⅢ,Ⅳ型を主な治療対象とした臨床研究について概説する.

1) 臨床試験成績(寛解導入)

(a) MMF vs. 経口シクロホスファミド(POCY)

- 中国で行われたWHO分類Ⅳ型ループス腎炎患者42例の寛解導入においてMMFがCYの連日経口投与と同等に有効であることを報告した[4].MMF群はMMF 2g/日で開始し,6ヵ月後に1g/日に減量し,経口CY群はCY 2.5mg/kg/日で開始し,6ヵ月後にAZAへ変更した.両群ともPSL 0.8mg/kg/日を併用し,速やかに漸減した.1年後の寛解率(1日尿蛋白<0.3g,血清アルブミン≧3.5,沈渣・腎機能正常)はMMF群81%に対して経口CY群で76%と有意差は認められなかったが,感染症はMMF群の19%,経口CY群の33%,無月経は経口CY群にのみ23%認められ,安全性ではMMF群の方が優れていた.2005年症例数を64例に増やし,MMF群と経口CY群の長期有効性を比較した結果を報告した[5].MMF群は1年後からAZAに変更し,両群ともAZAは2年後から漸減中止とした.寛解率に有意差は認められなかったが,白血球減少,感染症,脱毛,無月経については有意差をもってMMF群の方が少なく,MMFの安全性が示された.

(b) MMF vs. 高用量シクロホスファミド間欠静注(IVCY)

- Ginzlerらは2005年にWHO分類Ⅲ,Ⅳ,Ⅴ型の患者に対し,MMFとNational Institutes of Health(NIH)プロトコールによるいわゆる高用量IVCYによる治療効果を比較した[6].MMFは1g/日で開始し可能であれば3g/日まで増量した.ステロイド併用量は両群とも治療開始時PSL 1mg/kg/日とし,漸減された.24週後の完全寛解率(血清クレ

2. ミコフェノール酸モフェチル

アチニン，尿蛋白，尿沈渣の正常値±10％以内への改善)は MMF 群 22.5％に対し IVCY 群 5.8％と有意差をもって MMF 群が優れており，部分寛解率は 29.6％ vs. 24.6％と同等であった．重篤感染症および月経不順が MMF に対して IVCY で多かった．

(c) ALMS (Aspreva Lupus Management Study Group) による MMF vs. IVCY

- MMF の IVCY に対する優位性を証明する目的で，グローバル多施設共同試験が行われた[7]．370 例の ISN/RPS 分類Ⅲ，Ⅳ，Ⅴ型の活動性ループス腎炎を対象として PSL 併用で，MMF 群 (3g/日を目標に増量) と IVCY 群 (0.5〜1.0g/m^2/月) の 2 群に割りつけを行った．24 週時点での治療反応率 (ネフローゼの場合は尿蛋白/Cr＜3g，ネフローゼに至らない場合は尿蛋白/Cr 50％以上の改善，かつ血清クレアチニン値が 25％範囲内での安定) は MMF 群で 56.2％に対し IVCY 群では 53.0％と，有意差は認めず，有害事象でも両群に有意差は認めなかった．人種ごとの解析では，アジア人・白人では治療効果において両群間に有意差は認めなかったが，黒人＋ヒスパニックでは MMF 群で有意に優れていた．またアジア人では MMF 群に死亡例が多く，安全性についても MMF の優位性は示されなかった．

(d) MMF vs. 低用量 IVCY

- IVCY を 500mg，2 週間隔で 6 回投与し，その後 AZP に切り替えるいわゆる EURO プロトコールの低用量 IVCY との比較も行われた[8]．主要エンドポイントである半年での治療反応率 (ALMS と同じ定義) はいずれの群も 74％，完全寛解 (1 日尿蛋白≦0.5g かつ血清クレアチニン正常化) は MMF 群で 54％，IVCY 群で 50％であった．消化器症状は MMF 群で 52％と多かったが，感染症は MMF 群 20％に対して IVCY 群 26％，無月経はそれぞれ 4％，2％であった．

(e) MMF vs. TAC

- 中国人を対象として ISN/RPS 分類Ⅲ，Ⅳ，Ⅴ型の活動性ループス腎炎患者 150 例に PSL 0.6mg/kg より開始し，MMF 群 (2g/日より開始，3 ヵ月後に 3g まで許容) とタクロリムス (TAC) 群 (0.1mg/kg で開始，3 ヵ月後に 0.06〜0.1mg/kg に減量) の 2 群に割りつけを行った[9]．1 日尿蛋白＜1g で規定された寛解率は MMF 群で 59％，TAC 群で 62％と同等，米国リウマチ学会基準である完全寛解 (1 日尿蛋白＜0.2g) も 11％ vs. 14％と同等であった．

2) 臨床試験成績 (寛解維持)

(a) Maintain Nephritis Trial

- 主に白人における増殖性ループス腎炎 105 名を対象とした本研究では，メチルプレドニゾロンパルス＋IVCY (500mg，2 週ごと×6 回) による寛解導入療法後に MMF 群 (ターゲット 2g/日) または AZP 群 (ターゲット 2mg/kg/日) に割りつけ，腎炎再発までの期間を主要評価項目とした[10]．3 年を超える観察期間において，成績は MMF でやや良好であったが両群で主要評価項目に統計学的有意差はなかった．同長期試験においても，MMF は AZP に対する優位性を示さず，同様の結果であった[11]．

(b) ALMS maintenance

- 白人およびアジア人患者の比率が大きい ALMS グループによる二重盲検試験[12]では，先行の ALMS 寛解導入研究において6ヵ月時点で治療反応性を満たした患者を MMF（同量）または AZP（同量）群にランダマイズし，36ヵ月間フォローした．主要評価項目は，死亡，ESRD，血清クレアチニンの2倍以上の上昇，LN 悪化による追加治療の必要性で定義される治療失敗までの期間とした．結果，MMF の寛解維持治療における AZP に対する優位性が示された．寛解導入治療として IVCY または MMF が選択されているが，この違いは結果に影響していないと考えられた[13]．

（保田晋助）

文　献

1) Hahn BH, et al：American College of Rheumatology guidelines for screening, treatment, and management of lupus nephritis. Arthritis Care Res (Hoboken), 64：797-808, 2012
2) Mok CC, et al：Overview of lupus nephritis management guidelines and perspective from Asia. Int J Rheum Dis, 16：625-636, 2013
3) van Vollenhoven RF, et al：Treat-to-target in systemic lupus erythematosus：recommendations from an international task force. Ann Rheum Dis, 73：958-967, 2014
4) Chan TM, et al：Efficacy of mycophenolate mofetil in patients with diffuse proliferative lupus nephritis. Hong Kong-Guangzhou Nephrology Study Group. N Engl J Med, 343：1156-1162, 2000
5) Chan TM, et al：Long-term study of mycophenolate mofetil as continuous induction and maintenance treatment for diffuse proliferative lupus nephritis. Journal of the American Society of Nephrology：JASN, 16：1076-1084, 2005
6) Ginzler EM, et al：Mycophenolate mofetil or intravenous cyclophosphamide for lupus nephritis. N Engl J Med, 353：2219-2228, 2005
7) Appel GB, et al：Mycophenolate mofetil versus cyclophosphamide for induction treatment of lupus nephritis. J Am Soc Nephrol, 20：1103-1112, 2009
8) Rathi M, et al：Comparison of low-dose intravenous cyclophosphamide with oral mycophenolate mofetil in the treatment of lupus nephritis. Kidney Int, 89：235-242, 2016
9) Mok CC, et al：Tacrolimus versus mycophenolate mofetil for induction therapy of lupus nephritis：a randomised controlled trial and long-term follow-up. Ann Rheum Dis, 75：30-36, 2016
10) Houssiau FA, et al：Azathioprine versus mycophenolate mofetil for long-term immunosuppression in lupus nephritis：results from the MAINTAIN Nephritis Trial. Ann Rheum Dis, 69：2083-2089, 2010
11) Tamirou F, et al：The 10-year followup of nephritis trial comparing azathioprine and mycophenolate mofetil for longterm immunosuppression of lupus nephritis. Arthritis and Rheumatology, 66：S426-S427, 2014
12) Dooley MA, et al：Mycophenolate versus azathioprine as maintenance therapy for lupus nephritis. N Engl J Med, 365：1886-1895, 2011
13) Sundel R, et al：Efficacy of mycophenolate mofetil in adolescent patients with lupus nephritis：evidence from a two-phase, prospective randomized trial. Lupus, 21：1433-1443, 2012

Ⅲ章．C．免疫抑制薬　3）代謝拮抗薬

3 ミゾリビン

① 作用機序は？

- ミゾリビン（ブレディニン錠®）は，日本で開発されたプリン代謝拮抗薬である．
- 1973年に八丈島の土壌中の糸状菌 *Eupenicillium brefeldianum* の培養液から精製された．
- イミダゾール系核酸関連物質として精製され，当初は抗生物質として開発されたが，その過程で免疫抑制作用を持つことが明らかとなった．
- 消化管からの吸収が速く，内服した1.5時間後に血中濃度が最高値となる．24時間以内に血中から完全に排泄され，85％が尿中に，9.7％が便に，1％未満が胆汁中に排泄される．
- 体内に入ったミゾリビンは，細胞内外の濃度勾配に従って細胞内に分布する．細胞内でリン酸化されると活性体である mizoribine 5'-monophosphate（MZ-5-P）に変換され，グアノシンヌクレオチドの de novo 合成経路の律速酵素である inosine monophosphate dehydrogenase（IMPDH：IMPデヒドロゲナーゼ）を特異的に阻害し，細胞内のグアノシン三リン酸（guanosine triphosphate：GTP）量を低下させることで免疫抑制効果を発揮する．
- プリン・ピリミジン生合成には de novo 経路と salvage 経路があるが，リンパ球のプリン合成は de novo 経路依存的である．ミゾリビンは de novo 経路を特異的に阻害することにより，活性化リンパ球に作用してグアニンヌクレオチドの枯渇を引き起こし，**T細胞およびB細胞の分裂・増殖を抑制する**．一方，リンパ球以外の細胞は salvage 経路を利用できることから，ミゾリビンによる他臓器への影響は少ないと考えられている．
- 抗生物質としては，細菌や真菌に対する *in vivo* での抗菌活性はみられないが，一方，サイトメガロウイルスに対する *in vitro* での抗ウイルス作用が報告されている．

② 用いられる主な疾患と本薬剤の位置づけは？

適応疾患：① 腎移植における拒否反応の抑制，② ループス腎炎，③ 関節リウマチ，④ 原発性糸球体疾患を原因とするネフローゼ症候群

- 1984年に「腎移植における拒否反応の抑制」に対して承認され，その後1990年に「ループス腎炎」，1992年に「関節リウマチ（RA）」，1995年に「原発性糸球体疾患を原因とするネフローゼ症候群」に対する承認が追加された．

- 免疫抑制効果が穏やかであり，重大な副作用の出現率が低く安全であるが，第二選択薬としての位置づけである．
- RA に対しては，「過去の治療において，非ステロイド性抗炎症薬さらに他の抗リウマチ薬の少なくとも 1 剤により十分な効果の得られない場合に限る」と添付文書に記載されている．日本リウマチ財団発行の**「関節リウマチの診療マニュアル（改訂版）診断のマニュアルと EBM に基づく治療ガイドライン（2004）」**では「効果は他の抗リウマチ薬に比して弱く，遅効性である」として推奨度 B とされ，第二選択薬の位置づけである．他の DMARDs と作用機序が異なり，また他の薬剤との薬物相互作用が少ないことから，併用薬としての意義が認識されている．特に後述のメトトレキサート（MTX）との併用による有効性が多く報告されている．
- ループス腎炎に対しては，「持続性蛋白尿，ネフローゼ症候群または腎機能低下が認められ，副腎皮質ホルモン剤のみでは治療困難な場合に限る」と添付文書に記載されている．従来，steroid-sparing effect を狙った寛解維持療法として使用されてきたが，後述のように，**ステロイド・タクロリムスとの 3 剤併用による multi-target therapy** の寛解導入療法としての有効性も注目されている．
- 適応外であるが，若年性特発性関節炎，IgA 腎症，ANCA 関連血管炎，Sjögren 症候群などに対しての有効性も報告されている[1]．

③ 治療開始時の注意点は？

1）問診

- 本剤への過敏症，感染症，出血性素因，腎機能障害の有無
- 間質性肺炎の有無，その他合併症の有無
- 妊娠の有無
- ワクチン接種歴

2）検査

- 血液検査（白血球・赤血球・血小板数，AST，ALT，ALP，BUN，クレアチニン，尿酸値，HBs 抗原・HBs 抗体・HBc 抗体・HBV-DNA 定量（日本リウマチ学会「免疫抑制・化学療法により発症する B 型肝炎対策ガイドライン（改訂版）」を参照），HCV 抗体

④ 使用方法は？（開始用量・用量変更）

処方例

[原発性糸球体疾患を原因とするネフローゼ症候群／ループス腎炎]

> - 通常，成人1回ミゾリビンとして50mgを1日3回経口投与する．
> - 添付文書では，ステロイドのみで治療困難な症例に限られるが，ステロイド維持用量に上乗せして本剤を投与し，症状をみてステロイド用量を適宜増減するとされる．
>
> [RA]
> - 通常，成人1回ミゾリビンとして50mgを1日3回経口投与する．なお，症状により適宜増減する．

- (参考) 腎移植における拒否反応の抑制
  1日量として，初期量2～3mg/kg体重/維持量1～3mg/kg体重を1～3回/日に分けて経口投与する．
- (参考) 添付文書にない使用法であるが，単回投与およびミゾリビンパルス療法の有用性と安全性についても複数の報告がなされており，⑧に詳述する．

⑤ 使用禁忌薬・併用薬の注意は？

- 生ワクチンは併用禁忌．
- そのほか特に注意すべき併用禁忌薬・併用注意薬はない．

⑥ 副作用は？

- 基本的には他の免疫抑制剤に比べて副作用の少ない薬剤と考えられ，高齢者や合併症の多い患者において有用である．
- ブレディニン錠の承認時までの国内臨床試験および市販後の使用成績調査などにおいて，総症例5,621例中，792例（14.09％）に臨床検査値異常を含む副作用が認められた．主なものは，腹痛，食欲不振などの消化器系障害253例（4.50％），白血球などの血液系障害127例（2.26％），発疹などの過敏症125例（2.22％）であった．
- 注意すべき副作用の頻度と対処方法については次の通りである．
  (1) 骨髄機能抑制（2.19％）：定期的に血液検査を行い，重篤な血液障害が認められた場合には投与を中止する．
  (2) 感染症（1.32％）：肺炎，髄膜炎，敗血症，帯状疱疹などの報告がある．B型肝炎ウイルスの再活性化による劇症肝炎は，MTXとの併用例において報告されており，いずれが直接の原因であるかの結論は得られていないが，添付文書に注意書きが記載されており，他の免疫抑制薬使用時と同様の肝炎ウイルスのスクリーニングは行うべきである．
  (3) 急性腎不全（0.04％）：ミゾリビンによる腎障害の出現はまれであるが，もともと腎障害のある患者で尿酸値の上昇を伴って現れることがあるので，定期的に血液検査を行うなど観察を十分に行い，異常が認められた場合には投与を中止する．

⑦ インフォームドコンセントのコツは？

● 治療方法および副作用に関する説明では以下のような点にも言及するとよい．

1）治療の説明

- 「他の薬剤との併用で効果を発揮するお薬です．医師の指示した用法・用量を守ってください．」
- 「（先発品のブレディニンOD錠の場合）このお薬は舌の上にのせて唾液で溶かすと細かく崩れるので，水なしで服用することが可能です．水で服用してもかまいません．」

2）副作用

- 「他の免疫抑制薬に比べると副作用が少なく，比較的安全に使うことのできるお薬です．」
- 「細菌，ウイルス，真菌などによる感染症を併発することがあります．発症頻度は合併症，年齢，他の併用薬によっても異なります．発熱，皮疹，痛み，咳，息苦しさなどの体調変化がある際は中止した方がよい場合もありますので，お早めにご相談ください．緊急連絡先は～です．」
- 「生ワクチン（BCG，麻疹，風疹，水痘，流行性耳下腺炎，ロタウイルス，黄熱）の接種は避けてください．」
- 「肺炎球菌ワクチン，インフルエンザワクチンの接種は有効です．」
- 「貧血，白血球減少，肝機能障害，腎機能障害などが出現することがありますので，外来受診時に定期的に血液検査を行います．」

⑧ 主な適応疾患に対する効果（代表的な臨床データ）

- わが国で開発された薬剤であり広く使用されているが，開発時の試験を除くと比較試験がほとんど行われていない．
- ループス腎炎に対する第三相多施設単盲検比較試験においては，ステロイド療法への上乗せとして，ミゾリビン150mg/日投与群とプラセボ投与群に振り分けて解析された．24週時点で主治医判断による最終全般改善度は「やや改善」以上の改善がミゾリビン群47.8％vsプラセボ群8.7％とミゾリビン群が有意に優れており，血清クレアチニン値，CCrに対しミゾリビンの改善効果が認められた．副作用出現率においては両群に差はなく，ミゾリビン投与群では白血球減少，帯状疱疹，発疹，消化器症状などの出現があったがいずれも重篤ではなかった[2]．
- RAに対する第三相比較試験では，プラセボまたはロベンザリットニナトリウムを対照とした16週および24週の2つの二重盲検比較試験が行われた．いずれの試験においても

3. ミゾリビン

ミゾリビンは300mg/日（分3投与）で投与された．前者では最終全般改善率は「改善」以上および「やや改善」以上でミゾリビン群（27.7%および46.1%）がプラセボ群（12.4%および27.0%）より有意に高かった．副作用発現率はミゾリビン群（32.7%）がプラセボ群（23.5%）より高かったが，その差の主なものは消化器症状と過敏症などであった[3]．後者でも最終全般改善率はミゾリビン群が高く，副作用出現率はミゾリビン群（31.9%）が対照群（48.7%）より低く，いずれも重篤ではなかった．

- RAに対する150mg/日と300mg/日を比較した市販後調査において，最終全般改善度は「やや改善」以上で150mg群45.9% vs 300mg群57.5%と300mg群が有意に高かったが，一方副作用発現率も150mg群15.5% vs 300mg 27.1%と，300mg群が有意に高かった[4]．これらを踏まえて，RAに対する用量は「通常50mgを1日3回投与，症状により適宜増減」と改定されたが，必要時は300mg/日まで増量可能と考えられている．300mg投与群では腎障害合併例で副作用が多く，症例に応じた用量の選択の重要性が示唆されている．

- ループス腎炎およびRAにおいて，血中濃度のピーク値と効果が相関することが知られており，150mg単回投与や，300mg週2～3回投与，MTX内服時のみのミゾリビン投与（100～150mg/MTX，週2～3回）などのミゾリビンパルス療法が試みられている．Kasamaらは27例のMTX不応のRA症例において，4週間ミゾリビン50mg/MTX，その後100mg/MTXというMTX併用ミゾリビンパルス療法を行い，24週後にEULAR moderate responseが60.0%，good responseが8.0%，またmHAQと血清MMP-3も有意に改善するという結果を得ている[5]．OhtsuboらはMTX併用/非併用を含むRA患者60例に対し，ミゾリビン100～150mg単回隔日投与と同量のミゾリビンの2～3分割連日投与の比較を行い，単回隔日投与群で投与3時間後の血中濃度（C3）が高く，DAS28-CRP，薬剤継続率のいずれも単回隔日投与のほうが有意に改善すること，またRAに対する有効ミゾリビン血中濃度はC3≧1.47μg/mLであることを報告している[6]．

- ミゾリビンとミコフェノール酸モフェチル（MMF）はIMPDHの阻害という共通の作用機序を有している．ループス腎炎に対する寛解導入療法として，ステロイド，タクロリムスとMMFの3剤併用療法（multi-target therapy）がステロイド＋IVCYに替わるより安全な治療法として用いられているが，より高価なMMFの代替薬としてミゾリビンを用いたmulti-target therapyの有効性と安全性が近年報告されている．比較試験は中国からの一報のみであるが，Ⅲ/Ⅳ/Ⅴ型の活動性ループス腎炎患者計90名に対し，寛解導入療法としてミゾリビン（MZR）300mg隔日，MMF 2g分2連日，IVCY 0.5g 2週間ごと，をそれぞれ30名ごとに投与したところ，12週時点での治療反応性はMZR/MMF/IVCYのそれぞれ73.3%/90.0%/96.7%とIVCYがやや優位であったが，24週時点での完全寛解率（22.7%/24.0%/25.0%）と全般的改善率（68.2%/72.0%/75.0%）には有意な差がなく，副作用発生率は3.3%/2.6%/24.2%とMZRやMMFと比較してIVCYで有意に高かった[7]．

- 旭化成ファーマ株式会社による，2003年から2005年にかけての950名（うちループス腎炎患者881名，平均年齢38.8歳，女性83.7%，平均罹病期間5.8年）に対するミゾ

リビン（ブレディニン錠®）の市販後調査結果では，1日当たりの投与量は150mg未満29.7％，150mg単回14.5％，150mg分3 38.6％，150mg超11.4％であり，投与理由はステロイドや免疫抑制薬の減量（53.7％），またはステロイドや免疫抑制薬の効果不十分（51.8％）が主であった．平均ステロイド投与量はPSL 15mgから12ヵ月時点で10mg，36ヵ月時点で8mgに減量された．副作用としては尿酸値上昇（3.5％）や帯状疱疹などの感染症（5.4％）がみられ，重篤な副作用は3.2％であった[8]．

- 2018年に発表された市販後調査結果では，2010〜2015年の間に559人のループス腎炎患者（平均年齢39.5歳，女性82.6％，平均罹病期間8.6年）に対して2年間のミゾリビン投与が行われ，疾患活動性の改善が報告された[9]．ミゾリビンの1日当たり投与量は150mg未満：19.1％，150mg：69.4％，150mg超：2.3％であり，投与理由は寛解導入療法39.2％，寛解維持療法が57.2％であり，以前の報告と比べて150mg超/日の投与が減少し，寛解導入療法の割合が増加した．疾患活動性指標として，ACR 2006 remission criteria（eGFR＞60mL/分/1.73m^2）において24ヵ月時点で26.5％がcomplete remission，36.8％がpartial remissionを達成し，尿中蛋白/クレアチニン比やSLEDAI-2K scoreも有意に改善した．43.8％でタクロリムスが併用されていた．重要な副作用としては帯状疱疹（3.2％），蜂窩織炎（0.7％），好中球減少（0.4％）などがみられたが，タクロリムスとの併用による副作用発生率の増加はなく，また副作用による死亡例はなかった．以上からループス腎炎に対する長期間のミゾリビン投与の有効性と安全性，またタクロリムスの併用における安全性が示唆された[9]．

（江里俊樹）

文献

1) Rokutanda R, et al：Safety and efficacy of mizoribine in patients with connective tissue diseases other than rheumatoid arthritis. Rheumatol Int, 34：59-62, 2014
2) 本間光夫ほか：ループス腎炎に対するミゾリビンの臨床評価（I）．臨床医薬，5：795-824, 1989
3) 塩川優一ほか：慢性関節リウマチに対するミゾリビンの二重盲検試験．炎症，11：375-396, 1991
4) 柏崎禎夫ほか：慢性関節リウマチに対するブレディニン®錠の用量比較試験：炎症，16：269-289, 1996
5) Kasama T, et al：Effects of low-dose mizoribine pulse therapy in combination with methotrexate in rheumatoid arthritis patients with an insufficient response to methotrexate. Mod Rheumatol, 19：395-400, 2009
6) Ohtsubo H, et al：An investigation of the correlation between blood concentration of mizoribine and its efficacy in treatment of rheumatoid arthritis based on indices of drug survival and improvement in DAS28-CRP. Mod Rheumatol, 22：837-843, 2012
7) Feng X, et al：Mizoribine versus mycophenolate mofetil or intravenous cyclophosphamide for induction treatment of active lupus nephritis. Chin Med J, 127：3218-3723, 2014
8) Yagi N, et al：Long-term post-marketing surveillance of mizoribine for the treatment of lupus nephritis：Safety and efficacy during a 3-year follow-up. SAGE Open Medicine, 2：2050312114533960, 2014
9) Takeuchi T：Post-marketing surveillance study of the long-term use of mizoribine for the treatment of lupus nephritis：2-Year results. Mod Rheumatol, 28：85-94, 2018

Ⅲ章. 各 論

D ヒドロキシクロロキン

① 作用機序は？

- ヒドロキシクロロキン（プラケニル®）の第一の薬理作用は Toll 様受容体（TLR）の機能の阻害である．SLE においては DNA，RNA に対する自己抗体が産生されるが，これら自己抗体と核酸による免疫複合体はエンドソームにおいて TLR により認識され，Ⅰ型インターフェロン産生を誘導する．ヒドロキシクロロキンはエンドソームの pH を上昇させることにより，または核酸への直接結合により TLR の活性化阻害を行う．第二のヒドロキシクロロキンの薬理作用は，エンドソーム pH 上昇作用を通じて抗原提示を阻害することである．その他，多彩な作用機序が報告されている[1]．

② 用いられる主な疾患と本剤の位置づけは？

適応疾患：① 全身性エリテマトーデス（SLE），② 皮膚エリテマトーデス（CLE）

- ヒドロキシクロロキンは海外では半世紀以上，リウマチ膠原病の標準的治療薬として使用されてきた．本邦でも 2015 年より SLE の CLE に対して使用ができるようになった．本邦では，添付文書での効能又は効果に関連する使用上の注意として「(1) 限局的な皮膚症状のみを有する皮膚エリテマトーデス患者に対して，本剤は，ステロイド等の外用剤が効果不十分な場合又は外用剤の使用が適切でない皮膚状態にある場合に投与を考慮すること．(2) 全身性エリテマトーデス患者に対して，本剤は，皮膚症状，倦怠感等の全身症状，筋骨格系症状等がある場合に投与を考慮すること」となっている．
- (1) に関して，外用剤だけで寛解できる CLE の患者は少ないため，ヒドロキシクロロキンが必要となることが多い．CLE に関しては長期間寛解できれば漸減中止を試すことも選択肢かもしれない．
- (2) に関しては，多くの観察研究で SLE の皮膚，関節症状，全身倦怠感などに有効であることが示されたため，臓器障害を有さない軽症の SLE に長く推奨されてきた．1991 年にランダム化比較試験で SLE の再燃リスクの低下が示され[2]，2000 年代になり多くの観察研究で臓器障害発生リスクの低下，死亡のリスクの低下，血栓症のリスク低下，感染症のリスクの低下などが次々に報告された．その結果，最近は，臓器合併症の有無にかかわらずすべての SLE 患者に対してヒドロキシクロロキンの使用が推奨されるようになった[3〜6]．

- 海外では，関節リウマチに対しても適応があるが，日本ではまだ使用できない．
- 海外の観察研究で前児に房室ブロックを合併した抗SS-A抗体陽性の母親のその後の妊娠で再発のリスクを軽減した[7]．米国の臨床試験（PATCH）に続いて，本邦でも医師主導臨床試験（J-PATCH）が始まった．現在全国から参加者を募っている（研究代表者：横川）．

③ 治療開始時の注意点は？

- 本薬を安全に長期使用するためには，SD-OCTを有する眼科と連携がとれることが前提である．地域の眼科クリニックのリストは製造販売業者に問い合わせをすれば入手可能である．

1）問診

- 本剤による過敏症の既往の有無．
- 網膜症（ただし，SLE網膜症を除く）あるいは黄斑症の有無．

2）検査

- 眼科検査（ヒドロキシクロロキン網膜症の診断に影響を与えるような黄斑病変や網膜病変がないことを確認する．ヒドロキシクロロキン投与中の眼症状は薬剤以外の理由が多く，ベースラインの検査は眼症状の原因同定に有用である．）

④ 使用方法は？（開始量・用量変更）

- 脂肪には分布しないため理想体重で用量は設定されている．1日平均投与量として6.5mg/kg（理想体重）を超えると網膜障害を含む眼障害の発現リスクが高くなるため，以下のように設定されている．

> **処方例**
>
> - ヒドロキシクロロキン200mgまたは400mgを1日1回食後に経口投与する．1日の投与量は以下の理想体重に基づく用量とする．
>   女性患者の理想体重(kg) ＝（身長(cm)−100）×0.85
>   男性患者の理想体重(kg) ＝（身長(cm)−100）×0.9
>   1. 理想体重が31kg以上46kg未満の場合，1日1回1錠（200mg）を経口投与する．
>   2. 理想体重が46kg以上62kg未満の場合，1日1回1錠（200mg）と1日1回2錠（400mg）を1日おきに経口投与する．
>   3. 理想体重が62kg以上の場合，1日1回2錠（400mg）を経口投与する．

D. ヒドロキシクロロキン

性別・身長とヒドロキシクロロキンの用量の対応表

理想体重	性別・身長と理想体重の対応表 女性	性別・身長と理想体重の対応表 男性	1日量
31 kg 以上 46 kg 未満	136 cm 以上 154 cm 未満	134 cm 以上 151 cm 未満	1錠（200 mg）
46 kg 以上 62 kg 未満	154 cm 以上 173 cm 未満	151 cm 以上 169 cm 未満	1錠と2錠を1日おき（300 mg）
62 kg 以上	173 cm 以上	169 cm 以上	2錠（400 mg）

- 米国の眼科ガイドラインでは体格と用量の観点で5 mg/kg（実体重）での投与が提言されたが[8]，本邦では，るいそうが著明（実体重が理想体重を大きく下回る）な患者で，投与量を1段階下げる（例えば，300 mg/日を200 mg/日に下げるなど）対応でよいと考える．
- 20%程度が未変化体として尿中に排泄される．軽度の腎障害であれば用量調整は不要であるが，例えば高度の腎障害は網膜症のリスクを考慮し使用は控えるほうが無難である．
- 単回投与時の終末半減期が40日と長いため，平衡状態に達するのに4ヵ月以上を要する．よって臨床的効果の発現も遅く通常1ヵ月以上かかる．

⑤ 使用禁忌薬・併用薬の注意は？

- 添付文書での禁忌は，「本剤成分への過敏症の既往，網膜症（ただしSLE網膜症を除く）あるいは黄斑症，6歳未満の幼児」となっている．なお6歳未満はデータが不十分であることが理由であり，小児SLE患者にも成人と同様に使用が推奨される[9]．
- 併用禁忌薬はないが，シクロスポリン・ジゴキシン（血中濃度上昇），アミオダロン・モキシフロキサシン（心室性不整脈のリスク），抗てんかん薬（抗てんかん薬の作用減弱）の併用時は注意する．
- 添付文書では，「妊婦又は妊娠している可能性のある婦人には，催奇形性・胎児毒性のリスクを有する可能性があることを十分に説明し理解を得た上で，治療上の有益性が危険性を上回ると判断される場合にのみ投与すること」と記載されている．しかし，海外の長年のデータにより催奇形性や胎児毒性は否定的であり，妊娠中のSLE再燃が懸念されるため，妊娠中も使用を継続することが原則である[10]．
- 「授乳中の婦人に投与する場合には授乳を避けさせること」と添付文書に記載されているが，母乳を介して児が曝露される量が非常に少ないため，海外のガイドラインや日本の簡易ガイドラインでも授乳は許容している．

⑥ 副作用は？

1）初期の副作用

- 抗マラリア薬であるヒドロキシクロロキンは免疫調整薬であり，他の免疫抑制薬のように易感染性をきたさないのが特徴である．副作用の頻度を臓器別にまとめた（表1）．
- 消化器症状が多いが，一時減量や中止・漸増などで通常継続可能である．皮膚過敏反応は約5％程度に認められ，投与開始1～4週間後に生じる．市販後調査でもスチーブンス・ジョンソン症候群を含む重症薬疹が報告されている．重症化させないためには疑った時点で中止することが重要である．また視調節障害による霧視もときにみられる．検査で明らかな異常を認めず自然軽快することが多いが，眼症状は原則眼科を受診すべきである．

2）長期投与時の副作用

- 長期投与時の副作用としては網膜症が最も重要である．その他，脱力やクレアチニンキナーゼ上昇を認めたときはミオパチー・ニューロミオパチーを疑い中止する．極めてまれであるが心毒性の報告があり，心筋症や伝導障害の出現時には中止する．本剤は糖尿病の発症を抑制することが知られているが，まれに低血糖をきたすことがある．皮膚の色素沈着は約7％に認め，半数は5年以内の使用であり，下腿前面は必発である．

表1：臓器系統別副作用のリスト

	10％以上	1～10％	0.1～1％	頻度不明
血液				骨髄抑制・溶血（G6P欠損）
心臓				心筋症
耳			回転性めまい・耳鳴	難聴
眼		霧視	角膜変化・網膜症・黄斑症	黄斑変性症
消化管	腹痛・嘔気	下痢・嘔吐		
肝胆道			肝機能異常	劇症肝不全
免疫				蕁麻疹・血管浮腫・気管攣縮
代謝栄養		食欲不振		低血糖
筋骨格				ミオパチー・ニューロミオパチー
神経		頭痛	浮動性めまい	痙攣
精神		情緒不安定	神経過敏	精神病・自殺行為
皮膚		皮疹・瘙痒	色素沈着・毛髪退色・脱毛	水疱・中毒疹・多形紅斑・スチーブンス・ジョンソン症候群ほか

カナダの添付文書を参考に作成．

3）ヒドロキシクロロキン網膜症

- 類似薬クロロキンは，日本でも1955年から販売されたが，腎炎の治療薬として販売されたことや警告の遅れなどにより深刻な薬害を引き起こし，1974年に販売中止となった経

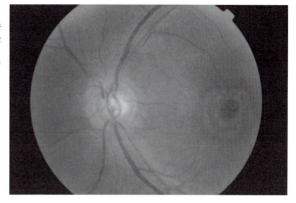

図1：標的黄斑症（Bull's eye maculopathy）

57歳黒人男性．円板状エリテマトーデスに対してヒドロキシクロロキン400mgを5年間およびクロロキン250mgを4年間併用．自覚症状なし．
（日本内科学会雑誌，第100巻，第10号，p2963, 2011より転載）

緯がある．ヒドロキシクロロキンはクロロキンより網膜毒性が低く，網膜症の合併頻度は低い．失明の報告はないものの網膜症に気づかず薬剤を継続した場合には失明のリスクになりうるため網膜症のモニタリングが重要である．

- 視機能の低下を防ぐためには，定期的に眼科検査を行い，網膜症を早期に発見し，本薬を中止することが重要である．近年の眼科検査機器の進歩により初期病変が発見できるようになった．初期の変化は中心視野検査での傍中心暗点や輪状暗点，SD-OCTでの局所的な網膜層における菲薄化である．これら初期の異常は5～10年以上の治療で約5％に認め，初期の網膜症を発見し本薬を中止すれば進行しない．進行すると特徴的なBull's eye（標的黄斑症）（図1）と呼ばれる黄斑周囲（傍中心窩）の顆粒状変化をきたし（5年以上の投与で約1～2％），末期には周辺部網膜までメラニン色素の沈着を伴った網脈絡膜萎縮をきたす．障害部位は傍中心窩が典型であるが，アジア人で黄斑辺縁部の障害が他の人種より高頻度である．

- 視機能の障害をきたさないためには，定期的な検査を永続することが肝要である．連携する眼科で，ルーチン検査4項目（視力・眼底・眼圧・細隙灯検査）にSD-OCT，視野検査，色覚検査の3項目を加えた7項目を投与開始前および少なくとも年に1回は実施する．紹介可能な眼科医がわからない場合，製造販売元であるサノフィ株式会社に問い合わせるとリストを入手できる．

- 米国眼科学会のガイドラインの2011年版[11]では，5年を超える使用，累積1,000gを超える使用，1日あたり400mgあるいは6.5mg/理想体重kgを超える使用，高齢，腎機能障害あるいは肝機能障害，既存の網膜疾患あるいは黄斑症，同2016年版[8]では，用量，投与期間，腎機能障害（GFR＜60mL/分/1.73m^2），タモキシフェンの併用，低体重をリスクとしてあげた．日本人でのリスクについてはまだ不明であるため，添付文書が規定した網膜症のリスク（腎機能障害・肝機能障害・視力障害・高齢者・累積投与量200g（300mg/日で2年，200mg/日で3年））を有する患者ではより頻回（半年に1回など）に検査を行うのが無難である．視力低下，視野欠損，あるいは色覚異常などの異常が認めら

れた場合には直ちに投与を中止し原因を精査する．

⑦ インフォームドコンセントのコツは？

1）治療の説明
- 本邦では本薬に関する情報は少ないため，可能な限りパンフレットなどを用いて十分な説明が必要である．

> 「ヒドロキシクロロキンはもともとマラリアの治療薬であり免疫抑制薬ではありません．全身性エリテマトーデスの皮膚症状や関節症状には特に有効です．皮膚症状や関節症状などがない場合，効いたという実感は少ないかもしれませんが，再燃を防ぎ，腎臓など重要な臓器への障害を減らし，生存率も改善することがわかったので，最近は全ての全身性エリテマトーデス患者がベース薬として内服をすることが推奨されています．（プレドニゾロンを内服している場合）この薬を開始し，その後ゆっくりとプレドニゾロンの量を減らしましょう．」

2）副作用
- 特に網膜症のリスクを懸念している患者が多いので開始時に十分な説明が必要である．また開始後は，毎回外来で最後の眼科受診と次の受診予定を確認する（プラケニル®サポートカードの活用も有用である）．

> 「ヒドロキシクロロキンの投与初期に最も多い副作用は消化器症状ですが，通常，一時減量・休薬などにより改善します．皮疹が出現した場合は継続により重篤化する危険があるので中止が必要です．長期服用時の重篤な副作用として，網膜症が重要です．通常10年以上内服時に眼科検査の異常で発見されます．網膜症は初期で発見し中止すれば視機能に影響しません．ですので，定期的な眼科検査を継続することが大切です．」

⑧ 主な適応疾患に対する効果（代表的な臨床データ）

- CLE に対して，これまで多数の観察研究の結果より有効とされてきたが，本邦の多施設，二重盲検，ランダム化，並行群試験により有効性が支持された[14]（図2）．また同試験でSLEの関節痛も改善することが示された．
- SLE の再燃リスクの低下は，SLE患者47例をヒドロキシクロロキンの中止群と継続群に無作為に割りつける二重盲検比較試験で，本剤中止群で継続群より再燃が2.5（95％ CI：1.08〜5.58）倍高かった[2]．また妊娠中のSLE患者17例を含むプラセボ対照無作為化比較試験で疾患活動性低下とステロイドの減量効果があることが示された[15]．

D. ヒドロキシクロロキン

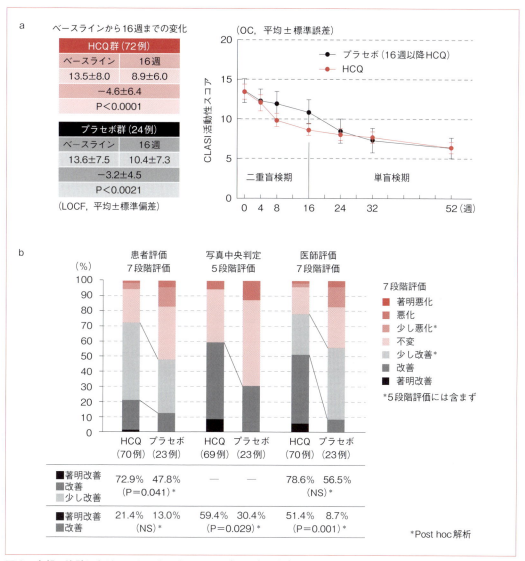

図2:本邦の治験におけるヒドロキシクロロキン（HCQ）の皮膚エリテマトーデスに対する有効性の評価
a 皮膚エリテマトーデスの疾患活動性（CLASI活動性スコア）
b 治療開始16週後における皮膚病変の評価
（日本リウマチ学会の皮膚エリテマトーデスおよび全身性エリテマトーデスに対するヒドロキシクロロキン使用のための簡易ガイドライン（文献14より引用）

● 北米のLUMINAコホートで，本剤使用群は，臓器障害の発生リスク（HR 0.68（95% CI：0.53〜0.93））[16]，腎障害の発生リスク（HR 0.12（95% CI：0.02〜0.97））[17]，死亡のリスク（OR 0.128（95% CI：0.054〜0.301））をいずれも低下した[18]．南米のGLADELコホートでも，ヒドロキシクロロキンおよびクロロキン使用群で死亡のリスクが低かった（調整後 HR 0.62（95% CI：0.39〜0.99））[19]．また，スペインのコホートでは，

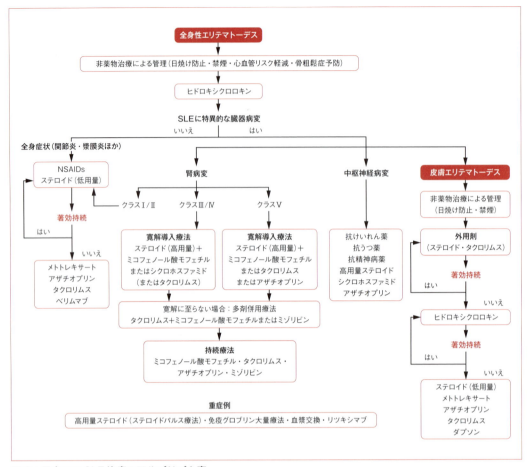

図3：日本でのSLE治療のアルゴリズム案
(Xiong W et al：Pragmatic approaches to therapy for systemic lupus erythematosus. Nat Rev Rheumatol 10：97-107, 2014 を参考に作成)

死亡リスクの低下に加えて，血栓症のリスクの低下[20]や感染症のリスクの低下[21]が示された[6].

● これらの結果，すべてのSLE患者でヒドロキシクロロキンが推奨されるようになった．

(横川直人)

文　献

1) Wallace DJ, et al：New insights into mechanisms of therapeutic effects of antimalarial agents in SLE. Nat Rev Rheumatol, 8：522-533, 2012
2) Canadian Hydroxychloroquine Study Group：A randomized study of the effect of withdrawing hydroxychloroquine sulfate in systemic lupus erythematosus. N Engl J Med, 324：150-154, 1991
3) Ruiz-Irastorza G, et al：Clinical efficacy and side effects of antimalarials in systemic lupus erythematosus：a systematic review. Ann Rheum Dis, 69：20-28, 2010

4) Hahn BH, et al : American College of Rheumatology guidelines for screening, treatment, and management of lupus nephritis. Arthritis Care Res, 64 : 797-808, 2012
5) Bertsias GK, et al : Joint European League Against Rheumatism and European Renal Association-European Dialysis and Transplant Association (EULAR/ERA-EDTA) recommendations for the management of adult and paediatric lupus nephritis. Ann Rheum Dis, 71 : 1771-1782, 2012
6) van Vollenhoven RF, et al : Treat-to-target in systemic lupus erythematosus : recommendations from an international task force. Ann Rheum Dis, 73 : 958-967, 2014
7) Izmirly PM, et al : Maternal use of hydroxychloroquine is associated with a reduced risk of recurrent anti-SSA/Ro-antibody-associated cardiac manifestations of neonatal lupus. Circulation, 126 : 76-82, 2012
8) Marmor MF, et al : Recommendations on screening for chloroquine and hydroxychloroquine retinopathy (2016 Revision). Ophthalmology 123 : 1386-1394, 2016
9) Groot N, et al : European evidence-based recommendations for diagnosis and treatment of childhood-onset systemic lupus erythematosus : the SHARE initiative. Ann Rheum Dis, 76 : 1788-1796, 2017
10) Andreoli L, et al : EULAR recommendations for women's health and the management of family planning, assisted reproduction, pregnancy and menopause in patients with systemic lupus erythematosus and/or antiphospholipid syndrome. Ann Rheum Dis, 76 : 476-485, 2017
11) Marmor MF, et al : Revised recommendations on screening for chloroquine and hydroxychloroquine retinopathy. Ophthalmology, 118 : 415-422, 2011
12) Melles RB, et al : The risk of toxic retinopathy in patients on long-term hydroxychloroquine therapy. JAMA Ophthalmology, 132 : 1453-1460, 2014
13) Melles RB, et al : Pericentral retinopathy and racial differences in hydroxychloroquine toxicity. Ophthalmology, 122 : 110-116, 2015
14) Yokogawa N, et al : Effects of hydroxychloroquine in patients with cutaneous lupus erythematosus : a multicenter, double-blind, randomized, parallel-group trial. Arthritis Rheumatol, 69 : 791-799, 2017
15) Levy RA, et al : Hydroxychloroquine (HCQ) in lupus pregnancy : double-blind and placebo-controlled study. Lupus, 10 : 401-404, 2001
16) Fessler BJ, et al : Systemic lupus erythematosus in three ethnic groups : XVI. Association of hydroxychloroquine use with reduced risk of damage accrual. Arthritis Rheum, 52 : 1473-1480, 2005
17) Pons-Estel GJ, et al : Protective effect of hydroxychloroquine on renal damage in patients with lupus nephritis : LXV, data from a multiethnic US cohort. Arthritis Rheum, 61 : 830-839, 2009
18) Alarcon GS, et al : Effect of hydroxychloroquine on the survival of patients with systemic lupus erythematosus : data from LUMINA, a multiethnic US cohort (LUMINA L). Ann Rheum Dis, 66 : 1168-1172, 2007
19) Shinjo SK, et al : Antimalarial treatment may have a time-dependent effect on lupus survival : data from a multinational Latin American inception cohort. Arthritis Rheum, 62 : 855-862, 2010
20) Ruiz-Irastorza G, et al : Effect of antimalarials on thrombosis and survival in patients with systemic lupus erythematosus. Lupus, 15 : 577-583, 2006
21) Ruiz-Irastorza G, et al : Predictors of major infections in systemic lupus erythematosus. Arthritis Res Ther, 11 : R109, 2009

III章. 各 論

E グルココルチコイド

① 作用機序は？

- グルココルチコイドは Mayo Clinic の Hench らによって 1948 年頃からまず関節リウマチ (RA) に対して臨床的使用が開始され，以後多くの疾患・病態に対して用いられてきた．
- グルココルチコイドが臨床的効果を発揮する機序については未だ明らかになっていない点が多いが，グルココルチコイド受容体 (glucocorticoid receptor：GR) を介して遺伝子の発現を制御する genomic effect と，遺伝子発現制御と直接関係しない non-genomic effect に大きく分けることができる．
- 一般的に体内の GR は 1 mg/kg 相当のプレドニゾロン投与によって飽和するとされており，GR を介した genomic effect は PSL 1 mg/kg 以上に増量しても頭打ちであると想定されている．
- ステロイドパルスをはじめ，PSL 換算で 1 mg/kg 以上のグルココルチコイド投与を行った際に速やかに（秒〜分の単位で）認められるグルココルチコイドの作用は，non-genomic effect によると考えられており，これは膜表面の GR を介した作用，細胞質内 GR による遺伝子発現制御以外の作用などによるとされる．

② 用いられる主な疾患と本薬剤の位置づけは？

適応疾患：① （ごく一部を除く）リウマチ性疾患，② 膠原病全般

- かつてのリウマチ・膠原病診療は，グルココルチコイドこそがキードラッグであり，リウマチ・膠原病領域のほぼ「あらゆる疾患」に対してグルココルチコイドによる治療が試されてきた．
- その中で明らかになってきたことが以下の 3 項目である．

1) グルココルチコイド単剤よりも免疫抑制薬との併用によって良好な効果が得られる疾患・病態がある

- 例：多発血管炎性肉芽腫症 (granulomatous polyangiitis：GPA) の生命予後は，かつて無治療であれば 5 ヵ月とされていた．その後，1967 年にグルココルチコイドを併用した Hollander and Manning の報告で，生存期間中央値が 12.5 ヵ月まで延長した．1973 年

に Anthony Fauci らが経口シクロホスファミドとグルココルチコイドを併用することによって 14 名中 12 名の患者を「寛解」に導いたと報告している．
- このように，グルココルチコイド単剤で十分な臨床的効果が得られない難治性病態は多数ある．その場合も，いわゆる「寛解導入療法」としてグルココルチコイドを使用することはもとより，維持期にも少量のグルココルチコイド経口内服を「維持量」として継続することはよくみられるプラクティスである．

2) 一定の効果は得られるものの副作用が度外視できない疾患・病態がある

- 例：RA におけるグルココルチコイド使用は議論の対象であり続けている．グルココルチコイドには RA の関節破壊を抑制する効果が間違いなくある．しかし同時に，RA に対するグルココルチコイド単剤使用は例外的状況に限られる．これはグルココルチコイドの長期使用に伴う骨粗鬆症をはじめとした副作用が問題となるため，漫然とした処方は推奨されない．現在，RA におけるグルココルチコイドは「発症早期の症例に対して」「メトトレキサートをはじめとした抗リウマチ薬が奏効するまでの『繋ぎ』として」使用すると利益が大きいと考えられている．

3) グルココルチコイドが（ほぼ）無効の疾患・病態がある

- 例：体軸性脊椎関節炎（axial spondyloarthropathy）に対するグルココルチコイドはほぼ無効であり，患者の症状・画像的進行（悪化）とも抑制しないため，グルココルチコイド投与は推奨されない．
- 以上より，現時点でのグルココルチコイド治療の位置づけは図1のようになる．

図1：グルココルチコイドが用いられる主な疾患と各疾患の治療における本薬剤の位置づけ

RA においては関節腔内注射という方法もある．以上に加えて，Behçet 病，大型血管炎，IgG4 関連疾患など位置づけが定まらない（あるいは位置づけが変わりつつある）疾患もある．

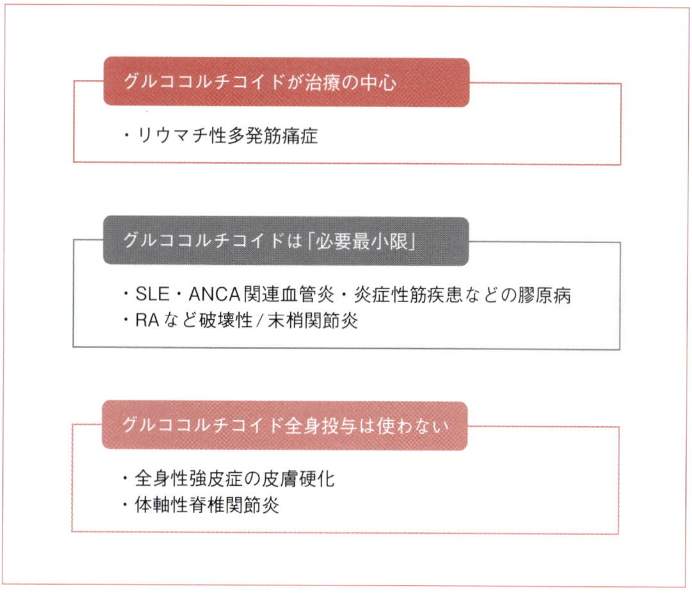

グルココルチコイドが治療の中心
・リウマチ性多発筋痛症

グルココルチコイドは「必要最小限」
・SLE・ANCA 関連血管炎・炎症性筋疾患などの膠原病
・RA など破壊性/末梢関節炎

グルココルチコイド全身投与は使わない
・全身性強皮症の皮膚硬化
・体軸性脊椎関節炎

表1：グルココルチコイド長期使用が必要な場合のベースライン評価

a. 感染症
「結核家族歴」の聴取，胸部X線写真，ツベルクリン反応 and/or IGRA，β-Dグルカン*
b. 耐糖能異常
糖尿病家族歴の聴取，空腹時血糖・HbA1c
c. ステロイド誘発性骨粗鬆症
骨密度測定
FRAXによる骨折リスク評価†
d. 消化管潰瘍
消化管潰瘍既往歴の聴取，便潜血検査，上部消化管内視鏡*
e. その他
血圧，簡易認知機能検査*

IGRA：interferon-gamma releasing assay，例えばクオンティフェロンTBゴールド®やTスポット®TBなど．
*：全例に要するものではない．
† (http://www.shef.ac.uk/FRAX/tool.jsp?lang=jp)

③ 治療開始時の注意点は？

- 投与開始前に
  ① 治療対象とする原疾患の活動性（何をモニターして治療効果を判定するか）
  ② 予想される副作用（投与前のベースライン）について，評価を行っておく必要がある．
- 副作用予防，ならびに早期発見のための最小限の検査一覧を**表1**に示す．
- 特に骨密度の評価が疎かになる傾向があり，注意を要する．
- 「疾患活動性があまりにも高く，十分評価できずに」長期大量投与に踏み切らざるを得ない臨床状況もある．その場合も「何を評価できずに投与開始せざるを得なかったか」については明確に理解し，カルテに記載しておくことが望ましい．
- 「初期投与」開始直後～中期は，原疾患の活動性に伴う諸症状が前景に立ち，易感染性を含めたグルココルチコイドの副作用は逆に目立たない（いわゆる「ハネムーン期」）．減量を考えだすころ，減量を開始したころに副作用が問題になる．
- ただし，ベースラインで免疫抑制状態にある患者に自己免疫疾患が生じた場合には，グルココルチコイド投与（あるいは増量）直後から細胞性免疫不全に由来する諸々の感染症が問題となる．
- 「未治療症例に対する寛解導入療法」よりも「再発を繰り返す症例に対する再寛解導入療法」において，細心の注意が必要となる所以である．

④ 使用方法は？（開始用量・用量変更）

- 個々の疾患によって異なるが，「膠原病」「RA」「その他」に分けて記載する．

1）膠原病

- 全身性エリテマトーデス，血管炎，炎症性筋疾患などの膠原病（慢性・多臓器・炎症性・

E．グルココルチコイド

自己免疫疾患）については，個々の膠原病の重症度に応じた「初期投与量」を使用する．
- プレドニゾロンに換算して大まかに 0.5～1 mg/kg/日の量が選択されることが多い．
- ここで重要な点は，診断名によって初期グルココルチコイド量が決まるのではなく，最も重篤な臓器障害に合わせてグルココルチコイド量が決まるという点である．
- 急速進行性の病態や重篤な臓器障害を認める場合にはステロイドパルスが採用される．
- 「ステロイドパルス」の一致した定義はないが，大まかにメチルプレドニゾロン 1,000 mg 相当/日を 3～5 日間投与することを指す．
- 筆者の診療科ではメチルプレドニゾロン 500 mg を 1 時間かけての点滴投与を 12 時間間隔で 6 回施行することを「ステロイドパルス」としている．
- グルココルチコイドによる治療を開始した後に思ったような効果が得られない場合，あるいは臓器障害が増悪する場合，診断の適切さ・他の治療阻害要因の有無を再確認する必要がある．
- 例えば血管炎（結節性多発動脈炎）による下肢の皮膚壊死がグルココルチコイド開始後にも進行性である場合，感染症がオーバーラップしている可能性・末梢動脈疾患（peripheral artery disease：PAD）の併存による組織虚血が起きている可能性などを想起しなければならない．
- 治療反応性があまりにも予想と異なる場合，グルココルチコイドの「アドヒアランス不良」も外来では（時として病棟でも）疑う必要がある．
- 初期治療の期間は，近年の臨床試験ではより「短く」設定される傾向にある．
- かつてはほぼルーチンに 4 週間程度の初期治療期間（グルココルチコイドを初期投与量のまま維持する期間）が設定されていたが，現在では治療対象の臓器の炎症が「十分に抑えられた」時点で寛解維持療法に移行していく傾向にある．
- 適切な初期投与量のグルココルチコイドによる治療が開始された後でも，十分な治療効果が得られない場合がある．その場合でも 4 週間以上の初期治療は行わない傾向にある（副作用のリスクが治療ベネフィットを上回る可能性が高い）．
- 初期治療による「寛解導入療法」の後は，なるべく少量の・副作用の可能性が低い薬剤による「寛解維持療法」にシフトしていく．グルココルチコイドの副作用の多くが用量依存性であることから，この過程でグルココルチコイドの「漸減」（steroid tapering, glucocorticoid withdrawal）を行う．
- 「漸減」は，原疾患の活動性が抑えられていることを確認しながら，慎重に行う．一つの目安として「投与量の 10％を 2～4 週間かけて」減量していく．
- 免疫抑制（調整）薬の併用下に病勢が十分に抑えられていれば，より急速な減量も可能である．投与開始後 4 週間の時点で 0.5 mg/kg/日，12 週間の時点で 10 mg/日まで減量するのが目安で，その後 1 mg ずつ減量していく．
- 近年の血管炎を対象とした臨床試験で採択されたいくつかの減量プロトコルを**表2**に示す[1～3]．

表2a：近年の血管炎臨床試験におけるグルココルチコイド減量プロトコル（プレドニゾロン換算の用量表記）

RAVE
- ステロイドパルス（メチルプレドニゾロン1,000mgを1～3日）
- その後1mg/kg（最大80mg/日）で最大4週間
- その後40mgで2週間，30mgで2週間，15mgで2週間，10mgで2週間，7.5mgで2週間，5mgで2週間，2.5mgで2週間→中止

CYCLOPS
（体重60kgの患者に対して）
- 60mgで1週間，45mgで1週間，30mgで1週間，25mgで3週間，20mgで2週間，15mgで4週間，12.5mgで8週間…

GiACTA
- 60mgで1週間，50mgで1週間，40mgで1週間，35mgで1週間，30mgで1週間，25mgで1週間，20mgで1週間…

表2b：開始から12週までのプレドニゾロン量の比較

週	RAVE	CYCLOPS	GiACTA
1	80	60	60
2	80	45	50
3	80	30	40
4	80	25	35
5	40	25	30
6	40	25	25
7	30	20	20
8	30	20	17.5
9	15	15	17.5
10	15	15	15
11	10	15	15
12	10	15	12.5

2）関節リウマチ（RA）

- RAに対してグルココルチコイドを使用した場合，疾患活動性や機能障害はグルココルチコイド使用直後より改善し数ヵ月は改善効果を認めるが，数年以降はグルココルチコイド非使用群と差がなくなる．
- 一方で，関節破壊の抑制効果は持続するかもしれない．
- 即ち，疾患活動性の高いRAにおいてDMARDsとの併用で少量グルココルチコイドを数ヵ月使用することは早期の症状緩和や長期的な関節破壊抑制につながる可能性がある．
- 米国リウマチ学会の関節リウマチ治療ガイドライン2015では，少量グルココルチコイドをプレドニゾロン換算10mg/日以下，短期使用を3ヵ月未満と定義したうえで，疾患活動性の高い場合や再燃した場合にはグルココルチコイドの少量・短期追加使用を認めている．
- 欧州リウマチ学会の「**抗リウマチ薬による関節リウマチ治療推奨2016**」では，初期治療や経口DMARDsを変更する際にグルココルチコイドの短期間の使用を考慮すべきであるが，臨床的に可能な限り早く減量すべきとある．
- 本邦の「**関節リウマチ診療ガイドライン2014**」においては，2013年の欧州リウマチ学会の推奨と同様に，初期治療戦略において経口DMARDsとの併用であれば低用量グルココルチコイドの6ヵ月以内の使用を考慮すべきであるが，臨床的に可能な限り早く減量すべきとある．
- 関節腔内へのグルココルチコイド注射は症状緩和・疾患活動性のコントロールにおいて有用である．速効性があるため，患者満足度の向上に有用であり，治療法変更の際にも関節注射を併用するとその後のアドヒアランスがよくなる印象がある．
- 各関節の大まかな注射の用量の例としては，トリアムシノロン（ケナコルト-A®）で膝

E. グルココルチコイド

40 mg，肩 20 mg，手関節や足関節，肘 10〜20 mg，MCP（中手指節間関節）や，PIP（近位指節間関節），MTP（中足趾節間関節）5〜10 mg であり，同量の 1％キシロカイン®を混ぜることもある．
- 荷重関節において，副作用の懸念から関節注射の間隔は 3 ヵ月以上空けて，年に 3 回までとされるが，明確な基準は存在しない．注射後の安静は重要であり，少なくとも 1 日，できれば数日は「入院していると思って」安静を指示する．

⑤ 使用禁忌・併用薬の注意点は？

- グルココルチコイドによる治療が「不適切」な病態は存在するが，グルココルチコイドの使用「禁忌」は，グルココルチコイド（もしくはその基剤）に対する重篤なアレルギーの既往を除いて存在しない．
- 過去には活動性の感染症がグルココルチコイド使用の禁忌とされたが，市中肺炎を含めた細菌感染症に対して抗菌薬に加えてグルココルチコイドを使用することが複合アウトカムを改善したとする報告もある．
- バルビツール酸誘導体（フェノバルビタール），フェニトイン，リファンピシンは CYP3A4 を誘導し，グルココルチコイドの代謝が促進される．
- 慣習的にリファンピシン使用中の結核患者のグルココルチコイド投与量は 1.5〜2 倍に増量する．あるいはリファンピシンより CYP3A4 誘導作用が弱いとされるリファブチンを使用する．

⑥ 副作用は？

- 投与開始からの時系列・投与量（プレドニゾロン換算）に沿って，比較的よくみられる副作用をまとめたものが**表 3** である．
- 特に問題となる「感染症（易感染性）」と「ステロイド性骨粗鬆症（glucocorticoid-induced osteoporosis：GIO）」について採り上げる．

1）感染症（易感染性）

- 臨床的に問題となるのは，ある程度の量のグルココルチコイド（プレドニゾロン換算で 15〜20 mg/日 程度）をある程度の期間（3〜4 週間）内服継続した時に出現する細胞性免疫低下に伴う易感染性である．
- グルココルチコイド内服患者において，どのような場合にニューモシスチス肺炎（Pneumocystis pneumonia：PcP）予防が必要になるかについては，確固とした基準は存在しない．
- これは，基礎疾患や併用薬剤によりリスクが異なること，また PcP の診断基準自体も確立していないため正確にリスクを評価することが困難であることなどに起因する．
- 本邦では，気管支洗浄によるニューモシスチス菌体の証明にこだわらず，胸部画像所見と

表3：グルココルチコイドの副作用と時系列・プレドニゾロン換算した用量の関連

開始当日から
 不眠・うつ・精神高揚・食欲亢進（通常は20mg以上で生じるが，10mg以下の少量で発症することもある）
数日後から
 血圧上昇（10mg以上）
 浮腫・電解質異常（Na↑・K↓：鉱質コルチコイド作用による）
2～3週間後から
 副腎抑制
 血糖上昇（10mg以上）
 コレステロール上昇（10mg以上）
 創傷治癒遅延
 消化性潰瘍（NSAIDと併用時）
1ヵ月後から
 易感染性（10mg以上で用量依存性にリスク↑，15mg（0.3mg/kg）以上×2週間以上で細胞性免疫能低下）
 中心性肥満・多毛・痤瘡
 無月経
1ヵ月以上後から
 紫斑・皮膚線条・皮膚萎縮
 ステロイドミオパチー（10mg以上）
長期的に
 （無菌性）骨壊死（20mg以上×1ヵ月以上）
 骨粗鬆症（5mg以上×3ヵ月以上：「安全域」はないとされる）
 白内障（長期使用で5mgでもリスク↑）
 緑内障（10mg以上）

用量については「ある時点での投与量」と「投与積算量」のいずれもが重要であり，例えばプレドニゾロン15mg以下になると「魔法のように」免疫抑制が解除されるわけではない．

- β-Dグルカンを参考にして経験的なPcP治療が行われていることもある．
- この際，β-Dグルカンの陰性を根拠にPcPの可能性を除外してはならない．
- 例えば，ベースラインに糖尿病・アルコール多飲歴のある低栄養の患者であれば，その時点で「免疫力の低下」があると想定されるので，予防閾値は大きく下がる．また，こうした患者はPcP以外にも細胞性免疫抑制状態で発症リスクの上がる病原体による感染症（侵襲性肺アスペルギルス症，ノカルジア症など）にも注意を要する．
- さらに，リスクが中等度であっても，既存の肺病変によって呼吸予備能が低下している場合には，PcP発症時に重篤な呼吸不全をきたす可能性があるため，これも予防閾値は下がる．
- 一方で，ST合剤は広域抗菌薬であり，その少量・長期投与は無分別に行われるべきではない．
- グルココルチコイド長期投与中の結核感染症は非典型的な病像を示す．
- すなわち，下肺野の肺結核や結核性髄膜炎・結核性腹膜炎などの肺外結核などを起こし，しばしばリウマチ性疾患の増悪としても説明できるような症候を示すため，診断・治療の遅れに結びつきやすい．

E．グルココルチコイド

- グルココルチコイド使用開始前に潜在性結核の診断，ならびに必要ならば潜在性結核治療の開始が望まれる．
- 本邦での結核有病率の高さ（特に高齢患者において）を考慮すると，潜在性結核の治療閾値は低くあってよい．
- しかし原疾患ならびにその合併症の治療・副作用予防目的での内服薬が多数である場合には潜在性結核の治療完遂はしばしば困難（イソニアジド内服6～9ヵ月間）であり，これも個々の症例においてリスクに応じて判断すべきである．
- 沈降13価肺炎球菌結合型ワクチン・23価肺炎球菌多糖体ワクチンが（肺炎球菌性）肺炎の予防に利用できるので，接種を検討する．
- 水痘（帯状疱疹）ワクチンは（2018年現在）生ワクチンのみ入手可能なため，グルココルチコイド治療開始後には摂取禁忌である．遺伝子組み換え帯状疱疹ワクチン（recombinant zoster vaccine：RZV）が近々使用可能となる見込みである．

2）GIO予防

- グルココルチコイド使用による骨密度低下は，使用開始早期に顕著であり，特に最初の6ヵ月で急速に骨密度が低下し，1年で最大12％低下するとされる．その後，2～3％/年のペースで低下する．さらに，グルココルチコイドは骨密度に反映されない部分で「骨の質」を悪化させるため，同じ骨密度で比較した場合でも，グルココルチコイド内服中患者の骨折リスクは高い．
- GIO予防における新規薬剤の臨床研究は，骨密度をDEXAで評価し，血清25（OH）ビタミンDを測定（ならびに必要なら補充）したうえで行われている．本邦発のものを含めていくつか「ガイドライン・推奨」が公表されている（図2，表4）[4, 5]．
- 2014年に作成された本邦のガイドラインではFRAX®を用いないスコアリングシステムを採用している．
- ビスホスホネート長期投与に伴う合併症（大腿骨の非定型骨折，顎骨壊死など）が知られるようになってきたが，グルココルチコイドを何mg以下まで減量すればビスホスホネートを中止可能か，について一致する見解はない．
- 関節腔内グルココルチコイド注射の副作用としては，稀ではあるが，ステロイド結晶に対する急性関節炎（数時間から翌日に起こり，48時間以内に自然に軽快する），化膿性関節炎（注射から数日後に関節炎が悪化）のほかにも，色素脱失や皮膚萎縮，腱断裂，関節破壊，骨壊死の説明は必要である．穿刺に際しては十分な消毒を行い，穿刺部には触れずに穿刺する．また，関節腔内投与でも頻回になればクッシング現象や白内障，耐糖能異常などの全身性副作用をきたしうることに留意する．

⑦ インフォームドコンセントのコツは？

- グルココルチコイドの副作用を最小限にする工夫は常に採用されるべきであるが，それで

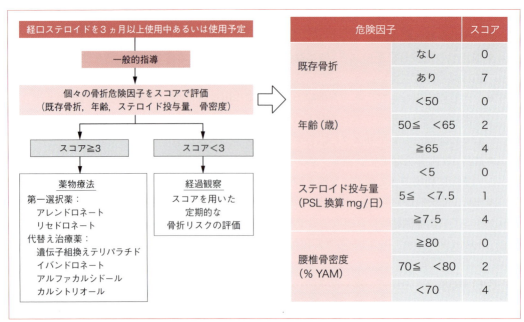

図2：ステロイド性骨粗鬆症の管理と治療ガイドライン2014年改訂版
(http://jsbmr.umin.jp/pdf/gioguideline.pdf)

表4：閉経後女性，あるいは50歳以上の男性に対するGIO治療推奨の比較

	ACR	IOF-ECTS
治療対象 骨折リスク評価	FRAXの結果に臨床リスクを加味して決定 7.5mgより高用量の場合，FRAXから導出される「重大な脆弱性骨折」リスクを1.15倍，「大腿骨頸部骨折」リスクを1.2倍にする	BMDのT-score，FRAXを基に，各国での基準を用いる
介入対象とする グルココルチコイド量・期間	2.5mg/日以上で3ヵ月以上	7.5mg/日以上で3ヵ月以上
その他の介入基準	40歳未満で既存の脆弱性骨折（＋）	70歳以上もしくは 既存の脆弱性骨折
カルシウム ビタミンD補充	カルシウム1,200〜1,500mg/日 ビタミンD 800〜1,000 IU/日	（摂取が推奨されている：用量の推奨なし）
薬剤	アレンドロネート・リセドロネート（全リスク群に） ゾレンドロネート（7.5mg以上内服中の低・中リスク群，ならびに高リスク群に） テリパラチド（高リスク群で5mg以上・1ヵ月以内の使用，あるいはより少量でも1ヵ月以上使用する場合） 中〜高リスクで40歳以上：経口ビスホスホネート，注射ビスホスホネート，テリパラチド，デノスマブ，ラロキシフェン（閉経後女性のみ）【記載の順に推奨】	アレンドロネート・リセドロネート・エチドロネート・ゾレンドロネート・テリパラチド （特定の推奨なし）

米国リウマチ学会（ACR）と国際骨粗鬆症財団/欧州石灰化組織学会（IOF-ECTS）の比較対照．
(Whittier X, et al：Glucocorticoid-induced osteoporosis. Rheum Dis Clin N Am 42：177-189, 2016 より引用改変)

もある程度の副作用を「見込んで」使用される薬剤であることには変わりない．
- 以下のような工夫が望ましい．
  1. 副作用に優先順位をつける．
  2. 話の内容が positive–negative–positive の順になるよう組み立てる．
  3. 患者が治療に「参加している」感を抱けるように工夫する．
- グルココルチコイドと免疫抑制薬を併用する場合，起こりうる副作用をすべて列挙することは，無意味な恐怖感を煽るだけである．まずは「話したことの 30％が伝わればよい」と割り切り，治療開始当初に起こりうる重篤副作用とその対応を伝える．
- 病状説明は複数回に分け，最初のセッションを 15 分で切り上げるか 1 時間以上かけて話しをするかはケース・バイ・ケース（その場の感触）で決める．
- 「ほとんどの薬剤副反応は予防できるか，早期発見・早期治療で何とかなるが，一部の薬剤副反応は避けがたい」というネガティブな情報は，できるだけ前後をポジティブな情報に挟んで提示する．ポジティブさは単なる「安請け合い」であってはならない．
- 糖尿病などの生活習慣病と異なり，患者が治療に「参加している」感触を得るのが困難であり，場合によっては「医師から出された薬を体調や気分によって飲んだり飲まなかったりする」という状態に陥ってしまう．
- 臨床データの改善は（たとえ有意とはいえなくても）大いに賞賛することも一案である．

⑧ 主な適応疾患に対する効果（代表的な臨床データ）

- 近年の血管炎（ANCA 関連血管炎，巨細胞性動脈炎）臨床試験におけるグルココルチコイド使用プロトコルは**表2**に示した通りである．
- これらはいずれも「グルココルチコイドの効果」を確かめるために行われた臨床試験ではなく，シクロホスファミド経口内服とシクロホスファミドパルス療法の比較（CYCLOPS），リツキシマブとシクロホスファミド経口内服〜アザチオプリンの比較（RAVE），トシリズマブとプラセボの比較（GiACTA）である．
- 実臨床で用いられるよりもやや「急峻な」グルココルチコイド減量が行われている印象であり，特に GiACTA においてはグルココルチコイド減量プロトコルが厳格に定められた（blind–taper protocol）初の臨床試験となっている．

（萩野　昇）

文　献

1) Harper L, et al：Pulse versus daily oral cyclophosphamide for induction of remission in ANCA-associated vasculitis：long-term follow-up. Ann Rheum Dis, 71：955-960, 2012
2) Stone JH, et al：Rituximab versus cyclophosphamide for ANCA-associated vasculitis. N Engl J Med, 363：221-232, 2010
3) Stone JH, et al：Trial of tocilizumab in giant-cell arteritis. N Engl J Med 377：1494-1495, 2017
4) Buckley L, et al：2017 American College of Rheumatology Guideline for the prevention and treatment of glucocorticoid-induced osteoporosis. Arthritis Care Res, 69：1095-1110, 2017
5) Whittier X, et al：Glucocorticoid-induced osteoporosis. Rheum Dis Clin North Am, 42：177-189, 2016

Ⅲ章. 各　論

F 非ステロイド性抗炎症薬

① 作用機序は？

- 非ステロイド性抗炎症薬（non-steroidal anti-inflammatory drugs：NSAIDs）はステロイド以外で鎮痛・消炎・解熱作用を持つ薬物群の総称である．
- 細胞膜のリン脂質からホスホリパーゼA_2による加水分解で，アラキドン酸が放出される．この遊離アラキドン酸は，シクロオキシゲナーゼ（cyclooxygenase：COX）により，プロスタグランジン，プロスタサイクリン，トロンボキサンなどの産生を誘導し，生理機能やさまざまな疾病病態に関与する．
- **COXは，2つのアイソホームとしてCOX-1とCOX-2が存在する．** 構成的酵素である生体内に広く存在するCOX-1は，血管の恒常性，胃腸粘膜の血流，腸粘膜増殖，腎臓機能，血小板機能，抗血栓形成作用などの生理的な機能に関与している．一方，種々の増殖因子サイトカインなどにより誘導される誘導型のCOX-2は，炎症惹起や発熱，疼痛，腫瘍の増殖などに関与する．
- NSAIDsの抗炎症作用機序は，COX活性阻害によるプロスタグランジン抑制であるが，抗炎症作用は主にCOX-2抑制によるものである．
- COX-1とCOX-2の立体異性構造の違いに着目し，COX-2を選択的薬剤が開発された．**COX-2選択的阻害薬は，NSAIDsの主な副作用である消化管粘膜障害が少なく安全性が高い．**
- 化学構造式の違いからは酸性と塩基性薬剤に分類され，ほとんどが酸性NSAIDsに属する．アスピリン喘息と呼ばれるCOX阻害機序に基づくNSAIDsによる喘息を回避するためにCOXの活性阻害作用は弱い塩基性NSAIDsが使用されることがあるが，完全に安全とはいえない．

② 用いられる主な疾患と本薬剤の位置づけは？

適応疾患：関節リウマチ（RA）

- 本邦のRAの診療ガイドライン，欧米のガイドラインやリコメンデーションを含め，NSAIDsはRAの治療戦略のなかでは補助的な薬剤の位置づけである．
- NSAIDsのみではRAの根本的な治療にはならないが，RAの痛みである侵害受容性疼

F. 非ステロイド性抗炎症薬

痛を制御する第一選択薬である．
- 痛みは多大な精神的苦痛を伴うため，その軽減は日常生活動作の制限からの解除のみならず，治療への意欲や精神的なサポートを含めて大切である．
- RA 以外の膠原病疾患や脊椎関節炎に，鎮痛・解熱を目的に使用される．

③ 治療開始時の注意点は？

- 有用性の高い抗リウマチ薬の登場とともに，鎮痛効果の強い薬剤から副作用が少なくコンプライアンスの良い NSAIDs を使用することが多くなっている．NSAIDs で最も留意すべき副作用としての消化管障害を治療開始時点で念頭におき，リスク評価して治療薬を検討する．

1) 問診

① 年齢（65歳以上の高齢者か）
② 胃・十二指腸潰瘍の既往歴の有無
③ *H. Pylori* 感染の有無
④ アスピリンや抗凝固薬の使用の有無
⑤ ステロイド使用の有無
⑥ 心血管イベントの既往
⑦ アスピリン喘息（非ステロイド性消炎鎮痛薬などによる喘息発作）またはその既往歴の有無

①〜⑥があれば，消化管障害のリスクが増加する．

2) 検査

- 血液検査：血球減少・貧血の有無（白血球数　赤血球数，ヘモグロビン値，血小板数　血小板減少），肝腎機能検査（AST，ALT，γ-GTP，ALP，Cr，BUN）
- 尿検査：蛋白尿，沈渣．
- 便潜血
- 消化管内視鏡検査（腹部症状を有する場合や便潜血陽性者）
- *H.Pylori* 検査 NSAIDs 投与前に施行可能であれば，実施する．
- ① 迅速ウレアーゼ試験，② 鏡検法，③ 培養法，④ 尿素呼気試験，⑤ 抗体測定（血中・尿中），⑥ 便中抗原検査　これらが陽性の場合は，*H. Pylori* 菌を除菌しておくことで，胃十二指腸潰瘍の発症リスクを下げることが可能となる．

④ 使用方法は？（開始用量・用量変更）

- 年齢，症状により適宜増減する．なお，空腹時の投与は避けさせることが望ましい．

- 特に，高齢者は消化管障害や腎機能を考慮して投与量を調整する．
- 一般的に 2 剤の NSAIDs を使用しても効果の増強は望めないため，1 剤の用量の増量を検討する．
- 剤形として，坐薬，湿布薬があり，適時使い分ける．坐薬は，消化管への直接作用が少なく効果発現が早い利点があるが，体内でのプロスタグランジン E_2 抑制効果は同等で，経口 NSAIDs と同様に副作用に注意する．
- 湿布薬は，血中移行度は低く体内でのプロスタグランジン E_2 抑制効果はほとんどない．また，日光過敏症の副作用があることに注意する．
- エスフルルビプロフェン・ハッカ油製剤（ロコアテープ®）は，経口 NSAIDs と同等の消炎鎮痛作用を持つ湿布薬で，効果も副作用も経口薬と同等である．関節への直接移行率が高いが，本邦での適応は変形性関節症における鎮痛・消炎にのみ承認されている．

> **処方例**
> - セレコキシブ：1 回 100～200 mg を 1 日 2 回，朝・夕食後に経口投与する．
> - ロキソプロフェン Na：1 回 60 mg，1 日 3 回経口投与する．頓用の場合は，1 回 60～120 mg を経口投与する．
> - ジクロフェナク SR：1 回 37.5 mg を 1 日 2 回食後に経口投与する．
> - ナプロキセン：1 日量 300～600 mg を 2～3 回に分け，頓用する場合，300 mg を経口投与する．

⑤ 使用禁忌薬・併用薬の注意は？

1）NSAIDs に共通する禁忌

- 重篤な肝障害・腎障害のある患者
- 重篤な心機能不全のある患者，重症の高血圧のある患者
- 消化性潰瘍のある患者
- アスピリン喘息（非ステロイド性消炎・鎮痛薬などによる喘息発作の誘発）またはその既往歴のある患者
- 妊娠末期

があげられる．

2）併用薬の注意事項

(a) 免疫抑制薬，DMARDs
- メトトレキサート（MTX）に NSAIDs を併用すると腎血流量の低下から尿細管への MTX 排泄が減少し，MTX の作用が増強するとされている．しかし RA で用いられる MTX の用量では臨床上問題となることは少ない．

- タクロリムスは，その副作用に腎血管の収縮で Cr の上昇が認められ，イブプロフェンと併用することで急性腎不全を発症した報告がある[1]．
- イグラチモド（ケアラム®）は，もともと NSAIDs として開発された歴史を持ち，胃腸障害の発現率の増加が認められているので注意が必要である．

(b) 循環器系薬剤との相互作用

- ACE 阻害薬，利尿薬，β遮断薬，アンギオテンシンⅡ受容体拮抗薬（ARB），Ca 拮抗薬，α遮断薬においても，プロスタグランジン合成低下によって降圧効果が減弱する．
- 利尿薬と NSAIDs を併用すると，高齢者など脱水リスクの高い患者で腎機能障害を助長する可能性がある．
- ループ利尿薬と NSAIDs の併用で利尿作用は減弱するが，NSAIDs の種類によってその影響は異なり，インドメタシンが最も影響が大きい[2]．
- 降圧薬2剤に NSAIDs を併用すると，降圧薬1剤使用時と比較して，急性腎不全が多い．
- ジゴキシンは，NSAIDs によるプロスタグランジン産生低下による腎機能低下により，血中濃度が上昇することがある．

(c) 抗凝固薬，抗血小板薬

- NSAIDs と抗凝固薬，抗血小板薬の併用で，上部消化管障害の合併症の頻度が増加するため，最も注意が必要である．
- 低用量アスピリンと NSAIDs を併用する場合，アスピリン投与前に NSAIDs を内服すると抗血小板作用が低下する[3]．血小板の COX-1 の活性部位が NSAIDs で先に占有されるとアスピリンが血小板の標的部位に結合できず，不可逆的な血小板機能阻害が起こらなくなるためである．イブプロフェンでは，併用注意の相互作用となっているが，他の薬剤では可能性として残るものの，内服の順序を工夫して対処する．
- CYP2C9 代謝の影響で，ワルファリンを NSAIDs と併用すると出血リスクが増大する．一方でセレコキシブは PT-INR を臨床上問題になるまで上昇させないとする報告がある[4]．

(d) 抗菌薬・抗ウイルス薬との相互作用

- ニューキノロン系抗菌薬との併用で痙攣誘発が知られている．ただし禁忌となっているのは，ケトプロフェン（モーラステープ®，ケナミン®）とフルルビプロフェン（アドフィードテープ®，フロベン®）のみで，注意喚起して使用する場合がある．
- アミノグリコシド系抗菌薬は，イブプロフェンやインドメタシンとの併用で抗菌薬の血中濃度が上昇することがあり，注意を要する[5]．

(e) 代謝系薬剤との相互作用

- 血糖降下薬であるスルホニルウレアのトルブタミドやクロルプロパミド，グリベンクラミドと NSAIDs を併用すると，血糖降下薬の作用が増強され低血糖を起こしやすい．

(f) 精神・神経領域の薬剤との相互作用

- 炭酸リチウムとの併用によりリチウムの作用が増強し，リチウム中毒の危険性がある．
- 抗痙攣薬のフェニトインは CYP2C9 の影響でフェニトインの血中濃度が上昇し，フェニ

トインの作用が増強する．

⑥ 副作用は？

1）消化管障害
- 最も注意すべき NSAIDs 副作用が消化管障害である．COX-1 と COX-2 の双方を阻害する非選択的 NSAIDs は，胃腸粘膜の血流などの身体の生理的な機能に関係する COX-2 由来のプロスタグランジンを抑制するため，胃十二指腸潰瘍が生じやすい．
- 消化管粘膜への直接作用で下部消化管障害の頻度も高いことが知られている．
- COX-2 阻害薬は，COX-2 由来の炎症や発熱，疼痛，腫瘍の増殖などに関与するプロスタグランジンを抑制するため，消化管障害が少ない．
- 胃十二指腸潰瘍の既往歴のある患者には，その再発予防として保険承認されている PPI 製剤の併用を行う．
- 非ステロイド性消炎鎮痛薬の長期投与時にみられる胃潰瘍および十二指腸潰瘍に，プロスタグランジン製剤であるミソプロストール® も有効性がある．

2）心血管イベント
- COX-1 阻害薬であるアスピリンは脳梗塞や心筋梗塞の予防に使用されるが，COX-2 阻害薬は，COX-1 阻害作用がなく，血管拡張作用や血小板凝集抑制作用のあるプロスタグランジンの産生低下があるため，心血管イベントの発症が予測される．
- 現在日本で承認されている用量のセレコキシブの心血管イベントの発症率は，他の非選択的 NSAIDs と発症リスクに差がないとされる（⑧の項参照）．
- 心血管イベントのリスクが高い患者では，ナプロキセンが他剤に比較し安全性が高い．

3）腎機能障害
- COX-1 と COX-2 の双方から産生されるプロスタグランジンは，生理的な腎機能に作用しているので，COX の選択性にかかわらず，腎機能障害には注意する．
- 尿細管障害（間質性腎炎）が生じやすいことも念頭におき，用量を調整する．

⑦ インフォームドコンセントのコツは？

- 解熱・疼痛抑制作用を持つ薬剤は，内服過剰になることが多いため，副作用のリスクを十分説明する必要がある．

  - 「消炎鎮痛薬は，痛みが減弱しても，関節リウマチそのものを改善する効果は弱いので，抗リウマチ薬による関節リウマチ治療をしっかり行いましょう．」

F. 非ステロイド性抗炎症薬

- 「胃十二指腸潰瘍などの消化管の副作用が多いので，なりやすい要素を持っているのかを考える必要があります．」
- 「鎮痛薬のため，痛みがなくても消化管の潰瘍が生じている可能性もあり，自覚症状がないからといって安心はできないので，便の色が黒くなっていないかにも注意してください．」
- 「消炎鎮痛薬には天井効果があり，増量しても鎮痛効果は増えないので，用量を守り，痛みが我慢できないときは，痛みを和らげる他の薬剤の併用を考えましょう．」
- 「長期使用で副作用の増加がありますので，痛みが治れば減量していきましょう．」

⑧ 主な適応疾患に対する効果（代表的な臨床データ）

1）セレコキシブとジクロフェナクの効果比較試験

- RA患者（n＝655）を対象にCOX-2選択的阻害薬であるセレコキシブと非選択性阻害薬であるジクロフェナクを二重盲検下で6ヵ月間効果比較した試験の結果が報告されている．日本での承認用量と同様のセレコキシブ200mg1日2回，ジクロフェナクSR75mg1日2回の使用量で，関節炎と疼痛の抑制効果はほぼ同等であることで示されている（**表1**）．また，上部消化管内視鏡検査では，セレコキシブ群（n＝212）で33例（16％），ジクロフェナク群（n＝218）で8例（4％）の胃十二指腸潰瘍発症率で，セレコキシブの安全性が示されている[6]．

表1：セレコキシブとジクロフェナクの効果比較

	セレコキシブ群 開始時	セレコキシブ群 24週	ジクロフェナク群 開始時	ジクロフェナク群 24週
疼痛 VAS（mm）	47.4	40.8	51.7	43.1
腫脹関節数	14.9	10.7	14.3	10.4
圧痛／疼痛関節数	20.3	14.5	21.7	16.4
MHAQ	1.2	1.1	1.2	1.1
CRP（mg/dL）	1.51	1.74	1.84	2.05

（　）内は平均値，VAS：visual analogue scale，MHAQ：modified health assessment questionnaire

（文献6）より作成）

2）心血管イベントリスク比較試験

- RA患者と変形性関節症患者計24,081例を対象にセレコキシブ，イブプロフェン，ナプロキセンの心血管イベントリスクを比較したPRECISION試験では，これら3剤で有意差はなかったが，セレコキシブは200mg/日と比較的少ない日本では変形性関節症に承認される用量であった[7]．本邦の市販後調査として行われた関節リウマチ患者と変形性関節症患者計10,529例を対象としたACCEPT試験でも，日本人においてセレコキシブは

他のNSAIDsに比較して心血管イベントリスクの増加は示されていない．ACCEPT試験では，関節リウマチ患者の平均年齢は68.5歳と高齢で，平均観察期間716日のセレコキシブの平均投与量が200 mgを超える患者は598例含まれており，セレコキシブと他のNSAIDsとの心血管イベントリスクに大きな差がないと考えられる[8]．

(川人　豊)

文　献

1) Sheiner PA, et al：Acute renal failure associated with the use of ibuprofen in two liver transplant recipients on FK506 transplantation, 57：1132-1133, 1994
2) Pope JE, et al：A meta-analysis of the effects of nonsteroidal anti-inflammatory drugs on blood pressure. Arch Intern Med, 153：477-484, 1993
3) Catella-Lawson F, et al：Cyclooxygenase inhibitors and the antiplatelet effects of aspirin. N Engl J Med, 345：1809-1817, 2001
4) Dentali F, et al：Does celecoxib potentiate the anticoagulant effect of warfarin? A randomized, double-blind, controlled trial. Ann Pharmacother, 40：1241-1247, 2006
5) Kovesi TA, et al：Transient renal failure due to simultaneous ibuprofen and aminoglycoside therapy in children with cystic fibrosis. N Engl J Med, 338：65-66, 1998
6) Emery P, et al：Celecoxib versus diclofenac in long-term management of rheumatoid arthritis：randomised double-blind comparison. Lancet, 354：2106-2111, 1999
7) Nissen SE, et al：PRECISION Trial Investigators. Cardiovascular safety of celecoxib, naproxen, or ibuprofen for arthritis. N Engl J Med, 375：2519-2529, 2016
8) Hirayama A, et al：Assessing the cardiovascular risk between celecoxib and nonselective nonsteroidal antiinflammatory drugs in patients with rheumatoid arthritis and osteoarthritis. Circ J, 78：194-205, 2014

Ⅲ章. 各　　論

G　小児リウマチ性疾患における薬剤

① はじめに

- この項では小児リウマチ性疾患の治療によく使用される薬物療法を選出し，それに関する情報を網羅した．各薬剤の説明では，**1）性状，2）投与量，投与方法，3）副作用，4）小児リウマチ性疾患における主要適応症**について概説した．

② 小児における治療アドヒアランス

- 治療に対するアドヒアランス（遵守）とは，医師が処方した薬剤の治療プログラムに従うことを意味する．
- 治療に対するアドヒアランスは短期的にも長期的にも健康を維持するためにとても重要である．
- これには，定期的な薬剤摂取，所定の診療・臨床検査，定期的理学療法などさまざまな要素があり，これらの要素は協同して病気と闘い，子どもたちの体を強め健康に保つための相補的プログラムを作り出すのに役立つ．
- 投薬の頻度と用量は体内の薬物濃度を維持するための必要量によって決定されるため，この治療計画に対するアドヒアランスの欠如は薬物濃度を無効レベルにまで低下させ，病気の再燃の可能性を高める．これを避けるために定期的に投薬を受けることが重要である．
- 治療が成功しないことの最も一般的な理由は，治療を遵守しないことにある．
- 医師または医療チームが処方した医療プログラムのすべての項目に対するアドヒアランスは寛解のチャンスを増大させることは留意しておくべきである．
- 治療の多様な要素を維持することは時には両親や保護者にとって面倒なことかもしれないが，子どもが健康を手に入れる機会を確実に獲得するか否かは自らの意識に依存している．
- 残念なことに，子どもが成長するにつれて，特にティーンエイジに達すると，アドヒアランスの欠如の問題は深刻化する．ティーンエージャーは自分が病人であると認めることを嫌がり，面倒な治療を避けるようになりがちである．その結果，この年代では病気の再燃の頻度が増加する．
- 治療計画の遵守は，寛解やQOLの改善の機会を保証することを忘れてはならない．

③ 非ステロイド性抗炎症薬（non-steroidal anti-inflammatory drugs：NSAIDs）

1）性状

- NSAIDs は，従来から多くの小児リウマチ性疾患のための主な治療法として使用されている．
- その役割は依然として重要であり，ほとんどの小児リウマチ性疾患において NSAIDs が処方されている．
- NSIADs は対症療法的な抗炎症，解熱，鎮痛薬である．対症療法的とはそれ自体病気の経過に明らかな影響を与えないことを意味しており，NSAIDs の疾病の進行に対する効果は成人リウマチ性患者で述べられているように限定的であるが，炎症による症状を抑える．
- アスピリンは安価かつ効果的なので以前は広く使われていたが，現在ではその副作用のためにあまり使われていない．
- 小児において，世界的に最もよく使用されている NSAIDs はナプロキセン，イブプロフェンおよびインドメタシンである．
- 最近，シクロオキシゲナーゼ（COX）-2 阻害薬として知られる新しい世代の NSAIDs が利用可能になったが，小児で試験された薬剤はわずかであり（メロキシカムおよびセレコキシブ），それに加えてこれらの医薬品は小児では広くは使用されていない．
- この種の医薬品は他の NSAIDs と同等の治療効果を持ちながら胃に対する副作用は軽度である．COX-2 阻害薬は他の NSAIDs に比べて高価であり，従来の NSAIDs に比べてより効果的であり安全であるかに関する議論の結論は出ていない．
- 小児患者における COX-2 阻害薬の経験は限られているが，メロキシカムとセレコキシブは小児において有効かつ安全であることが比較試験で証明されている（本邦では，小児適応はない）．
- 異なる NSAIDs に対する反応は個々の小児によって異なるため，ある NSAIDs が無効であっても，別の NSAIDs が有効であるということは十分ありうる．

2）投与量，投与方法

- NSAIDs 単剤の効果を評価するためには 4～6 週間の経過観察が必要である．
- しかし，NSAIDs は疾患修飾薬ではないので，全身的な関節炎に伴う疼痛，こわばりおよび発熱を治療するためによく使用される．
- NSAIDs は液剤または錠剤として投与することができる．
- 数種類の NSAIDs のみが小児で使用することを承認されており，最も一般的な NSAIDs としてナプロキセン，イブプロフェン，インドメタシン，メロキシカムおよびセレコキシブが国際的には使用されているが，**本邦で小児適応を有している NSAIDs はナプロキセン，イブプロフェンのみ**である．

〈ナプロキセン投与について〉

- 一般に，1 歳以上の小児において 1 日用量 10～20 mg/kg を 2 回に分割して投与する．

- 通常，投与範囲下限の投与量から開始し，徐々に所要量まで増量する．
- 最大用量は1.0g/日である．

〈イブプロフェン投与について〉
- 一般に，生後6ヵ月から12歳の小児において1日用量30〜40mg/kgを3〜4回に分割して投与する．
- 通常，投与範囲下限の投与量から開始し，徐々に所要量まで増量する．
- 最大用量は2.4g/日である．

3）副作用

- 小児におけるNSAIDsの忍容性は良好であり，副作用は成人に比べて少ない．
- 消化管病変が最もみられる副作用であり，胃粘膜障害を誘発する．症状の程度は服用後の軽度腹部不快感から激しい腹痛や黒い軟便として現れる出血にまで及ぶ．
- 小児におけるNSAIDsの消化管毒性についてはあまり報告されていないが，一般的には成人でみられるよりもかなり少ない．
- しかし，胃障害のリスクを最小限に留めるためにNSAIDsは必ず食後に内服されるように推奨されている．
- NSAIDsによる重篤な消化管合併症の予防のための制酸薬，ヒスタミン-2受容体拮抗薬，ミソプロストールおよびプロトンポンプ阻害薬の小児慢性関節炎患者における有用性は明らかにされておらず，公式の勧告も公表されていない．
- 肝臓に対する副作用は血液中の肝臓酵素値の増加をもたらすが，アスピリンを除き無視できる範囲であることが多い．
- 腎臓関連副作用はまれであり，腎臓，心臓あるいは肝臓の障害を有する小児においてのみみられる．
- 全身型若年性特発性関節炎(juvenile idiopathic arthritis：JIA)患者においては，NSAIDsは(他の薬剤と同様に)，時には生命を脅かす免疫系の活性化であるマクロファージ活性化症候群を誘発する可能性がある．
- 血液凝固系に影響を与える可能性もあるが，この反応はすでに血液凝固異常を有する小児を除き臨床上重要なものではないといわれている．

4）主要な小児リウマチ性疾患適応症

- NSAIDsはすべての小児リウマチ性疾患で使えるが，本邦で小児適応を有しているNSAIDsはイブプロフェンのみである．

④ コルチコステロイド

1）性状

- コルチコステロイドは体内で生成される多くの化学物質(ホルモン)の一群である．

- 同一物質あるいは構造的によく似た物質が合成的に製造され，小児リウマチ性疾患を含む多様な疾患の治療に使用されている．
- これらの薬物は非常に強力で即効性があり，複雑な機序で免疫反応を阻害することにより炎症を抑制する．
- 多くの場合，コルチコステロイドは，併用される他の治療が作用し始める前に，患者の状態の速やかな臨床的改善を達成するために使われる．
- 免疫抑制作用や抗炎症作用の他に，コルチコステロイドは，心血管機能，ストレス反応，水・糖・脂質代謝，血圧調節など，体内のさまざまなプロセスに関与する．
- コルチコステロイドは，その治療効果に加えて，主としてその長期投与に伴い，かなりの副作用を示す．
- 小児を治療する場合，その疾患の管理や薬物の副作用軽減についての豊かな経験を持っていることが重要である．

2）投与量，投与方法

- コルチコステロイドは全身投与（内服または静脈内投与）あるいは局所投与（関節注射または皮膚への塗布，あるいはブドウ膜炎の場合は点眼薬として）で使用できる．
- 投与量と投与経路は治療すべき疾患ならびに患者の重症度によって決定される．高用量，特に注射では，強力かつ速やかに効果を表す．
- 投与量や投与回数に関する一般的に規定されているルールはない．
- 病状を抑制するために必要となる場合がある分割投与に比べると，1日1回投与（多くは朝，2 mg/kg/日［最大量60 mg/日］）あるいは隔日投与では，1日分割投与に比べて，副作用は少なくなるが効果も減弱する．
- 重症例では高用量プレドニゾロンが選択され，寛解導入を図る際にきわめて有力な方法としてパルス療法が使用されている．
- これは通常1日1回数日間連続して静脈内に点滴される（メチルプレドニゾロン：1日量30 mg/kg以内，最大量1 g/日）．
- 炎症を起こした関節への持続性コルチコステロイド（デポ剤）の注射は，JIAにおける治療選択肢の一つである．
- コルチコステロイドデポ剤（通常，トリアムシノロン・ヘキサセトニド）は微細結晶上に活性ステロイドを結合させた薬剤であり，関節腔へ投与された後内関節表面に拡散し，長期間コルチコステロイドを放出し，多くの場合長期的な抗炎症効果を発揮する．
- 効果の持続期間は多様であるが，通常は多くの患者において数ヵ月間持続する．
- 治療すべき関節の数や患者の年齢に応じて局所鎮痛（例えば，皮膚麻酔クリームまたはスプレー），局所麻酔，鎮痛（ミダゾラム，Entonox®）または全身麻酔を併用して，1回の治療セッションで1箇所以上の関節を治療する．

3）副作用

- コルチコステロイドには主に2種類の副作用（大量長期投与による副作用と治療中止の結果起こる副作用）である．
- コルチコステロイドを1週間を超えて連続的に投与したのちに中止すると重大な問題が起こるので，投与を突然中止することはできない．
- これらの問題は体内のステロイド産生が合成薬の投与によって抑制されて低下することにより起こる．コルチコステロイドの効力には，その副作用の重症度と同様に，個体差があり予測は困難である．
- 通常，コルチコステロイドの副作用は用量と投与方法に関連する．例えば，総投与量が同じであれば，朝1回投与よりも分割投与によってより多くの副作用が起こる．
- 明らかな副作用は，体重増加をもたらす空腹感の増強および皮膚線条の出現である．
- 小児にとっては，体重増加を抑制するために脂質や糖分が少なく食物繊維に富むバランスの良い食事を保つことがきわめて重要である．
- 顔面の痤瘡は局所皮膚治療で抑えることができる．
- 神経過敏や不安定感による睡眠障害や気分変動障害がよくみられる．
- 長期治療においてはしばしば成長が抑制される．
- 小児におけるこの重要な副作用を避けるために，コルチコステロイドはできるだけ短期間，最低用量で使用される．1日用量0.2mg/kg（すなわち10mg/日）未満であれば成長障害を避けることができると一般に考えられている．
- 感染防御能も変化する可能性があり，免疫抑制の程度によっては感染頻度が増し，重症化する可能性はある．
- 骨の脆弱化を招き骨折しやすくなる骨塩量減少（骨粗鬆症）もよく知られているが，治療中の注意深い骨塩量測定のモニタリングによって状態を把握できる．
- カルシウム（1日約1,000mg）とビタミンDの十分な補充が進行抑制に有効であろうと考えられている．
- 眼科的副作用には白内障と眼圧の上昇（緑内障）がある．
- 血圧上昇（高血圧）が進行する場合には減塩食が重要である．
- 血糖値が上昇しステロイド性糖尿病を起こす可能性もあるが，この場合低炭水化物・低脂肪食が必要である．

4）主要な小児リウマチ性疾患適応症

- コルチコステロイドはすべての小児リウマチ性疾患に使用できる．
- **この薬剤は可能な限り短期間，最低用量で使用されることが望まれる．**

⑤ アザチオプリン

1）性状
- アザチオプリンは，DNAの産生を妨害することによって作用する．
- 実際に，アザチオプリンによる免疫機能の阻害はある種の白血球（リンパ球）の増殖に対する作用を介するものである．

2）投与量，投与経路
- 1日当たり2～3mg/kg，最大量150mg/日の用量を経口投与する．

3）副作用
- アザチオプリンの忍容性は，通常シクロホスファミドよりも良好であるが，注意深いモニタリングを要する副作用を起こすことがある．
- 消化管毒性（口腔内潰瘍，嘔気，嘔吐，下痢，上腹部痛），肝毒性をまれにもたらすことがある．
- 循環血中白血球数の減少（白血球減少症）を起こすことがあり，多くの場合用量依存的である．低頻度であるが，血小板や赤血球の減少も起こる．
- **約10％の患者は，潜在的な遺伝子異常（遺伝的多型性としても知られるチオプリンメチルトランスフェラーゼ［TPMT］の部分的欠乏）による血液学的副作用（白血球，血小板あるいは赤血球の減少）の高いリスクを有している．**
- この異常は治療開始前に検査でき，血球数のコントロールは治療開始7～10日後そしてその後1～2ヵ月おきに実施するとよい．
- 理論的にはアザチオプリンの長期使用は癌のリスクを増加させるが，今のところ結論的なエビデンスは得られていない．
- 他の免疫抑制薬と同様に，本薬による治療は感染リスクを増加させ，特に帯状疱疹はアザチオプリンで治療された患者で高頻度にみられる．

4）主要な小児リウマチ性疾患適応症
- 若年性全身性エリテマトーデス，小児全身性血管炎全般

⑥ ミコフェノール酸モフェチル[1]

1）性状
- ミコフェノール酸モフェチルはある種の白血球であるBおよびTリンパ球の増殖を阻害する．
- つまり，本薬はある種の免疫活性細胞の発達速度を低下させる．
- 本薬の効果はこの阻害によるものであり数週間後に効き始める．

2）投与用量，投与経路

- ミコフェノール酸モフェチルは錠剤または溶液用の粉末として1日1～3gを投与する．
- 食事摂取は本薬の吸収を低下させるので，本薬は食間に服用するように推奨されている．
- 理想的には，同一日の異なる時間に数回血液を採取し薬物濃度を測定すべきである．これによって各患者における適切な用量調整が可能となる．

3）副作用

- 最も一般的な副作用は腹部不快感であり，10～30％の患者において特に治療開始時にみられ，下痢，嘔気，嘔吐あるいは便秘が起こることがある．
- これらの症状が持続する場合には，用量低減あるいは同種製品（myfortic，ミコフェノール酸ナトリウム）への変更も考慮される．
- 本薬は白血球や血小板の減少をもたらす可能性があるので，毎月検査すべきである．
- これらの血球減少が起こった場合には一時休薬して経過を観察する．
- 帯状疱疹などの感染リスクを増加させる可能性があるので，注意が必要である．
- **本薬は特定のパターンの胎児奇形（外耳異常，顔面奇形，四肢の異常）を引き起こすことがあるため，治療中は妊娠を避けるべきである．**

4）主要な小児リウマチ性疾患適応症

- 若年性全身性エリテマトーデス（本邦では，ループス腎炎で承認取得）

⑦ シクロホスファミド[2]

1）性状

- 本薬はDNA合成を修飾し細胞の複製を妨害することによって作用を発現するので，その効果は非常に活発に増殖する血液細胞，毛髪および消化管の上皮細胞のような細胞で強く現れる．
- リンパ球として知られる白血球は最も強くシクロホスファミドの影響を受け，その機能の低下や数の減少は免疫反応の抑制をもたらす．
- 本薬はある種の腫瘍の治療薬として導入されてきたが，リウマチ性疾患においては，間欠治療法として使用され，腫瘍患者におけるよりも副作用は少ない．

2）投与量，投与経路

- 経口投与（1～2mg/kg/日）あるいはより多くの場合，静脈内投与（通常0.5～1.0g/m^2量のパルス投与を1ヵ月ごとに6ヵ月間実施後3ヵ月ごとに2回実施，または500mg/m^2のパルスを2週間ごとに6回静脈内点滴投与で実施）により使用する．

3）副作用

- 最も一般的な副作用は嘔気・嘔吐であり，可逆的な脱毛が起こる．
- 循環血中白血球数および血小板数の過剰な減少が起こる可能性があるので，用量調節あるいは一時的な休薬が必要となる可能性がある．
- 膀胱異常（血尿）が起こる可能性があり，月1回の静注よりも連日経口投与で起こりやすくなる．
- この副作用は水分を十分に摂取することによって避けることができる．静注後，体内のシクロホスファミドを排出するために大量の輸液が投与される．
- **長期投与は生殖障害を起こす恐れがあり，癌の発生頻度を増加させる．** これらの副作用のリスクは数年にわたって患者が摂取した本薬の累積量および投与されていた年齢に依存する．
- 免疫防御能を低下させるので，特に大量のコルチコステロイドなど免疫を抑制する他の薬剤と併用した場合には，感染のリスクを増加させる．

4）主要な小児リウマチ性疾患適応症

- 若年性全身性エリテマトーデス，小児全身性血管炎全般

⑧ メトトレキサート[3]

1）性状

- メトトレキサート（MTX）は，長年いくつかの小児リウマチ性疾患に罹患している小児に使用される薬剤である．
- 本薬は，細胞分裂（増殖）の速度を低下させるので，当初抗癌薬として開発されたが，本薬の抗癌効果は高用量でのみみられる．
- リウマチ性疾患で使用される低用量間欠投与では，MTX は他の機序を介して抗炎症効果を達成する．
- 低用量では，高用量でみられた副作用の大部分は起こらないかあるいは容易に監視し管理することができる．

2）投与量，投与経路

- 本薬には錠剤と注射液剤の二つの主な剤形があるが，本邦では錠剤が多く用いられている．
- 毎週同じ日に週に1回のみ投与する．
- 国際的な常用量は1週間当たり10～15 mg/m^2（通常最大量は20 mg/週）であるが，本邦では1週間当たり10 mg/m^2 まで認められている．
- 本薬投与24時間後に葉酸またはフォリン酸を投与することによりある種の副作用の発生頻度は低下する．
- 錠剤は食前に，望ましくは水とともに摂取するとよく吸収される．
- 注射剤は，皮下投与されるが，筋肉内やまれには静脈内に投与されることもある．

- 本薬による治療は，通常数年間の長期間に及び，疾患が寛解したのち少なくとも6〜12ヵ月間治療を継続するよう推奨されている．

3）副作用

- ほとんどの小児では，副作用はわずかであるが，嘔気や胃の不調などが目立つ．これらの副作用は夜に投与することで対処できる．
- 副作用を予防するために多くの場合，ビタミンの一種である葉酸が処方される．
- MTX投与前後に乗り物酔い防止薬を使用すること，あるいは注射薬に変えることがこれらの副作用の防止に役立つことがある．
- 副作用としては他に口腔内潰瘍や頻度は低いものの皮疹がある．
- 空咳と呼吸障害は小児でまれにみられる．
- 血球に対する副作用は発現しても通常軽度である．
- 小児では，アルコール摂取のような他の肝障害因子が存在しないので，慢性肝障害（肝硬変）はごくまれである．
- 本薬による治療は，主に，肝酵素レベルの上昇した場合に中断され正常に戻れば再開される．
- したがって，定期的な血液検査が必要である．
- 通常，本薬投与中の小児で感染リスクが増加することはない．
- **本薬は胎児に有害である可能性があるので，青年期となり性的活動性が高まれば避妊対策が重要である．**

4）主要な小児リウマチ性疾患適応症

- JIA，若年性皮膚筋炎，若年性全身性エリテマトーデス，限局性強皮症（本邦ではJIAのみ適応承認がある）

⑨ シクロスポリン

1）性状

- シクロスポリンは免疫抑制薬であり，当初移植手術を受けた患者の拒否反応を予防するために使用されたが，今では小児リウマチ性疾患に対しても使用されている．
- 本薬は免疫反応において基本的な役割を果たす白血球の一群の強力な阻害薬である．

2）投与量，投与方法

- 液剤または錠剤の形で1日量3〜5mg/kgを1日2回投与する．
- **マクロファージ活性化症候群では，1.0〜1.5mg/kg/日の静脈内投与が効果的である．**

3）副作用

- 副作用の頻度は特に高用量で高く，その使用を制限することもある．

- 副作用には腎障害，高血圧，肝障害，歯肉増殖，多毛症，嘔気・嘔吐などがある．
- したがって，本薬による治療では定期的な検診や臨床検査が必要となる．
- 小児は自宅で定期的に血圧を測定する必要があるが，本邦では義務づけられていない．

4）主要な小児リウマチ性疾患適応症
- マクロファージ活性化症候群，若年性皮膚筋炎（本邦では，両者とも小児適応は得られていない）．

⑩ 静注用免疫グロブリン

1）性状
- 静注用免疫グロブリン（IVIG）は健常供血者から得た大量の血漿から調製される．
- IVIG は免疫系の欠陥のために抗体が欠乏している小児を治療するために使用される．
- しかし，その作用機序はなお明らかではなく，病気の状況によって機序が異なる可能性があり，ある種の自己免疫疾患やリウマチ性疾患においても有用である．

2）投与量，投与方法
- IVIG は静脈内への点滴によって投与される．
- 投与スケジュールは病態によって異なる．

3）副作用
- 副作用はまれであり，点滴中のアナフィラキシー（アレルギー）反応，筋痛，発熱や頭痛，および点滴約 24 時間後に起こる無菌性髄膜炎による頭痛や嘔吐などがあるが，これらの副作用は自然に消退する．
- 一部の患者，特に川崎病あるいは低アルブミン血症患者では IVIG 投与によって重症の低血圧を呈する可能性があるため，これらの患者については注意深いモニタリングが必要となる．
- 現在使用されている IVIG には，HIV，肝炎ウイルス，その他のほとんどの既知ウイルスは混入していない．

4）主要な小児リウマチ性疾患適応症
- 川崎病，若年性皮膚筋炎

⑪ ヒドロキシクロロキン

1）性状
- ヒドロキシクロロキンは元々マラリアの治療のために使用された．
- 本薬は炎症のいくつかの過程を妨害することが示されている．

2）投与量，投与経路

- 錠剤として1日当たり7mg/kg以下の用量を，毎日食事または牛乳と一緒に服用する．

3）副作用

- 本薬の忍容性は，通常良好である．
- 消化管系の副作用，主に嘔気が起こることがあるが重症ではない．
- 重要な懸念は眼毒性であり，網膜組織に蓄積し休薬後も長期間残留する．
- この異常の発生はまれであるが，投薬を止めたのちでさえも失明に至る可能性がある．
- 現在使用されている低用量ではこの副作用はきわめてまれであり，早期に発見し休薬すればこの合併症を予防できるといわれている．
- したがって定期的な眼検査が必要とされているが，リウマチ性疾患の治療のために低用量を投与する場合の本検査の必要性とその頻度については議論のあるところである．
- しかし，**年少児においては眼検査を施行することが困難であるため，ある時期は使用を控えた方が好ましい**．

4）主要な小児リウマチ性疾患適応症

- 若年性全身性エリテマトーデス/皮膚エリテマトーデス，若年性皮膚筋炎（本邦では未承認）

⑫ 生物学的製剤

- ここ数年の間に生物学的製剤が医療現場に導入され，**小児リウマチ領域においてもパラダイムシフトが起こった**．
- これらの薬剤は，主に特定の分子（腫瘍壊死因子すなわちTNF，インターロイキン1または6，T細胞受容体アンタゴニスト）を標的として働く．
- 生物学的製剤はJIAに典型的な免疫過程を遮断する重要な手段であると認められている．
- 現在数種の生物学的製剤があり，そのほとんどがJIAに対して使用を承認されている．
- 一般的にすべての生物学的製剤は感染リスクの増加を伴う．
- 生物学的製剤による治療を考慮している患者は，**事前に結核・B型肝炎・C型肝炎などの検査を行っておくことが必須**である．
- 一般に，感染症が発症した場合には少なくとも一時的に生物学的製剤を中止すべきである．
- 休薬については個々の状況に基づいて検討する．

(1) エタネルセプト[4]

1）性状

- エタネルセプトはTNF受容体遮断薬，すなわちTNFと炎症細胞上に存在するその受容体との結合を妨害する薬剤である．

- それによって JIA の基盤となる炎症過程を遮断あるいは抑制する．

2) 投与量，投与経路
- 毎週(0.8mg/kg，最大量 50mg/週)あるいは週 2 回(0.4mg/kg，最大量 25mg×2 回/週)を皮下投与する．
- 患者ならびに家族は注射薬の自己投与について指導を受けることができる．

3) 副作用
- 注射部位の局所反応(発赤，瘙痒感，腫脹)が起こることがあるが，通常症状は短期間であり中強度である．

4) 主要な小児リウマチ性疾患適応症
- MTX などの他剤が奏効しない小児における多関節発症型の JIA．

(2) インフリキシマブ[5]

1) 性状
- インフリキシマブは，本薬の一部分がマウス蛋白に由来するキメラ型モノクローナル抗体である．
- モノクローナル抗体は TNF に結合して JIA の基盤となる炎症過程を遮断あるいは抑制する．

2) 投与量，投与方法
- 通常 8 週間ごとに(1 回当たり 6mg/kg を点滴)静脈内に投与され，また副作用を低減するために MTX と併用される．
- 川崎病では，既存の治療薬で効果がない場合，5mg/kg/回の単回投与が承認されている．

3) 副作用
- 点滴中にアレルギー反応が起こることがあり，その症状は容易に治療可能な軽度の反応(息切れ，発疹，痒み)から低血圧(血圧の低下)およびショックのリスクを伴う重篤なアレルギー症状にまで及ぶ．
- これらのアレルギー反応は初回点滴時に多く，これは分子内のマウス由来の部分に対する免疫感作に起因する．
- アレルギー反応を発症した場合には休薬し，次回以降の投与について検討する．

4) 主要な小児リウマチ性疾患適応症
- 難治性川崎病
- インフリキシマブの JIA に対する使用は承認されておらず，オフラベルで使用されている．

(3) アダリムマブ[6]

1) 性状
- アダリムマブはヒト化モノクローナル抗体である．
- モノクローナル抗体はTNFに結合してJIAの基盤となる炎症過程を遮断あるいは抑制する．

2) 投与量，投与方法
- 2週ごとに皮下投与する（1回当たり24 mg/m^2，最大量40 mg/回）．
- 通常，MTXと併用する．

3) 副作用
- 注射部位の局所反応（発赤，瘙痒感，腫脹）が起こることがあるが，通常症状は短期間であり中強度である．

4) 主要な小児リウマチ性疾患適応症
- MTXなどの他剤が奏効しない小児における多関節発症型のJIA．
- **本薬は，MTXあるいは局所ステロイド療法の効力が不十分な場合に，JIAに随伴するブドウ膜炎の治療に使用されている．**

(4) トシリズマブ[7,8]

1) 性状
- トシリズマブはインターロイキン-6（IL-6）受容体に対する特異的モノクローナル抗体である．
- 特に全身型JIAにおける，炎症過程を阻害する．

2) 投与量，投与方法
- JIAにおいては，静脈内投与される．
- 全身型JIAではトシリズマブは2週ごとに投与し（体重30 kg超の小児では8 mg/kg，30 kg未満の小児では12 mg/kg），通常MTXまたはコルチコステロイドと併用する．
- 多関節型JIAでは，トシリズマブは4週ごとに投与する（体重30 kg超では8 mg/kg，30 kg未満では10 mg/kg）（本邦では，全身型JIAも関節型JIAも最高投与量は8 mg/kg）．
- 高安動脈炎についても，最近皮下注射で小児でも適応拡大がなされたが，症例数が未だ少なく症例の蓄積が望まれている．

3) 副作用
- 一般的なアレルギー反応が起こることがある．
- 治療に伴う他の重症有害作用はまれであり，JIA患者におけるある種の重症感染症（肝炎

の数例），およびマクロファージ活性化症候群の数例が含まれる．
- 時に脂質レベルの変化，肝酵素（トランスアミナーゼ）の異常および血小板や白血球減少が観察される．

4）主要な小児リウマチ性疾患適応症
- コルチコステロイド依存性の全身型 JIA および MTX などの他剤が奏効しなかった多関節型 JIA（承認は静脈投与のみ）
- 高安動脈炎（承認は皮下注のみ）

(5) アバタセプト

1）性状
- アバタセプトはTリンパ球の活性化に関する免疫チェックポイント受容体である CTLA-4（細胞傷害性Tリンパ球抗原-4）を標的とする独特の作用機序を有する薬剤である．
- 現在，本薬は MTX あるいは他の生物学的製剤が奏効しない多発性関節炎を有する小児の治療に使用できる．

2）投与量，投与方法
- 毎月1回静脈内に投与される（1回当たり6mg/kgを点滴）．
- 副作用を軽減するために MTX と併用される．

3）副作用
- 現在までに重大な副作用は観察されていない．

4）主要な小児リウマチ性疾患適応症
- MTX あるいは抗 TNF 薬などの他剤が奏効しなかった小児における多関節発症型の JIA（本邦では，2018年2月23日承認）．

(6) カナキヌマブ

1）性状
- カナキヌマブは IL-1 分子に特異的な第2世代モノクローナル抗体である．
- 炎症過程，特に全身型 JIA およびクリオピリン関連周期性症候群（CAPS）のような自己免疫疾患における炎症過程を阻害する．

2）投与量，投与方法
- CAPS では，通常体重40kg以下の患者には1回2mg/kgを，体重40kgを超える患者に

G. 小児リウマチ性疾患における薬剤

- は1回150mgを8週ごとに皮下投与する．
- 家族性地中海熱およびTNF受容体関連周期性症候群では，通常，体重40kg以下の患者には1回2mg/kgを，体重40kgを超える患者には1回150mgを，4週ごとに皮下投与する．
- 高IgD症候群（メバロン酸キナーゼ欠損症）では，通常体重40kg以下の患者には1回2mg/kgを，体重40kgを超える患者には1回150mgを，4週ごとに皮下投与する．
- 上記疾患については，十分な臨床的効果（皮疹および炎症症状の寛解）がみられない場合には適宜漸増する（添付文書参照のこと）．
- 全身型JIA患者において，毎月皮下投与（投与ごとに4mg/kg）．

3）副作用

- 注射部位の局所反応（発赤，掻痒感，腫脹）が起こることがあるが，通常症状は短期間であり中強度である．

4）主要な小児リウマチ性疾患適応症

- 自己炎症性疾患（CAPS，家族性地中海熱，TNF受容体関連周期性症候群，高IgD症候群）患者．
- コルチコステロイド依存性の全身型JIA患者（本邦では，2018年1月29日現在認可申請中）．

⑬ 開発中の新薬

- 製薬会社，および小児リウマチ国際試験機関（Paediatric Rheumatology International Trials Organisation：PRINTO）や小児リウマチ協同研究グループ（Paediatric Rheumatology Collaborative Study Group：PRCSG）に所属する臨床研究者によって新薬が開発中である．
- PRINTOとPRCSGはプロトコルや症例報告書式の改訂，データ収集，データ解析および医学文献へのデータ報告に関与している．
- 新薬を処方するためには，その前に臨床試験においてその薬の患者における安全性を慎重に評価しその効果を立証しなければならない．
- 一般に，小児薬の開発は成人における開発後に行われるので，一部の薬剤は成人しか認可されていない．
- 使用可能な薬剤の種類が増えるにつれて，オフラベル使用の頻度は減少することは明らかである．
- 我々が積極的に臨床試験に参加することによって，新薬の開発に役立つことができる．

⑭ 小児における適応外薬・未承認薬解決のための国際的取り組み

- 15年前までは，JIAやその他の小児疾患を治療するためのすべての医薬品が，小児における試験で適切には評価されていなかった．
- このことは医師が成人患者で実施された臨床試験や個人的経験に基づいて薬剤を投与していたことを意味する．
- 実際に，過去においては，主に小児研究に対する資金不足や製薬企業が小規模で収益の少ない小児市場に興味を示さなかったために，小児リウマチ学における臨床試験を実施することは困難であった．
- しかし，海外では状況が数年前に一変した．
- これは米国における「Best Pharmaceutical for Children Act（最適小児医薬品法）」および欧州共同体（EU）における小児用医薬品開発に関する特定法規「Paediatric Regulation（小児規制）」の導入に負うところが大きい．
- 実質的には，これらの取り組みが，製薬企業に対して，小児用薬剤について研究することを加速させたと考えられる．
- 米国とEUの取り組みは，二つの大規模ネットワーク，すなわち世界中で50ヵ国以上が参加するPRINTOおよび北アメリカに基盤を置くPRCSGの存在とともに，小児リウマチ学，特にJIAを有する小児に対する新しい治療法の開発に非常に好影響を与えた．
- 全世界でPRINTOまたはPRCSGによって治療されたJIA患者の属する数百の家族がこれらの臨床試験に参加し，彼らのために研究された医薬品で治療を受けることができた．

⑮ おわりに

- 上記の取り組みによって，今日数種の医薬品が小児リウマチ性疾患，特にJIAに対して特別に承認されてきた．
- このことは米国食品医薬品局（FDA），欧州医薬品庁（EMA）や数ヵ国の関係当局が臨床試験に基づいて科学的情報を改訂し，それによってその薬品が小児に対して有効かつ安全であることを，製薬企業が薬品の表示ラベルに記載することが可能になってきたことを意味する．
- JIAに対して承認された医薬品にはMTX，エタネルセプト，アダリムマブ，アバタセプト，トシリズマブおよびカナキヌマブ（本邦では，現在承認申請中）が含まれる．
- 一方，JIAに使用することが明確に承認されていない医薬品もある．数種の非ステロイド性抗炎症薬（NSAIDs），アザチオプリン（本邦では難治性リウマチ性疾患に適応あり），シクロスポリン，アナキンラおよびインフリキシマブなどが相当する．
- これらの医薬品は承認適応外（オフラベル使用）で使用され，他に有効な治療法がない場合には医師の判断でこれらの医薬品が特別に使用されている．

〈森　雅亮〉

文　献

1) Hara R, et al：A national survey on current use of mycophenolate mofetil for childhood-onset systemic lupus erythematosus in Japan. Mod Rheumatol, 25：858-864, 2015
2) Mori M, et al：Acquisition of expanded indications for intravenous cyclophosphamide in the management of childhood rheumatic disease in general. Mod Rheumatol, 21：449-457, 2011
3) Mori M, et al：Methotrexate for the treatment of juvenile idiopathic arthritis (JIA) — Process to the approval of indication for JIA in Japan —. Mod Rheumatol, 19：1-11, 2009
4) Mori M, et al：Etanercept in the treatment of disease-modifying anti-rheumatic drug (DMARD) -refractory polyarticular course juvenile idiopathic arthritis：experience from Japanese clinical trials. Mod Rheumatol, 21：572-578, 2011
5) Mori M, et al：Infliximab versus intravenous immunoglobulin for refractory Kawasaki disease：a phase 3, randomized, open-label, active-controlled, parallel-group, multicenter trial. Sci Rep 8：1994, 2018
6) Imagawa T, et al：Efficacy, pharmacokinetics, and safety of adalimumab in pediatric patients with juvenile idiopathic arthritis in Japan. Clin Rheumatol, 31：1713-1721, 2012
7) Yokota S, et al：Efficacy and safety of tocilizumab in patients with systemic-onset juvenile idiopathic arthritis：a randomised, double-blind, placebo-controlled, withdrawal phase Ⅲ trial. Lancet, 371：998-1006, 2008
8) Imagawa T, et al：Safety and efficacy of tocilizumab, an anti-IL-6-receptor monoclonal antibody, in patients with polyarticular-course juvenile idiopathic arthritis. Mod Rheumatol, 22：109-115, 2012

和文索引

あ

悪性腫瘍既往の患者　7
アクテムラ　107
アザチオプリン　3, 18, 20, 33, 170, 178, 179
アザニン　170
アゾール系抗真菌薬　168
アダリムマブ　84
アドヒアランス　215
アバタセプト　19, 21, 102, 126
5-アミノサリチル酸　30
アメリカリウマチ学会（ACR）治療推奨　85
アレルギー反応　226
アロプリノール　172
アンカードラッグ　24

い

EBウイルスの再活性化　28
イブプロフェン　217
イムラン　170
インターフェロン-γ遊離試験　77
インターロイキン-1分子　228
インターロイキン-6受容体　107, 227
インフリキシマブ　70

え

エタネルセプト　75

炎症性サイトカイン　75
エンブレル　75

お

黄色爪　38
オルミエント　62
オレンシア　126

か

潰瘍性大腸炎　71, 87, 93
顎骨壊死・顎骨骨髄炎　148
家族性地中海熱　228
カルシニューリン阻害薬　3, 160
川崎病　70
肝炎ウイルス　134
寛解維持　181
──期　178
寛解導入　178, 180
──療法　199, 201
眼科的副作用　219
肝機能障害　10, 44
眼検査　225
間質性肺炎　10, 50, 52, 53, 104, 138, 158
関節リウマチ　2, 24, 70, 84, 133
──診療ガイドライン2014　24, 84
乾癬　161
──性関節炎　74, 76, 87, 164
──性紅皮症　70, 164

感染症　52, 138
──リスク因子　86
眼毒性　224

き

キメラ型抗TNFαモノクローナル抗体　70
急速進行性糸球体腎炎　155
強直性脊椎炎　74, 76, 85, 87
強皮症　154
ギランバレー症候群　104

く

クオンティフェロン　77
──TBゴールド　200
クマリン系抗凝固薬　33
グラセプター　166
グルココルチコイド　198
──受容体　198

け

結核　88
血管炎　154
血球減少　221
ケブザラ　117
腱断裂　205
顕微鏡的多発血管炎　139

こ

高IgD症候群　229
抗IL-6受容体抗体　2

高血圧　223
抗てんかん薬　168
骨髄抑制　27
骨粗鬆症　147, 219
骨びらん　148
骨密度　148
ゴリムマブ　92
コレスチラミン無水物　50, 52
こわばり　216
混合性結合組織病　154

さ

催奇形性　177
最適小児医薬品法　230
サイトメガロウイルス　180
細胞性免疫　203
サラゾスルファピリジン　30
サリルマブ　117
サンディミュン　160, 161

し

色素脱失　205
シクロオキシゲナーゼ　43
シクロスポリン　18, 20, 160
シクロホスファミド　3, 18, 20, 154
　　――間欠静注　180
ジゴキシン　33
失明　225
ジヒドロオロテートデヒドロゲナーゼ　49
シムジア　100
若年性特発性関節炎　24, 85, 87
周術期　12
従来型抗リウマチ薬　24
出血性膀胱炎　158, 159
授乳　13

腫瘍崩壊症候群　136
消化管障害　212
消化管毒性　220
消化性潰瘍　44
小児規制　230
承認適応外（オフラベル使用）　230
腎移植/肝移植　135
侵害受容性疼痛　208
腎機能障害　10
心血管イベント　212
進行性多巣性白質脳症　137
腎障害　223
尋常性乾癬　70, 76, 87, 164
シンポニー　92

す

水痘（帯状疱疹）ワクチン　205
ステロイド性骨粗鬆症　203
ステロイドパルス　201
スルファピリジン　30

せ

生殖障害　222
成人Still病　109
性腺機能障害　155, 158
成長障害　219
セルセプト　177
セルトリズマブ ペゴル　100
ゼルヤンツ　55
潜在性結核　25, 70, 205
　　――感染症　9
全身性エリテマトーデス　3, 142, 154, 175, 189

そ

早期活動性関節リウマチ　89

た

体軸性脊椎関節炎　199
帯状疱疹　58, 64, 179, 180, 220, 221
胎盤移行性　14
高安動脈炎　227
タクロリムス　3, 18, 20, 166, 179
多発血管炎性肉芽腫症　139, 198
多発性筋炎　154
多発性硬化症　104
多発性椎体骨折　150
蛋白尿　38

ち

腸管型Behçet病　85, 87
沈降13価肺炎球菌結合型ワクチン　205

て

T細胞共刺激調節薬　2
Tスポット　200
低カルシウム血症　149
低血圧　224
低用量間欠投与　222
デノスマブ　147
テリフルノミド　49

と

特発性血小板減少性紫斑病　139
トシリズマブ　107
　　――皮下注　19, 21
トピロキソスタット　172

索引

トファシチニブ　55, 63
トリアムシノロン　202

な

生ワクチン　179

に

23価肺炎球菌多糖体ワクチン　205
日本リウマチ学会（JCR）診療ガイドライン　25, 84
ニューモシスチス肺炎　203
妊娠中の薬剤のリスク　6
妊婦　13

ね

ネオーラル　160, 161
ネフローゼ症候群　139, 164

の

膿疱性乾癬　70, 164

は

肺炎　88
　——球菌ワクチン　26
敗血症　88
破骨細胞　147
白血球減少症　220
抜歯　12
パラダイムシフト　225
バリシチニブ　61, 62, 63
パルス療法　218
汎血球減少　137

ひ

B型肝炎　71
　——ウイルス　77
　——キャリア　26
B細胞　132
P糖蛋白質　162
非Hodgkinリンパ腫　135
非感染性ぶどう膜炎　87, 90
非ステロイド性抗炎症薬　208
ビスホスホネート　205
ビタミンD　149
非定型大腿骨折　150
ヒドロキシクロロキン　3, 189
　——網膜症　192
避妊対策　223
皮膚萎縮　205
皮膚エリテマトーデス　189
皮膚筋炎　154

ふ

フェニトイン　203
フェノバルビタール　203
フェブキソスタット　172
副腎皮質ステロイド　3
腹部不快感　221
ブシラミン　36
ブドウ膜炎　227
プラケニル　189
プラリア　147
プリン代謝拮抗薬　183
ブレディニン錠　183
プログラフ　166
プロトピック軟膏　167
プロベネシド　65

へ

β-Dグルカン　204
ベリムマブ　141

ま

膜性腎症　38
マクロファージ活性化症候群　109, 217, 223
末梢動脈疾患　201
慢性活動性EBウイルス感染　109

み

ミコフェノール酸　177
　——モフェチル　3, 18, 20, 177
ミゾリビン　19, 21, 183

む

無菌性髄膜炎　224

め

メトトレキサート　2, 19, 21, 24, 85, 226
　——診療ガイドライン2016改訂版　24
　——肺炎　27
メルカプトプリン　33
免疫グロブリン産生　41
免疫抑制・化学療法により発症するB型肝炎対策ガイドライン（改訂版）　101
免疫抑制薬関連リンパ増殖性疾患　8

や

薬物濃度　220

よ

葉酸　24, 33
ヨーロッパリウマチ会議
　（EULAR）治療推奨　84

り

リツキサン　132
リツキシマブ　4, 19, 21, 132
リファンピシン　203
リンパ増殖性疾患　27, 135

る

ループス腎炎　177, 178

れ

レフルノミド　49

わ

ワクチン　64, 135
　——接種　14
ワーファリン　43

欧文索引

A

ACT-RAY 114
ADACTA 114
AGREE 130
AMBITION 114
AMPLE 131
ANCA 関連血管炎 175
ASCERTAIN 119
ATTAIN 130
ATTEST 130

B

Behçet 病 71, 161
BLISS 52 145
BLISS 72 146
B lymphocyte stimulator 3
BLyS 3

C

CAEBV 109
CAPS 228
CD20 132
COMET 82
C-OPERA 29, 105
COX-1 208
COX-2 208
——阻害薬 212
Crohn 病 71, 87
CTLA-4 228
CYP3A4 51, 162, 168, 203

D

de novo 肝炎 8
DOSERA 82

E

ENCOURAGE 83
Eupenicillium brefeldianum 183

F

FRAX 200
FREEDOM 151

G

glucocorticoid withdrawal 201
GO-AFTER 98
GO-BEFORE 95, 97
GO-FORTH 98
GO-FORWARD 95, 97
GO-MONO 98
gp130 107

H

HIKARI 105

I

IFN-α/IFN-β 62
IFN-γ 62
IL-6 receptor (6R) 107, 227
immunosuppressive drug-associated LPD 8
infusion reaction 138
interferon-gamma releasing assay (IGRA) 200
IVCY 155

J

Janus kinase (JAK) 61
——1 62
——2 62
——阻害薬 55
JESMR 83
JIA 85
J-PATCH 190
J-RAPID 105

L

latent tuberculosis infection (LTBI) 9

M

MAINRITSAN 175
MAINTAIN Nephritis Trial 175
MAS 109
MOBILITY partB 122
MONARCH 122, 124
MTX 2, 19, 21, 24, 85, 226
MUSASHI 115

mycophenolate mofetil　177

N

NFκB　41
NSAIDs　208

P

POCY　155
positive–negative–positive　207
PRCSG　229
PRESERVE　82
PRINTO　229

R

RANKL　147
rapid dose escalation　29
rheumatoid arthritis（RA）　2, 70, 84, 199
　――-BEACON　67
　――-BEAM　67
　――-BEGIN　67
　――-BEYOND　67
　――-BUILD　67

S

SAMURAI　113
SASP　30
SATORI　113
STAT　55, 61
steroid tapering　201
SURPRISE　114
systemic lupus erythematosus（SLE）　3, 142, 154, 175, 189

T

TARGET　122, 123
TEMPO　82
TNFα　70
TNF受容体関連周期性症候群　228
TNF阻害薬　2, 19, 21, 75, 84

|検印省略|

リウマチ・膠原病治療薬ハンドブック
エキスパートが教える極意

定価（本体 5,600円＋税）

2018年4月24日　第1版　第1刷発行

編　者　川畑　仁人（かわはた　きみと）
発行者　浅井　麻紀
発行所　株式会社 文光堂
　　　　〒113-0033　東京都文京区本郷7-2-7
　　　　TEL（03）3813-5478（営業）
　　　　　 （03）3813-5411（編集）

ⓒ川畑仁人, 2018　　　　　　　　　　　　　印刷・製本：広研印刷

乱丁，落丁の際はお取り替えいたします．

ISBN978-4-8306-2048-5　　　　　　　　　　　　Printed in Japan

- 本書の複製権，翻訳権・翻案権，上映権，譲渡権，公衆送信権（送信可能化権を含む），二次的著作物の利用に関する原著作者の権利は，株式会社文光堂が保有します．
- 本書を無断で複製する行為（コピー，スキャン，デジタルデータ化など）は，私的使用のための複製など著作権法上の限られた例外を除き禁じられています．大学，病院，企業などにおいて，業務上使用する目的で上記の行為を行うことは，使用範囲が内部に限られるものであっても私的使用には該当せず，違法です．また私的使用に該当する場合であっても，代行業者等の第三者に依頼して上記の行為を行うことは違法となります．
- JCOPY〈出版者著作権管理機構　委託出版物〉
本書を複製される場合は，そのつど事前に出版者著作権管理機構（電話03-3513-6969，FAX 03-3513-6979，e-mail：info@jcopy.or.jp）の許諾を得てください．